Dr LILIANE REUTER

VOTRE ESPRIT EST VOTRE MEILLEUR MÉDECIN

LE GRAND LIVRE DU MOIS

ISBN 2-7028-3753-0

Introduction

Cela fait maintenant quinze ans que je suis médecin de famille ; au fil du temps, ma pratique m'a permis de découvrir l'infinie complexité de la question de la maladie, ainsi que sa signification profonde pour chaque individu. Bien entendu, chacun traverse les événements de son existence en fonction de sa personnalité et de son histoire, mais la maladie suscite une multitude de réponses. Je m'étonne toujours d'observer qu'avec un diagnostic et un traitement semblables, les gens se comportent et réagissent d'une manière extrêmement différente. Il y a autant de maladies que de malades. J'ai accepté d'écrire ce livre car je souhaite vous faire partager ma conviction : nous possédons tous la faculté innée de préserver notre état de santé, d'affronter la maladie si elle survient, et, pourquoi pas, de la dépasser. Notre merveilleux organisme connaît en effet des moyens d'« autoréparation » face à la maladie ou aux blessures. Ce système de guérison très complexe reste mystérieux et difficile à expliquer ; nous sommes actuellement en train de le redécouvrir, bien que l'on ne dispose pas encore de modèle permettant d'intégrer l'esprit dans une réalité biologique, le lien corps-esprit reprend sa place méritée.

Les notions de santé et de maladie sont floues ; de plus elles varient d'un individu à l'autre, en se transformant durant sa vie. Quand je demande à quelqu'un : « Comment vous sentez-vous ? », je suis parfois surprise d'entendre une longue liste de plaintes d'origine physique, alors que la personne semble en pleine forme et que son examen clinique ne révèle rien d'anormal. À l'inverse, un malade en fauteuil roulant pourra répondre à la même question avec un grand sourire, en disant : « Parfait, tout va bien ! » Les états de santé et de maladie sont subjectifs et s'expriment à plusieurs niveaux de notre être : *physique*, *psychique*, *émotionnel* et *spirituel*. Ainsi nous serons quelquefois capables d'accepter un problème physique invalidant si notre vie nous satisfait, si nous nous sentons heureux, épanouis ; en d'autres occasions notre corps traduira notre douleur psychique sans que nous soyons touchés par une pathologie physique.

Oscillant entre la sensation de *trop* et de *pas assez*, notre équilibre général dépend de nombreux éléments que je détaillerai dans ce livre. Notre potentiel de santé porte toujours celui de la maladie ; un médecin allemand demande d'ailleurs aux gens venant le consulter : « Qu'est-ce qui vous manque ? », formule remplacée en France par le classique : « Que puis-je faire pour vous ? » On voit que l'approche de la personne n'est pas la même ! C'est ce subtil équilibre entre les différentes dimensions de l'être humain qui m'intéresse aujourd'hui, puisque créer la santé plutôt que développer la maladie est à la portée de chacun.

On m'a appris pendant mes études à penser en pronostics statistiques : « 75 % des personnes atteintes par cette maladie mourront dans les trois ans… », sans jamais évoquer les 25 % qui survivent. Pourquoi en réchappent-ils, qu'est-ce qui les distingue des autres ? Ne serions-nous donc pas égaux face à la maladie ? Selon moi il n'existe pas, en effet, d'égalité dans ce domaine ; cette différence est due autant à des facteurs matériels qu'à des composantes non matérielles que je vous invite à découvrir.

« Le médecin soigne, le malade guérit »

La médecine moderne a poursuivi son expansion d'après le modèle biomédical ; en développant des techniques invasives et en utilisant de puissantes substances chimiques, elle a permis des progrès souvent remarquables. Mais tout en soignant uniquement les symptômes corporels, la médecine classique a peu à peu oublié que le concept de guérison est un processus naturel. Or ce processus peut être soutenu grâce à l'implication pleine et entière du malade face à son état : cela lui permet d'agir sur sa maladie, de s'engager sur la voie de la guérison. De passif, il devient actif.

Les liens étroits entre le corps et l'esprit sont étudiés par une nouvelle science médicale, la psycho-neuro-immunologie (PNI). Les découvertes de la PNI ont rapidement progressé depuis vingt ans ; elles démontrent comment nos sentiments, nos croyances, nos attitudes influencent notre fonctionnement corporel et le modifient. L'application thérapeutique de cette recherche passionnante a donné naissance à la médecine corps-esprit (*mind-body medicine*). En tenant compte des interrelations permanentes entre les divers systèmes du corps humain, elle considère chaque personne dans son environnement psychologique, économique et social. Je crois essentiel de soutenir une pratique médicale globale car elle perçoit l'être humain dans sa complexité en reliant les aspects matériels et non matériels, l'esprit au corps. Cette médecine holistique inscrit la personne dans son intégralité et son lien avec l'univers ; elle vient compléter la médecine technique classique, qui reste bien entendu indispensable.

Mon expérience m'a convaincue que tous les événements importants de notre existence, positifs ou négatifs, heureux ou douloureux, nous permettent de progresser et nous enrichissent. L'un des messages que je désire transmettre est qu'il existe *toujours* une réponse possible face aux crises et aux difficultés, qu'il s'agisse d'une maladie, d'un deuil, d'un divorce, d'une perte d'emploi, etc. Les difficultés font partie intégrante de la vie, personne n'y échappe. Nous devons nous adapter aux situations délicates ou douloureuses, accepter l'idée que chacun doit découvrir *sa propre réponse* ; pour y parvenir, il faut apprendre à s'interroger sur ses priorités personnelles, à se remettre en question.

En écoutant notre sagesse intérieure, en nous libérant de nos croyances et de nos attitudes négatives, nous pouvons développer notre qualité de vie, améliorer notre état de santé et nous avancer sur le chemin de la guérison. Alors nous dépassons nos problèmes, nous créons l'harmonie en nous et autour de nous. Par rapport à la maladie, même si nous ne parvenons pas toujours à guérir notre corps physique, nous oublions trop souvent notre capacité à « guérir nos vies », belle formule due à Bernie Siegel, l'un des pionniers de la médecine corps-esprit. Quand j'évoque ici la guérison, il faut entendre ce terme dans le sens large de la recherche d'une harmonie perdue : nous devons réapprendre à sentir quels sont nos besoins essentiels sur les plans psychique, émotionnel, spirituel et physique. Comme le processus de guérison concerne l'ensemble de ces aspects de notre individualité, il n'existe pas de réponse standard convenant à tout le monde ; chacun de nous doit trouver les solutions qui lui conviennent, selon son âge, sa personnalité, son style de vie et son histoire. Nous reprenons alors en main les rênes de notre existence. Je vous invite à la découverte de ce cheminement vers l'harmonie et le bien-être.

La notion de santé évoque toujours son contraire, la maladie ; elles sont indissociables l'une de l'autre mais la guérison se trouve au centre de cette image. De même, la guérison physique va de pair avec la guérison de notre vie, la guérison spirituelle. Oubliée par la médecine technique moderne, cette constatation est présente dans toutes les médecines traditionnelles. L'une des principales lois en homéopathie nous apprend ainsi que le processus de guérison se dirige de l'intérieur vers l'extérieur, de la profondeur vers le superficiel, de l'esprit vers le corps. Si nous ne considérons que le niveau physique de la maladie, sans nous rendre compte que la souffrance, la difficulté et l'incertitude nous demandent de nous relier à notre être profond, alors nous restons dans la pensée magique du pouvoir médical. Or chacune des crises que nous traversons nous guide vers notre véritable vie, vers notre authenticité.

Dans cet ouvrage, j'aimerais d'abord me présenter en vous parlant de mon propre cheminement. Je vous donnerai ensuite un aperçu de l'évolution actuelle du modèle biomédical qui s'oriente vers une pratique médicale appelée *médecine quantique* : elle sera sans aucun doute celle du troisième millénaire, car elle inclut la PNI et la médecine corps-esprit.

La deuxième partie de ce livre étudie les principes clefs nous aidant à rester en bonne santé, à découvrir comment maintenir ou reconstruire l'équilibre entre nos composantes physiques, mentales, émotionnelles et spirituelles ; je les détaillerai séparément et conjointement.

Dans la troisième partie je parlerai de l'état de maladie et du déséquilibre entre les quatre quadrants constituant notre être global.

Enfin, vous pourrez vous initier à l'art et à la pratique de la guérison — accessible à tous —, en découvrant votre puissance intérieure ; je souhaite que vous puissiez en ressentir quotidiennement les bienfaits.

Ma formation

Quand Sylvie Angel m'a proposé d'écrire ce livre, je me suis sentie perplexe car je n'avais jamais envisagé cela auparavant. J'ai finalement accepté cette proposition, qui arrive au bon moment : je viens en effet de m'engager sur une nouvelle voie puisque, après vingt ans passés à Paris, j'ai vécu pendant deux ans avec ma famille sur l'île espagnole de Majorque et suis rentrée tout récemment au Luxembourg, mon pays natal. Ce changement radical dans mon existence ne doit rien au hasard... J'évoquerai d'abord les raisons personnelles qui m'ont amenée à devenir médecin généraliste, j'expliquerai ensuite pourquoi j'ai élargi ma pratique en m'orientant vers d'autres domaines que ceux de la médecine allopathique.

L'influence de ma famille

Pendant mes années de vie parisienne, j'ai étudié puis pratiqué la médecine. J'ai commencé mes études en 1977, alors qu'il n'y avait jamais eu de médecin dans ma famille proche ou éloignée. Je pense aujourd'hui avoir été inconsciemment influencée par mon grand-père maternel, mort avant ma naissance, ainsi que par la sœur de ma grand-mère maternelle.

Né dans une famille aisée de fermiers des Ardennes luxembourgeoises, mon grand-père Bopi quitta brutalement ses parents à dix-huit ans. Il avait eu une violente altercation avec son père, leur conflit concernant un partage de terres agricoles entre ses frères et lui. Il partit à Anvers pour s'enrôler dans la Légion étrangère hollandaise, passa de nombreuses années à voyager — surtout au Proche-Orient et en Égypte —, avant de se fixer en Indonésie où il vécut pendant une quinzaine d'années en exerçant son métier d'infirmier. Il avait presque quarante ans lorsqu'il revint au Luxembourg ; il reprit la ferme familiale puis épousa ma grand-mère, âgée de dix-huit ans à l'époque. Ils eurent onze enfants, ma mère étant la septième de cette vaste famille.

Petite fille, j'étais très impressionnée par la tête empaillée du tigre que Bopi avait chassé et tué lui-même ; je me souviens qu'elle était posée en haut d'une armoire. Un autre souvenir m'a beaucoup marquée : un jour, dans le grenier, ma mère a ouvert devant moi une malle contenant les carnets de mon grand-père. Il s'agissait de notes prises pendant son séjour en Indonésie, sur le traitement des pathologies qu'il y avait rencontrées. En face du nom de chaque maladie spécifique, il avait collé un petit herbier afin de reconnaître les plantes nécessaires aux soins. Malheureusement, ces carnets ont disparu peu de temps après que je les ai vus. Bien que je n'aie jamais connu Bopi, Bornéo, Java et Sumatra me font rêver depuis toujours ; je n'y suis pas encore allée, mais je suis partie vivre sur une île !

Une autre influence familiale essentielle vient de ma grand-mère maternelle, dont la sœur était sage-femme. Aider les bébés à venir au monde représentait pour cette femme une véritable vocation, les gens parlaient d'elle avec admiration et respect. Elle passait sa vie à sillonner les routes, d'abord à pied, puis en vélo et plus tard en voiture. Elle est morte dans un accident de voiture, alors qu'elle se rendait de nuit au chevet d'une femme sur le point d'accoucher.

Mon grand-père et ma grand-tante sont pour moi des références, des exemples de personnes ayant mis leur talent de soignants au service des autres. Enfin, ma propre expérience a certainement joué un rôle dans mon choix de devenir médecin : à treize ans, j'ai subi une opération de chirurgie orthopédique et suis restée hospitalisée pendant six mois. L'hôpital étant situé en Allemagne, je me retrouvais seule, loin de ma famille et de mes amis. Cette épreuve m'a pourtant permis de réfléchir, de mûrir. Clouée au lit — au sens propre comme au figuré —, le plus pénible fut d'abord de me demander comment j'allais m'occuper : « Je n'ai rien à faire, je vais m'ennuyer comme un rat !… » Heureusement, les livres m'ont sauvée de l'ennui. Ma passion de la lecture date de cette époque, qui m'a également permis de faire connaissance, en tant que patiente, avec le monde médical et l'hôpital.

Quelques années après, deux mois avant de passer mon baccalauréat, j'ai annoncé à mes parents que je voulais faire des études de médecine. J'avais auparavant envisagé d'autres possibilités, mais ma décision était prise. Au début, mes parents ont montré une certaine réticence, ces études leur semblant trop longues et difficiles. Je tiens donc à remercier ici mon père, qui m'a néanmoins soutenue et encouragée en me disant : « Si tu penses que tu en es capable, vas-y, fais-le, je suis avec toi ! »

Médecin de famille

Comme la plupart des étudiants, je garde un merveilleux souvenir de mes années d'études à Paris. Ce fut une période enrichissante, pleine d'enthousiasme, de gaieté et de découvertes. J'ai rencontré de jeunes artistes en herbe, peintres, poètes ou musiciens, qui sont tous sans exception restés mes amis les plus chers.

J'ai décidé de ne pas me présenter au concours de l'internat car je n'avais aucune envie de travailler en milieu hospitalier ou d'être médecin spécialiste. Je voulais devenir médecin de famille ; je pressentais, en effet, que cela me permettrait d'exercer d'une manière me convenant en profondeur, c'est-à-dire en rencontrant les autres. Je ne faisais pas — et ne fais toujours pas — de différence entre les « petits bobos » et la pathologie lourde : c'est une *personne* qui est malade, le diagnostic n'arrive qu'en seconde place.

Au début des années 80, il existait en Europe un important mouvement de santé féministe. Pour tenter de lutter contre la surmédicalisation de la vie des femmes, quelques amies non médecins et moi avons fondé un groupe de santé féminine. Nous avons ainsi réfléchi aux moyens de reprendre en main la responsabilité de notre santé. Ce groupe a fonctionné pendant trois ans, et j'en ai gardé de nombreuses amies. Entre-temps, pour gagner ma vie tout en acquérant une expérience pratique, j'ai accepté un poste de médecin remplaçant, à la campagne. Je travaillais dans un cabinet regroupant trois médecins. Comme l'hôpital se trouvait à trente kilomètres du village, je devais m'occuper à domicile des urgences, fréquentes et souvent graves. Ce fut pour moi une excellente école ; j'aimais beaucoup voir les gens chez eux, dans leur environnement quotidien. Cette pratique en milieu rural m'a surtout appris à rencontrer les autres dans un esprit de totale égalité, à les écouter avec respect et bienveillance, sans m'imposer à eux.

On me demanda un jour d'aller chez un homme que mes collègues connaissaient bien, puisqu'ils le soignaient depuis quelque temps pour un cancer à un stade évolué. Je m'attendais à trouver quelqu'un « ayant l'air malade » ; jusqu'alors, j'avais vu des cancéreux seulement à l'hôpital, et l'on sait que le milieu hospitalier permet rarement aux malades de conserver leur dignité d'êtres humains. Je fus donc très surprise que cet homme m'accueille lui-même ; remarquant mon étonnement, il me dit avec un sourire chaleureux : « Je tiens à ouvrir en personne ma porte à mon nouveau médecin. » Il me fit entrer dans le salon, où nous attendait sa femme.

Il me parla de sa maladie, de son cancer. Il me dit avoir décidé de profiter du temps qui lui restait en compagnie de sa femme, qu'il aimait profondément. Il me demandait de l'aider à soulager sa souffrance, en précisant qu'il préférait mourir chez lui. Il souhaitait que je respecte ce désir, sauf si sa femme s'y opposait au cas où la situation deviendrait trop difficile pour elle.

J'ai rencontré régulièrement ce couple exceptionnel. L'état de santé de l'homme se détériorait au fil des semaines ; il restait pourtant serein et présent aux autres. J'adaptais son traitement en fonction de sa souffrance. À chacune de mes visites, je percevais l'amour existant entre sa femme et lui. Elle l'entourait et le soutenait d'une manière merveilleuse, leurs enfants avaient également accepté l'idée de la mort prochaine de leur père.

Un après-midi sa femme m'appela ; je devais venir le plus vite possible car son mari voulait me parler. Quand j'arrivai chez eux, je vis que l'homme avait fait l'effort de s'installer au salon, alors qu'il ne se levait plus depuis plusieurs jours. Il demanda à sa femme d'aller chercher du champagne ; pendant un instant je crus avoir mal entendu, mais déjà sa femme revenait avec une bouteille. L'homme désirait boire sa dernière coupe de champagne, partager cet instant avec son épouse et moi. Il sentait qu'il allait bientôt mourir, et c'était sa manière de me dire au revoir… Il me souhaita beaucoup d'amour et de bonheur, me remerciant de ma présence et de mon aide. L'homme mourut paisiblement la nuit suivante, entouré par sa femme et ses enfants. Cette ultime demi-heure passée avec lui m'a bouleversée et mon regard sur la mort ne fut plus le même par la suite ; en raison de ma jeunesse, je ne m'étais d'ailleurs pas encore vraiment interrogée sur le mystère qu'elle représente.

Je n'oublierai jamais cet homme et suis heureuse d'avoir eu la chance de croiser sa route au début de l'exercice de ma profession. Je le remercie de m'avoir tant appris car son magnifique exemple, son courage et sa dignité face à la maladie ont modifié en profondeur mon approche de la médecine.

Peu de temps après avoir quitté le village dont je viens de parler, je me suis installée dans un cabinet parisien réputé pour pratiquer une médecine d'écoute de grande qualité. J'avais déjà fait connaissance avec mes futurs collègues en 1983, à la fin de mes études, lors d'un stage consacré à la médecine de famille. Leur regard sur les malades et leur manière d'aborder les gens m'avaient beaucoup plu. Je fus donc ravie quand, deux ans plus tard, ils me proposèrent de m'associer avec eux. J'acceptai sans aucune hésitation, une nouvelle étape commençait.

L'haptonomie

Je décidai rapidement d'élargir ma pratique ; comme je l'ai dit plus haut, j'étais déjà très impliquée dans une réflexion concernant la santé des femmes. Mon associée proposait un accompagnement des deux futurs parents pendant la grossesse : elle les invitait à rencontrer leur enfant *in utero*, à faire connaissance avec lui à travers un toucher affectif et réconfortant. Elle me parlait avec passion de ces séances d'haptonomie, science du toucher affectif créée par le Néerlandais Frans Veldman. Ma collègue ne me laissait pas assister aux séances, selon elle trop intimes et susceptibles d'être gênées par une présence extérieure, mais elle m'encourageait vivement à me former en haptonomie.

Séduite par cette idée, je m'inscrivis donc en stage de formation. Je partais régulièrement dans les Pyrénées, où vit et enseigne Frans Veldman. J'ai découvert avec enchantement l'immense champ sensoriel qu'offre le toucher affectif. Je me souviendrai toujours du moment où j'ai senti pour la première fois ce contact si doux et subtil du bébé *in utero*. Je le sentais se déplacer, venir se lover à la rencontre des mains de ses parents, placées en dessous des miennes.

L'haptonomie périnatale faisait maintenant partie de mon quotidien. J'ai eu le privilège d'accompagner de nombreux futurs parents, dans cette période délicate où le couple attend la naissance de son enfant et s'y prépare. Cette pratique m'a incitée à percevoir l'existence de mondes beaucoup plus subtils que tous ceux que j'avais pu imaginer jusqu'alors. Je trouvais passionnant de sensibiliser mon toucher à la présence active des bébés, de sentir les initiatives et le jeu dont ils sont capables. Ils manifestent parfois leur malaise — ou leur désaccord — en tapant contre les parois de leur « maison », l'utérus maternel. Aucun bébé *in utero* ne ressemble à un autre, chacun est unique dans sa manière de chercher le contact, d'exprimer sa force et son désir de vie.

Me mettre à l'écoute de cette mélodie de la vie a été essentiel pour mon orientation ultérieure.

L'ostéopathie

Depuis l'opération subie à mon adolescence, je souffrais encore de douleurs chroniques qui m'empêchaient en particulier de marcher trop longtemps. À part un traitement anti-inflammatoire, aucun médecin n'avait su me proposer d'aide efficace. Mais le hasard faisant bien les choses, j'ai rencontré il y a quinze ans un thérapeute ostéopathe. Mes douleurs disparurent dès les premières séances et je pus enfin effectuer de longues promenades, sans difficulté. Je continue à consulter cet ostéopathe deux fois par an ; il travaille sur certaines tensions spécifiques, et je bénéficie aujourd'hui d'une excellente qualité de vie.

Je pense que le fait d'avoir entendu des médecins me dire, tandis que je souffrais : « Il n'y a rien à faire, madame. Vous devez prendre votre mal en patience, et accepter de vous reposer... » m'a rendue rebelle. Leur attitude m'a révoltée, m'a donné l'envie de trouver des solutions différentes qui — aux yeux du corps médical classique — n'en sont pas. J'ai découvert alors la totale ignorance des médecins face aux thérapeutiques complémentaires, et leur comportement autoritaire consistant à rejeter d'emblée ce qu'ils ne connaissent pas. Ce rejet systématique me semble dû à la manière dont on enseigne la médecine : le seul modèle transmis aux étudiants est celui de la *parcellisation* chère à la médecine technique hospitalière. Cela ne permet guère de développer un esprit de curiosité, de s'intéresser à d'autres approches, d'autres techniques.

Je me mis à étudier le toucher thérapeutique et l'ostéopathie crânienne. Pendant la séance, je m'entraînais à sentir et à accompagner le subtil mouvement vital se déplaçant sous les mains de l'ostéopathe. En sentant revenir le souffle de vie dans des tissus endoloris et figés, je continuais à m'étonner de l'efficacité de ce travail tout en légèreté.

À condition d'être pratiquée par des thérapeutes compétents, l'ostéopathie est un soin de grande valeur que je n'hésite pas à recommander à certains de mes patients. La plupart du temps, ils se trouvent dans des situations auxquelles la médecine moderne est incapable de répondre, ils ont consulté de nombreux spécialistes et continuent à souffrir. Or l'ostéopathie peut soulager de nombreuses pathologies d'origine mécanique ou organique, apportant ainsi un indéniable mieux-être. Je respecte profondément cette pratique qui, en se mettant à l'écoute du corps dans toute sa dimension et sa complexité, parvient à révéler — et à réveiller — la puissance de l'énergie vitale.

Tout en étudiant l'ostéopathie, je continuais à rechercher le langage médical qui me conviendrait, me permettrait de comprendre le mieux possible l'histoire du malade. La pratique allopathique ne me satisfaisait pas, car à mon sens elle utilise trop souvent une artillerie lourde pour tuer une mouche : la France détient le record mondial de la consommation d'anxiolytiques et d'antidépresseurs ; de plus, 15 % de la population aurait des troubles du sommeil. Comme il n'y a pas de consommation sans prescription, je me suis souvent demandé pourquoi les médecins prescrivent tant. Il faut savoir que le médicament pharmaceutique reste fréquemment présenté aux étudiants en médecine comme *le* seul remède possible ; la plupart des praticiens, jeunes et moins jeunes, n'ont donc pas appris à terminer une consultation sans rédiger une ordonnance. Autrement dit, soin égale ordonnance... pour eux comme pour les malades. Pendant longtemps, les gens pensaient être bien soignés s'ils recevaient une ordonnance prescrivant une multitude de médicaments.

L'homéopathie

J'ai étudié ensuite le langage médical homéopathique, dans sa forme classique ou uniciste. Pour établir un diagnostic, l'homéopathe s'entretient longuement avec la personne en lui posant des questions très précises. Cet interrogatoire détaillé, qui concerne l'ensemble de la vie du patient, ses goûts et sa personnalité profonde, surprend d'ailleurs beaucoup de gens habitués à la médecine allopathique. Dans la démarche uniciste, *le* remède homéopathique est prescrit en fonction de la personnalité psychique et des symptômes physiques du malade. Dans la démarche pluraliste, le médecin se base sur les mêmes données mais prescrit plusieurs remèdes en même temps.

L'homéopathie utilise une vaste pharmacopée faite de principes actifs dynamisés et dilués à tel point qu'il n'en reste plus aucune trace moléculaire « visible ». Si le remède prescrit est le bon, il va entrer en résonance avec l'organisme malade, lui permettant de réagir au remède.

Fondée par Samuel Hahnemann il y a deux cents ans, avant la naissance de la « médecine moderne » — qui date de la fin du XIXe siècle avec Claude Bernard et Louis Pasteur —, la médecine homéopathique poursuit l'œuvre d'Hippocrate et de Paracelse. Elle est le fruit du monde occidental et se rattache à la tradition alchimique : par alchimie il faut comprendre ici la transformation et le développement d'une personne donnée au cours de son existence. J'ai découvert avec l'homéopathie une pratique médicale qui tient compte de la diversité des individus : la *personne* est la plus importante, le symptôme n'est que secondaire. Le médecin homéopathe accompagne son patient sur son chemin, le soutient tout en le laissant trouver lui-même son rythme d'évolution et d'adaptation ; le patient s'engage alors dans son processus d'autoguérison.

Lorsque j'exerçais à Paris, j'ai rencontré de nombreux psychothérapeutes et psychanalystes avec lesquels j'ai eu des échanges passionnants. J'ai toujours été convaincue du bienfait que représente la décision d'« aller parler à quelqu'un » afin de nommer sa souffrance, son mal-être, sa difficulté à vivre. Je recevais pourtant des personnes effectuant cette réflexion et ce travail sur elles-mêmes : leur thérapeute me les adressait en considérant que leur patient « bloquait » depuis trop longtemps. Face à l'impasse de ce qui ne se dénouait pas, le thérapeute espérait relancer leur dynamique avec l'aide d'un remède homéopathique, qui stimule la force vitale et sollicite le processus d'autoguérison. Je m'étonnais de constater qu'un remède précis permettait à la personne d'envisager son existence sous un angle entièrement neuf.

Je voyais aussi des gens gravement malades ; le travail était alors beaucoup plus difficile car ces patients avaient épuisé une grande partie de leur énergie vitale et se retrouvaient à bout de souffle. Je me souviens en particulier d'une jeune femme de trente-quatre ans, mère de deux enfants de quatre et deux ans. Après son dernier accouchement, elle avait découvert une grosseur dans l'un de ses seins ; les examens avaient révélé un cancer évoluant rapidement.

Elle me raconta les différentes thérapies qu'elle avait déjà subies et conclut avec tristesse : « Ça ne marche pas, maintenant j'ai des métastases. » Elle suivait une psychothérapie depuis la découverte de son cancer, car elle cherchait réellement à comprendre le *pourquoi* de sa maladie. Cette jeune femme se sentait pleine de culpabilité envers son mari qui devait s'occuper seul du quotidien et de leurs enfants. Elle ne parvenait plus à montrer son amour à ses enfants, de crainte qu'ils ne s'attachent trop à elle : elle était convaincue qu'à sa mort, leur peine en serait accrue. Son désespoir la poussait malgré elle à prendre une distance affective par rapport à eux, ce dont tout le monde souffrait.

J'ai rencontré cette jeune femme au début de ma pratique, et je ne m'étais pas encore interrogée sur la manière d'orienter utilement une psychothérapie dans le cas d'une maladie grave. Quand je lui demandai ce qu'en pensait son thérapeute, la jeune femme éclata en sanglots en me disant que celui-ci ne voyait pas là d'urgence particulière.

Je me sentais extrêmement démunie face à sa douleur. Alors, je lui ai dit qu'elle était actuellement en vie, qu'aucun d'entre nous ne peut savoir s'il vivra toujours dans une semaine. J'ai ajouté qu'il me semblait *bon* pour elle d'entrer dans une relation de vie avec ses enfants, à la seule condition qu'*elle en ait envie.* Il lui fallait chaque jour s'offrir le plaisir de jouer et de rire avec eux, en les câlinant pour leur montrer à quel point ces instants lui faisaient du bien.

Quand j'ai revu cette femme quinze jours après cet entretien, elle avait changé physiquement et s'était légèrement maquillée. Elle m'a remerciée en souriant de l'avoir incitée à retrouver ses enfants. Ils avaient passé ces quinze jours à se redécouvrir mutuellement, avec beaucoup de rires — le rire est un des meilleurs « médicaments » pour stimuler le bon fonctionnement de notre système immunitaire — et de tendresse. Tout cela avait apaisé les enfants, devenus moins « capricieux », leurs caprices étant le reflet de leur angoisse ; quant à son mari, il se sentait soulagé de voir sa femme câliner à nouveau leurs enfants.

Cette jeune femme est morte sereinement quelques mois plus tard, entourée de l'amour des siens. Elle avait écrit à ses enfants pour leurs anniversaires ; dans ces lettres elle leur parlait de son enfance et de ses parents. Elle leur parlait aussi de leur propre naissance, de la belle histoire d'amour qu'elle avait vécue avec leur père, de ses désirs et de ses passions. Ces lettres d'adieu étaient des messages de vie et d'espoir.

La PNI

Ma rencontre avec cette courageuse jeune femme déclencha chez moi deux interrogations essentielles : *De quels moyens disposons-nous pour rester en bonne santé ? Que pouvons-nous faire quand nous sommes face à la maladie ?*

J'ai découvert progressivement le domaine de la psycho-neuro-immunologie, que j'ai évoquée précédemment. La PNI étudie les interrelations entre notre « esprit » et notre corps, fait apparaître le corps comme « pensant » sous l'influence conjuguée de nos sentiments, de nos émotions, de nos croyances et de nos attitudes face à l'existence. Cela ne représente pas une réelle nouveauté puisque, en étudiant l'historique de la médecine, on retrouve cette idée chez Hippocrate, Galien, Paracelse et bien d'autres. Pourtant, la science actuelle redécouvre aujourd'hui seulement que les liens corps-esprit jouent un rôle clef dans notre santé, notre équilibre physiologique et psychique.

Créer de la santé

Après mes propres découvertes des thérapeutiques complémentaires, le moment était venu d'envisager un changement dans ma manière d'exercer. J'avais des journées très chargées, je souhaitais pouvoir consacrer plus d'une demi-heure à chacun de mes patients et leur apporter ainsi un soutien plus efficace. Je sentais un profond besoin de modifier ma pratique tout en vivant autrement.

J'élabore avec des personnes confrontées à la maladie un *plan de santé* individuel qui tient compte de l'équilibre entre les aspects physiques, mentaux, émotionnels et spirituels de leur vie. Cette approche stimule et soutient leur capacité personnelle à l'autoguérison, à laquelle je crois profondément. Bien entendu, ce travail est également possible — dans un but préventif — avec des personnes en bonne santé et qui veulent le rester. *Créer de la santé* est maintenant le sens principal que je donne à ma profession.

1

LA MÉDECINE DU TROISIÈME MILLÉNAIRE

L'ÉVOLUTION DU MODÈLE BIOMÉDICAL

La formation des médecins

En faculté de médecine, une infime partie de l'enseignement est consacrée à l'histoire de la médecine et aux sciences humaines dans leur ensemble. Les étudiants se retrouvent ainsi au chevet des malades sans avoir d'abord acquis une authentique culture médicale : le fameux serment d'Hippocrate prêté par les médecins au début de leur pratique est devenu une pure formalité, la plupart d'entre eux ne connaissent pas la teneur complète des écrits d'Hippocrate, de même qu'ils ignorent les textes de Paracelse ou de Galien.

Bien que leur apprentissage technique soit excellent, beaucoup de médecins manquent d'ouverture d'esprit envers les pratiques médicales traditionnelles et multiculturelles, ce qui explique leur attitude face aux malades. Cette profession est par ailleurs hautement qualifiée, même si la formation s'oriente vers une seule et unique direction.

La crise actuelle

À la fin de mes études de médecine, alors que je rédigeais ma thèse, j'ai lu *The Turning Point*, un ouvrage du physicien austro-américain Fritjof Capra ; ce livre a définitivement modifié à la fois ma vision du monde et ma pratique de la médecine.

Après avoir détaillé l'histoire du développement des sciences naturelles, de la médecine, de l'économie et des sciences sociales, Capra démontre que nous sommes parvenus à un stade où nous avons besoin de changer nos modèles de référence pour accéder à un nouveau langage, le langage actuel se référant encore largement à l'ancien modèle cartésien. Or les découvertes scientifiques des cinquante dernières années, influencées par celles de la physique moderne quantique, ne nous permettent plus de continuer à penser en termes de rationalité fragmentée. Selon Capra, nous devons maintenant nous efforcer de passer à une autre perception de la réalité, afin de développer une vision plus globale de l'univers.

Notre monde se trouve confronté à de graves problèmes d'ordre écologique, social et culturel. Pour mieux appréhender ces problèmes et tenter de les résoudre, nous sommes obligés de quitter notre confortable cocon scientifique.

Un nouveau modèle

Une nouvelle approche scientifique est en train de s'installer, s'étendant à tous les systèmes de vie, qu'ils soient organiques, sociaux ou écologiques. Basée sur une perception différente de la réalité, cette approche implique les sciences et la philosophie, mais aussi l'économie et la politique puisque la santé, l'éducation et la vie quotidienne sont concernées.

Ce champ d'exploration est la conséquence directe des changements essentiels survenus dans les idées et concepts de la physique moderne, qui ont radicalement bouleversé notre vision du monde : nous sommes en effet passés de la *pensée mécaniste* de Descartes ou de Newton à la *pensée globale et écologique* propre à la fin du XXᵉ siècle.

L'exploration du monde atomique et subatomique a amené les physiciens à découvrir un « monde » nouveau, étrange, complètement inattendu et pourtant bien réel. Au cours de leurs essais pour comprendre cette surprenante réalité, ces scientifiques ont dû se rendre à l'évidence : leur langage, leurs concepts et leur manière de penser ne leur permettaient pas de décrire la nature des phénomènes atomiques qu'ils observaient. Après avoir dépassé ce choc intellectuel, émotionnel et existentiel, la physique moderne a réussi à développer un autre langage adapté à cette problématique.

Quelques décennies plus tard, on s'aperçoit que ce nécessaire changement de modèle a eu — et continue d'avoir — de profondes répercussions à tous les niveaux de notre société. On peut parler de véritable transformation culturelle, pour l'instant encore au stade de *crise* dans de nombreux domaines, dont celui de la médecine.

Le modèle qui émerge s'oppose nettement à la pensée mécaniste percevant l'univers comme un simple système d'assemblage de « blocs » : le corps est une machine dont il suffit de remplacer la partie défaillante, notre vie en société est une lutte compétitive... Les bases de notre modèle de société actuel reflètent la croyance en une progression matérielle « illimitée » grâce à une croissance économique et technologique ; de plus, on continue à se référer à la prédominance des valeurs masculines, aux dépens des valeurs féminines. Mais depuis quelques années, ces croyances et ces affirmations subissent de nombreuses critiques : cela permet l'installation d'un changement de pensée, malgré les fortes résistances — voire l'insouciance — de certains.

Ce nouveau modèle — ou paradigme — est défini comme une vision du monde *holistique* (du grec *holos* qui signifie total) ou *globale*. Elle considère l'univers dans sa totalité au lieu de découper en tranches ses différents éléments ; l'être humain fait partie intégrante du monde naturel qui l'entoure, le façonne et l'influence.

L'écologie profonde

Cette perception du monde se complète par l'idée d'une *vision écologique profonde* : si nous comprenons le sens réel — et très vaste — de cette notion, nous reconnaissons alors l'interdépendance fondamentale de tous les phénomènes existants, matériels et immatériels, visibles et invisibles. Les individus comme les sociétés sont concernés par les processus cycliques de la nature, dont chacun dépend puisqu'il en fait partie ; chaque personne porte ainsi une part de responsabilité envers la nature et le monde dans lequel il évolue.

L'idée d'écologie profonde se base sur une pensée philosophique spécifique appelée *deep ecology*, développée dans les années 70 par le Norvégien Arne Naess. Elle établit une distinction entre l'écologie anthropocentrique — c'est-à-dire centrée sur l'homme — et l'écologie profonde, qui place l'homme et l'ensemble des êtres vivants dans le contexte de leur environnement naturel.

L'homme n'est donc pas — ou plus — considéré comme le centre de l'univers ; il se trouve au contraire dans une « toile » de phénomènes interdépendants et connectés les uns aux autres, exactement comme la chaîne et la trame d'un tissu. On reconnaît la valeur intrinsèque de chaque être vivant, l'être humain possédant sa propre place dans cette toile de la vie.

Comprendre le sens de l'écologie profonde nous permet de révéler la dimension spirituelle de notre existence, notre interrelation permanente avec l'intelligence universelle : cette vision écologique s'inscrit dans la tradition des grandes philosophies spirituelles, que ce soit la mystique chrétienne ou la philosophie bouddhiste, pour ne nommer que celles-ci.

Comment pouvons-nous évoluer ?

« La nature de l'écologie profonde est de poser des questions plus profondes [1] », remarque Arne Naess. Cette phrase définit

1. Arne Naess, cité in *Devall and Sessions*, 1985, p. 74.

parfaitement ce que l'on observe au début de la transformation d'un modèle de pensée. Pour évoluer, nous devons en effet nous poser les vraies questions, nous interroger sur les fondations de notre monde moderne et scientifique, orienté pour l'instant vers une croissance d'ordre strictement matériel. Grâce à cette réflexion nous aboutirons à une perspective écologique, c'est-à-dire que nous verrons nos relations aux autres et aux générations futures à la lumière de la toile de la vie.

Ce changement de modèle ne se réalisera que si nous élargissons nos perceptions et notre façon de penser, tout en modifiant nos valeurs et nos croyances.

Il est intéressant de noter à quel point les changements de pensée sont liés à ceux des valeurs ; ces changements deviennent possibles à condition de d'abord s'affirmer soi-même, pour s'intégrer ensuite à un système plus large. Je montrerai plus loin comment notre système de références — composé de nos valeurs et de nos croyances — entrave et limite de nombreux aspects de notre vie quotidienne.

Notre ancien modèle de références est centré sur l'homme, tandis que l'écologie profonde repose sur des bases centrées sur la terre (écocentriques), en reconnaissant la valeur de toute vie non humaine : l'ensemble des êtres vivants appartient à une même communauté écologique, unie dans un faisceau d'interdépendances.

Quand nous aurons pris l'habitude d'envisager le monde de cette manière, nous permettrons alors la naissance d'un système éthique radicalement différent, dont notre société a un besoin urgent.

Le « soi écologique »

Le point de vue selon lequel tout être vivant possède une valeur inhérente se base sur la notion que *nature et « soi » sont un*. Le *soi* détermine le noyau profond, existentiel, d'une personne. L'expansion du soi vers l'identification avec la nature est le fondement de cette « nouvelle » pensée : or la connexion entre une perception écologique du monde et un comportement correspondant n'est pas d'ordre logique, mais *psycho-logique*.

En effet, la logique ne peut nous guider pour comprendre notre appartenance au système de toile de vie ; elle ne peut pas non plus nous aider à définir les normes du « comment vivre » en respectant les interrelations de ce système.

Mais si nous en sommes *conscients*, ou mieux encore, si nous avons fait l'*expérience* que nous appartenons à ce vaste monde, nous prendrons spontanément soin de *toute nature vivante* présente dans notre environnement.

Ce lien entre écologie et psychologie repose sur l'idée du « soi écologique », développée depuis quelques années par un certain nombre d'auteurs. Créé par Théodore Roszak, le terme d'« éco-psychologie » exprime le lien étroit entre deux disciplines auparavant distinctes l'une de l'autre. L'éco-psychologie décrit les conséquences néfastes pour l'être humain d'un environnement exposé aux multiples nuisances du monde moderne ; ces nuisances touchent notre santé mentale, notre équilibre psychologique. Elles s'ajoutent à l'anxiété, au stress, ainsi qu'à la sensation de « décalage » dont nous souffrons quand nous nous sentons en désaccord avec nous-mêmes et notre environnement. Notre relation psychologique avec celui-ci peut également entraîner des effets — bons ou mauvais — sur la nature : notre environnement nous influence, mais nous exerçons aussi une influence sur lui.

Le sens de la vie

Ce livre ayant pour sujet la santé et la guérison, vous êtes peut-être étonné que j'insiste tant sur une vision écologique de notre monde… Cette réflexion me semble indispensable, car je suis intimement persuadée que si nous guérissons, la Terre guérira avec nous !

Je me suis demandé comment évoquer la spiritualité, comment parler de la quête de notre « moi » profond. Depuis le début du XXe siècle, cette quête a été noyée par l'énergie que l'humanité a déployée pour préparer puis faire des guerres, tout en s'intéressant à son expansion économique, technique et matérielle. Mais dans l'exercice de ma profession, j'ai constaté que *chaque personne* se pose un jour la question du sens de sa vie. Que cette interrogation soit formulée sur le mode religieux, mystique ou « cynique », le but de cette recherche — avouée ou non — reste le même pour tous.

Nous avons besoin de sentir et d'expérimenter notre appartenance à la toile universelle de la vie, de comprendre à quel point nous sommes inclus dans un système d'interrelations et d'échanges continus. Cette perception et cette compréhension nous permettront d'accéder à une merveilleuse dimension qui fait partie de notre *réalité* ; alors nous prendrons soin de nous-mêmes, des autres et de notre environnement.

Nous sommes inscrits dans une « logique universelle » reliant les différents éléments de l'univers, peut-être gouverné par un ordre supérieur ; selon la formule de l'astrophysicien Hubert Reeves : « Il doit y avoir un truc... »

La pensée systémique

La pensée scientifique cartésienne laisse progressivement la place à la pensée systémique, selon laquelle chaque élément présent à l'intérieur d'un système aide à produire et transformer les autres éléments de ce système, créant sans cesse de nouvelles interrelations. Cela correspond à l'auto-organisation basique de toutes les formes de vie, et le corps humain fournit un excellent exemple de la pensée systémique : le jeu des interrelations permanentes entre les trois systèmes du corps (nerveux, endocrinien et immunitaire) permet de constituer un seul organisme, dans une harmonie et un équilibre parfaits.

Le système Gaia

James Lovelock donne un autre exemple d'auto-organisation, probablement le plus beau et le plus surprenant qui soit : il voit la planète Terre comme un tout, un système vivant et auto-organisé qu'il a baptisé « hypothèse Gaia ».

Dans les années 60, les premières explorations spatiales ont permis à des êtres humains de contempler la Terre à partir de l'espace, de la percevoir comme un tout intégral. Cette vision de notre planète dans la plénitude de sa beauté — un globe bleu et blanc flottant dans l'obscurité de l'espace galactique — bouleversa profondément les astronautes. Certains ont raconté que cela avait représenté pour eux une extraordinaire expérience spirituelle, modifiant pour toujours leur propre relation à la Terre. Les superbes photographies qu'ils ont prises pendant leurs vols sont devenues depuis un puissant symbole du mouvement écologique.

L'idée que la terre serait un « être vivant » est très ancienne, mais Lovelock a conscience que son hypothèse rompt de manière radicale avec la science traditionnelle : « Voyez la théorie Gaia comme une alternative à la sagesse conventionnelle, qui voit la Terre comme une planète morte faite de montagnes, d'océans et d'atmosphère inanimés et qui est simplement habitée par la vie. Considérez plutôt la Terre comme un système réel, qui comprend *toute* la vie et tout son environnement, étroitement reliés de manière qu'ils forment une entité d'autorégulation [1]. »

Le système Gaia démontre les liens étroits entre les parties vivantes de la planète (plantes, micro-organismes) et ses parties non vivantes (pierres, océans, atmosphère). Elle voit la vie de manière systémique en rassemblant la géologie, la microbiologie, la chimie atmosphérique et d'autres disciplines, au sujet desquelles les spécialistes n'avaient pas l'habitude de communiquer entre eux.

« La vie crée les conditions de sa propre existence. La surface de la Terre, que nous avons toujours considérée comme faisant partie de l'environnement de la vie, est en réalité partie de la vie. La vie fait, forme et change l'environnement auquel elle s'adapte, puis cet environnement donne le retour à la vie, qui à son tour change, agit et grandit. Il y a des interactions cycliques constantes [2] », écrit Lynn Margulis. Voilà de belles illustrations de la pensée systémique !

---

1. James Lovelock, *Gaia. Comment soigner une Terre malade*, Robert Laffont, 1992.
2. Lynn Margulis, *Gaia, the Living Earth*, The Elmwood Newsletter, CA, vol. 5, nº 2, 1989.

La médecine holistique

Nous assistons à l'émergence généralisée de la théorie des systèmes vivants, qui perçoit la nature vivante comme *mindfull*, c'est-à-dire possédant un « esprit » intelligent et attentionné, mais sans intentions ni projets particuliers.

En tant que médecin, je suis fascinée par l'idée que nous faisons partie du système vivant de la Terre, notre corps représentant un sous-système capable de s'autoréguler, de se « faire et de se défaire » ; concevoir le corps humain comme un élément de ce tout, inscrit dans la continuité de l'intelligence universelle, permet de porter un nouveau regard sur la santé et la maladie.

L'étude des mécanismes microcellulaires laisse déjà deviner cette extraordinaire capacité d'autorégulation de l'organisme : on retrouve en effet au niveau des échanges cellulaires une similitude avec le mouvement des océans, le contenu des cellules reproduisant la composition de l'eau de mer. De même, il existe un système de frontières à ne pas dépasser pendant les réparations ou les nouvelles constructions cellulaires. L'infiniment petit ressemble donc à l'infiniment grand...

La médecine holistique donne sa place à l'homme comme composante de l'univers environnant ; elle prend en considération la totalité de l'individu, y compris ses aspirations spirituelles.

En restant rivés sur l'étude des mécanismes microbiologiques des cellules du corps sans replacer l'être humain sinon dans son contexte universel, du moins dans la globalité de son unité corps-esprit, nous continuons à limiter notre compréhension des phénomènes de la vie.

Cette approche globale de la personne, à laquelle on octroie une capacité d'autorégulation ou d'autoguérison, se heurte aux fortes résistances de la pensée médicale « officielle ». Cela me semble inévitable, car elle n'est pas encore *prête* à l'envisager. Je ne cherche absolument pas à accuser ou culpabiliser mes confrères, puisque ce changement de pensée exige un indispensable temps d'adaptation. Mais il me paraît urgent de prendre en compte les sentiments, les émotions et les croyances de chaque patient. Nous ne pouvons plus faire abstraction de cet ensemble en nous bornant à des tableaux symptomatiques : dans ce cas *nous n'entendons pas* la mélodie individuelle que l'individu apporte à sa maladie, et donc à sa vie.

Les interrelations du monde environnant avec nos fonctions corporelles sont multiples. Par exemple, pour qu'un précurseur de vitamine D se transforme en vitamine D (dont la carence provoque le rachitisme), l'organisme a besoin de l'énergie apportée par le soleil. Dans les pays nordiques, très peu ensoleillés en hiver, on a remarqué que les dépressions, les suicides ou les problèmes d'alcoolisme sont beaucoup plus nombreux l'hiver que l'été. Dans la moitié nord de la France, le mois de janvier est également une période difficile, chacun se traîne, se sent fatigué et souffre de la grisaille ambiante.

Selon une étude américaine, un malade hospitalisé guérit plus vite s'il dispose d'une chambre lui permettant de voir un jardin et le ciel, plutôt qu'un mur ou la façade d'un immeuble. En général, les patients qui ne peuvent profiter d'une vue dégagée guérissent moins bien, leur séjour à l'hopital se prolonge et se complique. Cela n'a rien d'étonnant si l'on considère que chaque être humain est en interrelation avec son environnement. Il est normal que nous ayons besoin de nous nourrir de l'énergie naturelle du ciel, du soleil, des forêts et des jardins : si vous habitez une grande ville, vous avez certainement constaté qu'une simple promenade dans un beau parc vous dynamise.

Pour progresser en médecine, nous devons modifier notre angle de vue, comme cela s'est passé en physique quantique. La médecine peut devenir quantique si elle comprend et accepte la complexité de l'intelligence humaine sous tous ses aspects (psychique, physique et spirituel), sans cantonner l'individu à son fonctionnement mécanique et microbiologique.

Les barrières entre les différentes approches de l'organisme sont heureusement en train de s'écrouler : le corps devient *pensant* et les interprétations mécanistes n'ont plus d'avenir. On sait que le psychisme influence le corps, qui le lui rend bien… Il s'agit là d'un système très complexe comportant de multiples entrées, boucles et cercles.

La biologie découvre que chacun d'entre nous est absolument unique ; elle a déjà adapté son angle de départ, ce qui lui permet de percevoir l'individu comme une entité hyper-sophistiquée, inscrite dans son contexte de vie. La médecine clinique doit à son tour rattraper son retard ; tout en soignant les symptômes ou les lésions physiques, il lui faut s'intéresser à chaque malade dans sa globalité émotionnelle, psychique et spirituelle.

Qu'est-ce qui nous différencie les uns des autres ?

Le processus de guérison reste un immense mystère ; pour une même maladie et à biologie égale, nous ignorons pourquoi telle personne s'engage sur la voie de la guérison tandis qu'une autre meurt. Cette complexité de l'être est pourtant encourageante car elle nous incite à poursuivre nos recherches, à éclaircir ce qui reste encore dans l'ombre.

Au XIXᵉ siècle, Claude Bernard écrivait déjà : « Nous sommes entourés de maladies, le vent dissémine les germes, mais ils vont seulement coloniser un terrain quand celui-ci est prêt à les accepter. » Louis Pasteur (le père de la microbiologie) dit à la fin de son existence : « Bernard a raison, le germe n'est rien, le terrain est tout. »

On peut comparer ce *terrain* à notre cadre de vie, puisqu'il se compose aussi bien de notre environnement extérieur que de notre monde intérieur. Plusieurs études ont démontré que certains germes, bactéries ou virus présents dans une communauté fermée — ou introduits dans un groupe d'individus — ne déclenchent des symptômes de maladie que chez un nombre restreint de personnes.

Nous savons, par exemple, que tous les fumeurs ne meurent pas de cancer pulmonaire ni de maladie cardio-respiratoire, que tous les alcooliques ne développent pas de cirrhose, et que les mêmes facteurs de stress ont des répercussions différentes selon les individus.

Nous sommes différents les uns des autres car chacun de nous possède des prédispositions familiales ou génétiques, bien que l'on sache que des jumeaux homozygotes se développent souvent de manière différente, sans avoir de maladies identiques. De plus, nous avons nos propres habitudes alimentaires, qui influencent le fonctionnement de notre organisme. Enfin, chez une personne donnée, on note parfois un affaiblissement spécifique dont la cause est difficile à déceler.

La sagesse des Anciens postulait que la maladie résulte d'une perturbation globale de l'être humain, donnant ainsi une importance équivalente au corps et à l'esprit. Elle percevait le malade dans son contexte naturel et social, sans mettre de côté ses relations au monde cosmique et divin, son approche spirituelle de l'existence. Pendant des siècles, la médecine et les philosophies anciennes reconnurent donc les liens corps-esprit ; on peut citer les Grecs Galien, Platon et Socrate, ou encore le Suisse Paracelse, médecin et alchimiste de la fin du XVIe siècle. Ce mode de pensée persista jusqu'au début du XXe siècle pour disparaître ensuite presque entièrement.

Les guérisseurs d'autrefois partageaient une même conviction et ne se limitaient pas aux phénomènes physiques, comme le fait le modèle biomédical actuel. Mais cette représentation de la guérison présuppose des idées qui dépassent la vision compartimentée cartésienne, et ne peuvent être formulées de manière adéquate dans le cadre de la science médicale d'aujourd'hui. C'est l'une des raisons pour lesquelles les chercheurs biomédicaux ignorent les pratiques traditionnelles et ont beaucoup de mal à accepter leur efficacité.

Ce « chauvinisme biomédical » les amène à oublier que l'art de la guérison représente l'un des aspects essentiels de la médecine : jusqu'à une époque récente (quelques décennies à peine), la médecine scientifique devait se concentrer sur cet art car elle ne disposait pas de traitements spécifiques à offrir aux malades.

De la médecine cartésienne au modèle biomédical actuel

Le plus grand changement de l'histoire de la médecine occidentale se produisit à la suite de la révolution cartésienne, à la fin du XVIIe siècle. Nous venons de voir qu'auparavant on considérait le malade dans sa globalité ; même s'il y eut des découvertes et des progrès dans les connaissances, le traitement restait adapté à sa vie sociale et spirituelle. Mais la philosophie de Descartes prônait une séparation stricte du corps et de l'esprit ; elle invitait les médecins à s'intéresser à la seule « machine » physiologique, en négligeant les aspects psychologiques, sociaux et environnementaux.

Depuis l'époque de Descartes, on reliait la notion de progrès médical aux développements de la biologie et des autres sciences naturelles. Comme la recherche biomédicale s'intéressait de plus en plus à l'étude des fonctions cellulaires et moléculaires plutôt qu'à celle des fonctions physiques, on oublia peu à peu la guérison proprement dite. On comprend que les médecins aient eu des difficultés à s'occuper de l'interdépendance corps-esprit.

Le XIXe siècle

Au XIXe siècle, les progrès rapides de la biologie et la nouvelle compréhension des processus physiologiques ont permis l'avènement de la médecine moderne, notamment grâce aux précieux travaux de Claude Bernard. Les scientifiques étudiaient avec passion l'« infiniment petit », et l'on assista à la naissance de la biologie cellulaire et de la microbiologie.

Tandis que cette vision réductionniste de la maladie devenait le principe fondamental de la médecine moderne, la plupart des médecins oubliaient que Pasteur en personne envisageait la « raison d'être » de la maladie d'une manière beaucoup plus subtile : il avait conscience de l'importance de l'action de l'environnement sur le fonctionnement des organismes vivants, et s'intéressait énormément à ce qu'il appelait le « terrain ». Il lui semblait évident qu'un corps en bonne santé possède une surprenante capacité de défense contre de nombreux germes pathogènes. Bien entendu, Pasteur savait que le corps humain abrite une multitude de bactéries ; il était persuadé qu'elles ne pouvaient devenir nuisibles que si l'organisme se trouvait affaibli. Il allait encore plus loin en affirmant que : « L'état de l'âme [pouvait] lui aussi affaiblir la barrière contre l'invasion de germes. » Ces idées de Pasteur furent malheureusement oubliées.

Le XXe siècle

Le XXe siècle a été marqué par les succès extraordinaires de la médecine moderne, dont la biologie moléculaire forme désormais la base scientifique. Toutes les grandes découvertes médicales de notre siècle reposent sur la connaissance des mécanismes cellulaires et moléculaires, qui a permis le développement d'un certain nombre de médicaments et de vaccins.

L'ère des antibiotiques débuta en 1928 avec la découverte de la pénicilline. Dans les années 50, l'avènement des tranquillisants et antidépresseurs modifia définitivement le traitement de certaines maladies mentales. Il en fut de même en endocrinologie, car la découverte de l'insuline (en 1921) sauva la vie de nombreux diabétiques, tout en leur offrant la possibilité de mener une existence quasi normale. Parallèlement à ces indéniables progrès, notre compréhension du *pourquoi* de la maladie reste encore incomplète : ainsi certains diabètes sont considérés aujourd'hui comme des maladies auto-immunes.

Ces quelques exemples démontrent les succès et les limites du modèle biomédical, qui tente toujours de réduire un problème médical à un niveau moléculaire, dans le but de trouver un mécanisme central susceptible d'être influencé par un médicament. La démarche de ce modèle mécaniciste, son approche technique des organismes vivants et du processus de santé reposent sur l'idée suivante : la guérison d'une maladie nécessite une intervention médicale extérieure, soit physique (chirurgie ou radiothérapie), soit chimique (médicaments). La médecine classique se réfère à ce principe ; elle a confiance en des *forces externes* pour apporter sinon la guérison, du moins un soulagement au malade, sans tenir compte du potentiel d'autoguérison de celui-ci.

Cette attitude est directement liée à la pensée cartésienne voyant le corps comme une machine : en cas de « panne », il faut dénicher un « réparateur ». L'intervention médicale se pratique donc afin de corriger un mécanisme physiologique spécifique, avec un réparateur spécialisé pour chaque cas. Cette spécialisation extrême fait que les médecins ne sont plus capables de voir la maladie comme un dysfonctionnement de l'ensemble de l'organisme, et de la traiter comme tel. Soigner un organe ou un tissu particulier amène en général à ne pas considérer le corps comme un tout, à ignorer les facteurs psychologiques et sociaux de la maladie.

Bien sûr la thérapie médicale a besoin d'une intervention externe ; mais pourquoi lui donner une forme si excessivement fragmentaire ? Dans bon nombre de cas elle pourrait être complétée — ou remplacée — par d'autres thérapies, pratiquées depuis des millénaires par des médecins et guérisseurs pleins de sagesse ; elles ont en commun d'exercer *une action subtile sur l'organisme, l'invitant et le stimulant à développer son propre processus de guérison.*

Ces thérapies nécessitent un profond respect du potentiel d'autoguérison ; elles perçoivent en effet le malade comme un être responsable, capable d'enclencher lui-même le processus de guérison. Même si l'on utilise avec succès un traitement médical, cette réussite est *aussi* liée à l'activation de mécanismes de guérison intrinsèques, qui en d'autres circonstances pourraient se déclencher sans traitement. Cette attitude et cette approche du malade sont à l'opposé du modèle biomédical donnant l'autorité et la responsabilité de la situation au médecin : lui seul sait ce qui est important pour la santé de chacun, et il ne manque pas de s'envelopper du mystère représenté par son *savoir-guérir*...

Bien que les médecins détiennent ce pouvoir considérable de contrôler et d'influencer notre système de santé, ils sont également conditionnés par lui. Leur formation médicale s'effectuant surtout à l'hôpital, ils ont tendance, au moindre doute, à envoyer leur malade se faire soigner en milieu hospitalier. Ils se sentent rassurés par ce qu'ils connaissent : l'enseignement des facultés de médecine et des hôpitaux universitaires suscite cette préférence marquée pour les technologies lourdes, les prescriptions excessives de médicaments, les soins centralisés et hyperspécialisés.

La « course à la spécialisation » commence dès le début des études médicales ; on ne s'étonnera donc pas qu'il y ait davantage de médecins spécialistes que de médecins de famille, ce qui entraîne de sérieux problèmes au niveau des soins dits « primaires ». De plus, cette profession est dévalorisée : ceux qui se trouvent « obligés » de s'orienter vers la médecine générale parce qu'ils n'ont pas été reçus au concours de l'internat souffrent d'une frustration, du manque de reconnaissance de leurs pairs.

Certains praticiens critiquent la médecine moderne, qui ne les satisfait pas ; la plupart d'entre eux n'ont pourtant pas conscience qu'elle repose sur des bases trop limitées, ce qui explique en grande partie l'impasse face à laquelle nous nous trouvons aujourd'hui. En effet, les principes de base du modèle biomédical restent largement acceptés ; celui-ci est tellement enraciné dans notre culture qu'il est devenu *le* modèle universel de référence, soi-disant « tout-puissant » face à la maladie.

On conditionne ainsi les patients à croire que le médecin — et lui seulement — sait ce qui les rend malades, que l'intervention technique est le meilleur moyen de recouvrer la santé. Ce consensus social renforce les difficultés rencontrées par les médecins progressistes, désireux de modifier le modèle médical actuel. Enfin, comme les gens ne sont pas encore prêts à admettre les liens entre leur santé et leur mode de vie, ils préfèrent qu'on leur prescrive une ordonnance à la fin de la consultation.

Cette méthodologie médicale restera utile si nous tenons compte de ses limites. Les chercheurs en médecine devront reconnaître que leur analyse, cantonnée à la « machine du corps », ne leur permet pas une compréhension complète des problèmes de l'être humain.

Les trois ères de la médecine : vers la médecine quantique

Il faut intégrer la recherche médicale dans un champ beaucoup plus large de la santé ; en considérant la maladie comme le résultat des interactions de l'esprit, du corps et de l'environnement, on examinera et soignera la personne d'une manière différente.

Pour parvenir à faire accepter cette vision globale et écologique de la santé — en pratique comme en théorie —, nous n'avons pas seulement besoin d'un changement radical au niveau des médecins : l'opinion publique doit elle aussi comprendre la nécessité de certaines modifications. Cette évolution fait partie des changements socio-culturels indispensables à notre société en crise.

Je pense que nous sommes maintenant proches de cette « bifurcation » dynamique. La société est à bout de souffle, et l'humanité cherche un nouvel élan pour accéder à un nouvel équilibre. L'espoir vient d'un vaste mouvement mondial, qui s'amplifie lentement ; il réunit toutes ces personnes qui souhaitent vivre dans une authentique conscience d'elles-mêmes. Elles ont décidé de préserver et de réparer les ressources que nous offre la Terre, reprenant ainsi la responsabilité de leur vie, de leur planète et bien sûr de leur santé.

Nous semblons avoir oublié que nous sommes étroitement liés à la nature, que nous sommes des êtres possédant une énergie innée, en résonance avec l'intelligence universelle ou cosmique. En écrivant ceci, je tiens à me distancier avec fermeté des nombreux « thérapeutes » qui rejettent la médecine technique moderne, convaincus que leur pratique — quelle qu'elle soit — suffit à amener la guérison. L'apport de la médecine fait partie de notre société : la renier ou la refuser équivaut à céder à la pensée magique. Or le maître mot d'aujourd'hui est la *complémentarité* : elle sous-entend de respecter et d'intégrer différents aspects de la médecine dans une pratique donnée.

Selon le Dr Larry Dossey, un médecin américain, le développement de la médecine peut se définir en trois ères :

La médecine de la première ère : elle se réfère à la perception mécaniste du corps humain, avec une compréhension croissante des causes de la maladie et la découverte des premiers traitements chimiques curatifs (diabète : insuline ; infections : antibiotiques ; transplantations d'organes : traitements immunosuppresseurs).

C'est une médecine puissante, capable de sauver des vies.

La médecine de la deuxième ère : elle introduit le concept corps-esprit et développe la psychosomatique ; la grande majorité des consultations de médecine générale sont en relation avec une situation de stress, et ne justifient pas le recours aux armes magiques de la médecine de la première ère. La médecine corps-esprit était bien connue avant le développement de la médecine moderne : les rapides progrès de celle-ci l'ont fait oublier. Depuis la prise de conscience des limites de la médecine moderne, on se réintéresse à nouveau au potentiel de guérison de l'esprit.

La médecine de la troisième ère : elle représente un saut qualitatif par rapport aux deux modèles précédents, utiles mais incomplets ; bien que la médecine de la deuxième ère ait dépassé la vision mécaniste du corps humain, elle reste limitée par son approche de l'esprit, qu'elle considère comme une activité cérébrale locale.

La médecine de la troisième ère va beaucoup plus loin et constitue une « distanciation radicale » de ce modèle. Il s'agit d'une ouverture au monde, sans limitation d'espace ni de temps. L'esprit devient « non local » et s'inscrit parfaitement dans la pensée systémique, selon laquelle nous sommes une partie inséparable d'un tout.

Pour illustrer cela, citons le théorème de physique quantique de Bell : « Un atome d'une molécule *connaît*, de quelque manière que ce soit, ce qui se passe pour un autre atome avec lequel il a été en relation à une autre occasion. Cette connaissance ne dépend pas de formes d'énergie comme la lumière ou le son, qui eux s'affaiblissent avec la distance. » Dans ces phénomènes, on se trouve face à une forme d'énergie non localisée, que ce soit dans l'espace ou dans le temps ; elle peut agir à de très grandes distances.

Après ce tour d'horizon englobant l'idée d'écologie profonde, la pensée systémique (avec l'exemple du système Gaia) et l'évolution du modèle biomédical vers la médecine de la troisième ère de Larry Dossey, nous sommes prêts à entrer dans la vision de la médecine quantique.

LA MÉDECINE QUANTIQUE

Si tu ne sais pas où tu veux aller, alors il n'est pas important comment tu vas y arriver.

LEWIS CARROLL,
Alice au pays des merveilles

Cette phrase illustre une évidence qu'il nous arrive pourtant d'oublier… Avant de savoir ce que nous devons réaliser, nous avons besoin de comprendre dans quelle direction nous souhaitons aller. Voici trois questions essentielles concernant notre santé :

— Quels sont les niveaux profonds de la santé ?

— Comment pouvons-nous entrer en relation avec notre nature intrinsèque ?

— Comment notre conscience réunit-elle nos pensées et nos neurones ?

Passer par la médecine quantique — ou « physique de la santé corporelle » — pour se représenter la guérison peut paraître surprenant ; mais elle offre une excellente base de départ pour réfléchir au développement de la médecine moderne. En adoptant le point de vue de la pensée quantique, nous comprenons mieux comment s'articule notre personnalité physique et psychique.

Avant d'aborder la notion de guérison, il faut réaliser ce que signifie *être en parfaite santé* ; faute de quoi, cet état reste hors de notre portée. Pour comprendre à quelle profondeur de votre être s'effectue la guérison de votre corps et de votre esprit, vous devez apprendre à voyager à travers votre organisme jusqu'au noyau intime de votre univers corporel, découvrir votre propre espace de guérison. Sur le plan physiologique, vos pensées aident à bâtir votre santé grâce aux hormones, aux neurotransmetteurs et aux modulateurs du système immunitaire. De son côté, la santé représentée par l'entité corps-esprit recourt à des modèles d'intelligence encore plus complexes, réunis aux stades intérieurs de votre être : l'« esprit-corps » crée vos modèles individuels de *psychophysiologie*. Chacune de vos cellules contient ce « *que vous êtes* », tout comme chaque partie d'un hologramme constitue l'ensemble de cet hologramme.

Les recherches en PNI ont montré que nos pensées peuvent modifier notre organisme d'une manière plus rapide et efficace que toute médecine provenant de l'extérieur. La PNI suppose que la guérison est un processus organisé par la collaboration de nos émotions et de nos cellules ; il se produit simultanément au niveau du corps et de l'esprit. Avant que l'on ne puisse constater une amélioration spontanée, un remodelage de la perception de notre esprit et de nos émotions a déjà eu lieu : ce changement a modifié profondément nos modèles d'intelligence biochimique, amenant une transformation des cellules et des molécules.

Bien que l'interdépendance corps-esprit commence à être reconnue par les chercheurs et les médecins, on ne l'a pas encore intégrée dans la pratique médicale actuelle. Nous avons vu que celle-ci persiste à considérer l'aspect objectif, quantifiable et corporel médical, en négligeant le lien entre les aspects corporels et subjectifs de l'individu. La plupart du temps, la médecine moderne continue à se baser sur la théorie de « cause à effet » des XVIIIe et XIXe siècles. Comme elle ne sait pas explorer les véritables causes d'une maladie s'exprimant à un autre niveau que celui des cellules et des tissus, beaucoup de maladies ne peuvent être soignées. Le traitement étant externe (médicaments ou chirurgie), les maladies sans pathologie spécifique restent souvent sans réponse. La psychiatrie clinique est l'une des rares disciplines tenant compte de l'existence de bases physiques pour les maladies de l'esprit, et de bases psychiques pour certaines maladies physiques. Malgré cela, elle ne semble pas prête à réunir le corps et l'esprit à un niveau d'intelligence biologique, dans une entité corps-esprit.

Nous ne disposons pas encore d'une pratique médicale parfaite, qui nous permettrait de soigner cet ensemble « cellules-pensées-sentiments ». L'émergence de la médecine holistique a tenté de pallier cette carence en proposant différentes approches physiques, nutritionnelles ou autres ; mais ces dernières se caractérisent généralement par une vision éclectique du processus de guérison.

Même si la plupart des thérapeutiques globales reconnaissent certains aspects du lien corps-esprit, elles dépassent rarement le traitement symptomatique, semblable au modèle médical traditionnel de la maladie : l'acceptation et le respect de nos différences individuelles de constitution y sont aussi exceptionnelles qu'en médecine moderne. L'homéopathie telle qu'on la pratique en France en est un exemple : la majorité des médecins homéopathes français sont « pluralistes », c'est-à-dire qu'ils prescrivent plusieurs remèdes homéopathiques à la personne qui consulte. Ils se basent sur ses symptômes (chaque remède correspondant à un symptôme), plutôt que de rechercher une *vision d'ensemble* de la personne, en essayant de repérer ce qui est unique chez elle et la caractérise au niveau le plus intime de son fonctionnement psychique. Seuls les homéopathes « unicistes » — ou « classiques » — procèdent ainsi, en allant donc plus loin que dans la démarche pluraliste : ils parviennent à déterminer *le* remède homéopathique couvrant la totalité des « symptômes » de la personne à *ce* moment précis de son existence. Ils valorisent avant tout la vie psychique de l'individu ; l'aspect purement physique sert éventuellement à leur confirmer qu'ils ont choisi le remède adéquat. Cela fait maintenant une dizaine d'années que je pratique l'homéopathie uniciste, dont les résultats positifs et parfois inattendus continuent à me ravir. Malheureusement, il n'est pas rare de rencontrer des patients qui consultent de nombreux thérapeutes alternatifs, faute d'avoir trouvé un système holistique complet et satisfaisant.

Nous pouvons approcher le concept de santé en nous référant au modèle de la physique quantique. La médecine holistique telle que je la conçois représente un pont entre la physique quantique et la médecine moderne. Elle offre en effet un cadre théorique complet qui permet d'établir un diagnostic et de soigner. Tout comme la physique quantique ne nie pas la physique classique, la médecine esprit-corps ne nie pas la médecine moderne : au contraire, elle l'intègre et la complète, l'inscrivant ainsi dans un contexte plus vaste.

La reconnaissance de l'entité du monde subatomique et du fonctionnement de la nature apporte une aide précieuse dans la compréhension du processus de guérison aux niveaux les plus profonds : la physiologie humaine perçue comme manifestation de la modification perpétuelle de nos fonctions vitales dépasse largement les descriptions biochimiques classiques des relations entre nos tissus et nos cellules. En considérant l'existence des champs d'énergie (électromagnétiques) contenus dans chaque particule, nous aboutissons à une nouvelle vue d'ensemble permettant de relier nos fonctions corporelles, psychiques et émotionnelles. Si nous parvenons à comprendre les liens étroits entre notre conscience et notre corps, nous pouvons concevoir la santé et la maladie autrement que selon l'ancienne dualité *bon-mauvais*, *bonheur-malheur*. Le monde quantique, qui connaît l'ordre parfait, n'établit pas d'opposition entre les termes de santé et de maladie tels qu'on les entend dans le monde matériel : il s'agit plutôt de concepts de la vie, créés à partir d'un champ unique et éternel.

La puissance de notre volonté

La vie est une suite continue, composée d'un même tissu : chercher à le déchirer en petits morceaux de santé et de maladie n'est qu'une illusion. En voyant notre vie comme un flux ininterrompu, nous sommes capables de reconnaître l'existence d'une *intelligence universelle* qui s'occupe de tout en même temps : l'univers ne se trouve pas vraiment à l'extérieur de nous, mais fait partie de chacune des cellules de notre corps. L'univers est pure énergie ; nous sommes l'univers qui se reflète dans notre être profond. L'existence est une seule substance de base, sans cesse en mouvement ; elle naît, s'épanouit, se transforme, change de place ou de forme. Quand nous réalisons que tous les éléments de l'univers sont interconnectées pour n'en former qu'un au niveau de leur essence, nous concevons alors que l'ensemble de nos pensées (décisions, attitudes et croyances) et de nos émotions pendant une maladie ont autant d'importance que la maladie elle-même. Celle-ci constitue l'une des données de notre univers énergétique à un moment précis de notre vie. À travers nos pensées, nous devenons les cocréateurs de cet univers : la conscience humaine peut en effet, grâce à sa volonté, influencer cette énergie basique.

Lorsque nous sommes malades, nous participons au succès du traitement par la manière dont nous le recevons : notre attitude émotionnelle et spirituelle devient ainsi au moins aussi importante que le traitement lui-même. La médecine élaborée par notre seule conscience est l'une des plus efficaces qui soit. Dans une approche quantique, on pense la maladie en l'intégrant dans une vision globale allant au-delà du corps et de l'opposition classique santé-maladie. C'est la qualité physique (énergétique, vibratoire) de notre moi profond qui détermine l'état de santé ; quand nous souffrons d'une maladie physique, nous pouvons malgré tout conserver une impression de santé si nous sommes en harmonie avec nous-mêmes. Cette harmonie nous donne le recul nécessaire pour nous situer dans le grand tableau de la Vie.

La physiologie quantique nous permet de sentir ce qu'exprime notre moi profond, notre noyau le plus précieux ; elle réveille les ressources d'autoguérison abritées par l'entité corps-esprit, en rétablissant le flux harmonieux de la vibration vitale. Cette qualité de *présence consciente au monde* nous offre la possibilité de nous « remettre à neuf » ; elle ravive nos sentiments, nos expériences mentales ainsi que les parties matérielles de notre corps. Cette restructuration globale des différents niveaux de l'organisme pourrait être l'une des explications des cas d'amélioration spontanée. Mais elle dépasse la « pensée positive », en assimilant l'*ensemble* de ce qui se produit dans notre corps, notre esprit et notre cœur ; cela nous entraîne vers une direction physiologique qui nous soutient dans notre désir d'être un, même si nous sommes gravement malades et physiquement brisés.

Pour la physique quantique, le monde se constitue d'une infinité de possibilités superposées les unes aux autres ; plusieurs événements peuvent donc survenir en même temps, bien qu'à première vue ils semblent s'exclure car ils sont *potentiels* et non *concrets*. Si nous transposons ce phénomène de superposition à notre conscience, nous sommes également capables de choisir la réalité que nous souhaitons, puisque nous appartenons à un système dans lequel tout est interdépendant. Alors que la physique classique considérait les particules et les ondes comme indépendantes les unes des autres, la physique quantique a démontré que des photons de lumière identiques sont soit des particules, soit des ondes : c'est *vous* qui décidez s'ils deviennent ondes ou particules. On retrouve ces processus quantiques aux niveaux les plus subtils de la physiologie de l'organisme ; cela explique que nous puissions ressentir en même temps deux états apparemment opposés, comme la sensation d'être en bonne santé et celle de la maladie. Nous possédons ces deux potentiels à chaque seconde de notre vie, et notre expression énergétique individuelle détermine si nous penchons vers la santé ou vers la maladie.

Nous avons besoin d'accéder davantage à la conscience de notre entité corps-esprit. Il n'est pas évident de concevoir *en même temps* deux idées opposées ; le psychologue Albert Rothenberg a surnommé cette capacité la « pensée de Janus », du nom du dieu romain Janus qui regardait à la fois vers le futur et le passé. En extrapolant cette vision quantique au monde de la médecine, nous nous autorisons à être aussi bien ondes, pensées et sentiments (esprit), que particules, cellules et tissus (corps). Nous sommes « composés » d'un esprit et d'un corps sans lesquels nous n'existerions pas. Nous ressentons nos émotions dans notre corps, qui les traduit en état physique sans laisser de trace visible au niveau de notre esprit. La médecine quantique considère que l'esprit, le corps et les sentiments sont tous trois l'expression d'une même réalité fondamentale.

La médecine moderne ne tient pas compte de notre conscience ni de notre subjectivité, elle se concentre sur les particules et oublie les ondes ; elle traite la physiologie des particules et ne s'occupe pas du modèle ondulant basique de notre intelligence. La médecine moderne reste bien entendu indispensable quand le corps a besoin d'une remise en état structurelle ou biochimique : il faut alors recourir à la chirurgie et aux autres techniques médicales et médicamenteuses. Mais il existe des niveaux plus profonds qui demandent aussi une remise en état, et qu'aucun médicament ou technique chirurgicale ne peut atteindre. Si nous voulons transformer le fonctionnement physique de notre organisme et améliorer notre état de santé général, nous devons ouvrir notre esprit pour sentir que nous sommes connectés avec l'univers, qui nous permet de puiser dans sa force infinie.

Le champ de guérison

Nous pouvons stimuler la guérison en nous occupant autant du champ de notre conscience que de celui des particules de notre corps, en nous intéressant à la profondeur globale présente en nous et autour de nous. Nos symptômes spécifiques prennent alors à leur tour une autre profondeur, une autre dimension. Changeons notre regard sur la médecine et sur la maladie, ne restons pas figés dans une accommodation limitée. Nous participons au fonctionnement équilibré de notre corps grâce à notre intelligence, nos pensées, nos sentiments, nos comportements et nos désirs. Mais comme *tout* a une influence — relative il est vrai —, tout peut devenir médecine, santé ou maladie : l'air que nous respirons, nos proches, nos amis, nos activités et bien sûr ce que nous mangeons et buvons. Chaque élément de notre vie porte un potentiel positif ou négatif, entraînant des effets bons ou mauvais. Par exemple, certaines de nos émotions vont réactiver d'anciennes traces de mémoire, à travers des circuits neuronaux que nous avons utilisés dans le passé face à des situations difficiles. La plupart du temps, nous ne savons pas éviter des influences négatives qui réveillent en nous un vécu de stress : celui-ci se traduit au niveau de notre corps, sans que nous sachions seulement pourquoi.

Apprenons à nous approprier l'énergie de la nature, à puiser des forces dans la présence bénéfique de nos proches et de nos amis. Cette démarche est si positive qu'elle nous permet de découvrir notre propre *source* ; j'ai envie de lui donner l'image d'un jardin ensoleillé au centre duquel réside le mystère de la Vie, rayonnant bien au-delà de nous. Nous sommes capables d'expérimenter cette « bonne » médecine, à l'unisson de la nature. Lorsque nous comprenons que nous sommes un élément d'un système vivant composé d'une énergie jusque-là invisible, nous remettons en cause l'une de nos croyances fondamentales (« Chacun est seul sur terre… ») et devenons les cocréateurs de notre réalité. Nous prenons conscience de l'énergie qui émane de nous et se modifie en fonction de notre état d'esprit, du lieu où nous nous trouvons et des personnes qui nous entourent. On peut comparer chacune de ces situations à une bande de fréquence déterminée : nous savons d'expérience que les soucis, les préoccupations et les conflits nous vident littéralement (énergie vibratoire basse) ; nous savons aussi qu'une promenade dans un bois ou une rencontre amicale et chaleureuse nous dynamisent et nous apaisent (énergie vibratoire plus élevée). On voit qu'à chaque instant nous sommes invités à participer consciemment à l'énergie universelle : tous nos comportements exercent une influence sur notre existence, notre bien-être.

La recherche confirme cette subtile dimension intérieure. Le Dr David McClelland, de l'université de Harvard, a présenté à un groupe d'étudiants un film concernant l'activité de Mère Teresa dans les bidonvilles de Calcutta. Bien que quelques étudiants aient manifesté leur désaccord avec certaines idées de Mère Teresa — qui venait de réaffirmer son opposition à l'avortement —, on a observé chez tous les étudiants une augmentation de la fonction immunitaire se traduisant par une élévation du taux d'immunoglobuline A au niveau de la salive. Le Dr David McClelland en a conclu que les étudiants n'adhérant pas à l'ensemble des opinions de Mère Teresa ont perçu son attitude aimante et généreuse au niveau de leur psychophysiologie, plus profonde que leurs réserves consciemment exprimées.

Cet élément quantique de notre subjectivité nous ouvre des horizons auparavant insoupçonnés pour préserver notre santé ; il représente en quelque sorte le « cœur » de la médecine, le climat idéal permettant le développement du processus de guérison. Deux des bases clefs de ce processus consistent à savoir reconnaître le bon autour de nous, et à entrer en résonance avec l'intelligence de la nature qui nous guide par son ordonnancement même. Quels que soient vos goûts, vos désirs (deux heures de lecture, une randonnée en montagne, une soirée au théâtre ou un dîner entre amis, etc.), ce qui fait la *différence* pour votre santé réside dans l'attitude que vous adoptez. Vous pouvez ainsi être ouvert ou réservé, confiant ou anxieux, plein d'amour ou cynique, etc. Votre comportement, votre manière d'aborder les autres et les événements sont aussi importants que ce que vous vivez et réalisez.

Vous pouvez apprendre à évaluer votre état de santé ; pour cela il faut comprendre que ce que vous ressentez réellement s'exprime au niveau de votre moi profond, et non pas à travers des douleurs ou des tensions physiques. Un signe « palpable » de bonne santé est tout simplement le sentiment de joie au quotidien. En renouant avec cette tendance naturelle qui consiste à rétablir l'équilibre et la santé, vous réveillez l'intelligence innée que vous possédez : elle vous aide à éliminer la maladie. Alors tous les autres aspects de votre vie peuvent se manifester, et la notion de santé devient beaucoup plus vaste. En effet, elle représente davantage que le seul bien-être physique : il est également essentiel d'être heureux, de s'estimer soi-même, de se réaliser en s'épanouissant, de désirer que les autres soient heureux… et en bonne santé ! Vous voyez que la santé est un tout, qui fait appel à nos propres potentiels, à notre amour et à notre générosité envers nous-mêmes comme envers les autres. Enfin, si vous avez expérimenté la sensation de santé profonde, vous serez capable de développer votre réceptivité aux bienfaits de la nature, et d'abandonner des habitudes nuisibles pour vous.

Le processus d'autoguérison

L'*autoguérison* est en réalité la seule guérison : *le médecin soigne, le malade guérit.* Cette phrase mérite d'être méditée car chacun de nous dispose d'un outil merveilleux qui nous aide à guérir d'une manière rapide et efficace. Mais nous devons apprendre à l'utiliser. De même que nous ne sommes pas seulement un ensemble de particules mais aussi des ondes, notre corps n'est pas uniquement une substance matérielle : il est un processus continuel et la plupart de ses composantes se modifient en permanence. Notre organisme se répare jour après jour, nos cellules se renouvellent et nos tissus se reconstituent sans cesse. Par exemple, notre peau se renouvelle toutes les cinq semaines, et la muqueuse de notre estomac change tous les cinq jours ; quant à notre squelette, qui semble pourtant extrêmement solide, il se renouvelle en trois mois.

Ce qui ne change jamais, ce sont les modèles d'intelligence et l'information déterminant ces transformations. Cette mémoire profonde présente dans l'ADN de chacune de nos cellules assure le tissu universel de la nature humaine.

La médecine quantique donne une dimension plus subtile à la compréhension de la nature humaine et du processus de maladie. Elle nous permet ainsi de sortir du cadre familier temps-espace, de nous relier consciemment à l'infini et à son potentiel de guérison, également infini.

LE CERVEAU DÉCOUVERT

Nous sommes ce que nous pensons.
Tout ce que nous sommes résulte de nos pensées.
Avec nos pensées, nous bâtissons notre monde.
BOUDDHA

C'est en salle de dissection que j'ai vu un cerveau humain pour la première fois. Je détestais l'ensemble de ces séances d'anatomie, mais les travaux pratiques sur le cerveau m'ont particulièrement marquée. En découvrant cette masse grisâtre à peine plus grosse qu'un poing, à la surface plissée comme celle d'une noix, j'ai éprouvé une certaine déception : « C'est tout ? » Je me suis surtout sentie indignée du manque de respect témoigné au bien le plus précieux de l'être humain. Le mystère restait entier, dissimulé dans cette « chose gélatineuse » peu attrayante et baignant dans l'odeur du formol. Où et comment naissent les pensées ? Qu'est-ce qui fait l'intelligence ? Pourquoi sommes-nous gais, tristes ou en colère ? On ne me donnait aucune réponse, que d'ailleurs je n'attendais pas. L'approche se limitait au physique, évoquant l'électrique ; il n'y avait aucune place pour l'inconscient et encore moins pour l'espace qui nous fait rêver.

L'être humain naît muni d'un équipement génétique comprenant entre 100 000 et 200 000 gènes, dont la moitié s'expriment à l'intérieur du cortex cérébral. Notre cerveau nous permet de nous forger notre vision du monde ; il pèse en moyenne 1 330 grammes et le cortex — déplissé — atteint une surface de 2 mètres carrés. Le cerveau contient une constellation de 100 milliards de neurones et plusieurs milliers de milliards de synapses : ces dernières sont de minuscules espaces interstitiels, des lieux d'échanges électriques et humoraux formant un étonnant réseau de fibres nerveuses de 160 000 kilomètres de long. Voilà pour le potentiel physique ! Pourtant, aucun cerveau n'est semblable à un autre car ses sillons et ses circonvolutions varient selon les individus, et sont aussi uniques que nos empreintes digitales.

Un super-ordinateur

Notre cerveau possède des capacités et des pouvoirs illimités, c'est un super-ordinateur dont nous sommes les seuls programmeurs, à condition d'apprendre à établir puis à utiliser ce programme. Nous pouvons en effet lui demander pratiquement tout ce que nous désirons : si nous savons comment communiquer avec lui, notre cerveau se montre prêt à coopérer et à nous donner ce que nous attendons.

Ce sont les neurones — chacun pouvant être considéré comme un micro-ordinateur indépendant — qui, en étroite relation de contiguïté avec les autres, permettent à notre système nerveux de traiter les informations reçues par nos organes des sens. Ils les transmettent en quelques microsecondes au cerveau et exécutent immédiatement les instructions de celui-ci. Contrairement à un simple ordinateur (qui ne peut traiter qu'une information à la fois), le cerveau est capable de propager une information à plusieurs centaines de milliers de neurones en même temps. Les connexions neuronales diffèrent d'une personne à l'autre, elles se refaçonnent en permanence en fonction de nos pensées, de nos émotions, de nos expériences et de nos activités. Tout le monde parle, regarde et réfléchit, mais chacun le fait à sa manière, en empruntant des circuits neuronaux différents et correspondants.

Les neurones et leurs liaisons nerveuses (appelées dendrites et axones) sont séparés les uns des autres par les synapses. Cet ensemble forme un réseau ressemblant, au niveau du cerveau, à une toile d'araignée. Quand il est parvenu à l'extrémité des terminaisons nerveuses, l'influx nerveux électrique libère un agent chimique sécrété par le neurone : ce neurotransmetteur traverse l'espace synaptique. Le rôle du neurotransmetteur consiste à alerter la ou les cellules cibles auxquelles s'adresse le message, et d'y déclencher une nouvelle réaction électrique provoquant ensuite la réaction chimique.

La structure du cerveau n'est pas statique ; nos expériences quotidiennes permettent l'installation de nouveaux circuits, tandis que d'anciens circuits — qui ne sont plus d'actualité —, seront mis au repos. Le cerveau garde malgré tout une réputation « conservatrice » : cela est peut-être dû, en partie, au fait que nous n'avons pas forcément envie de procéder à une fastidieuse reprogrammation ou que nous ne savons pas comment l'effectuer.

Le cerveau rassemble les informations qu'il reçoit, les trie et les enregistre. Notre énorme capital de neurones nous donne la possibilité de créer de nouveaux contacts et réseaux d'information : chacune de nos expériences exerce une influence précise sur notre cerveau qui, en y répondant, nous permet de nous adapter à la « nouveauté ». Le cerveau fonctionne davantage sur un mode sélectif que sur un mode instructif ; il a évolué pendant plusieurs millions d'années, en affinant progressivement ses fonctions principales, comme la protection de l'intégrité des fonctions vitales essentielles ou le développement de son mécanisme de mise en alerte face au danger (stratégie de survie). Il montre toutefois une préférence pour les connexions neuronales « rodées » ayant démontré leur efficacité, c'est-à-dire dont la répétition réussie est associée à une « récompense » ou à une sensation agréable dans le sens large du terme. Cela explique que ce qui nous aide à transformer nos croyances — à la base de notre système de références — est la somme de *douleur* véhiculée par telle croyance : si nous arrivons à la remplacer par une autre croyance associée à du *plaisir*, nous avons alors des chances d'inciter notre cerveau à essayer ce nouveau circuit. Il l'intégrera dans son réseau officiel, tout en le mettant en attente avant d'accepter de le mémoriser ; la répétition régulière et fréquente d'un même circuit neuronal détermine la place qu'occupera ce circuit dans la mémoire cérébrale. À l'intérieur du plan général de la vie fourni par les gènes, chacun invente ses propres itinéraires cérébraux, validés par des assemblages neuronaux correspondants.

Dès sa naissance (et probablement avant celle-ci), le petit d'homme commence à élaborer et à installer d'innombrables circuits neuronaux mobilisables à la milliseconde ; peu à peu il développe ainsi un état de conscience. Quand leur bébé vient au monde, les parents vivent un moment extraordinaire et bouleversant ; leur enfant les contemple avec un regard d'une intensité telle qu'ils se demandent : « Mais d'où vient-il ? Qui est-il ? » Les parents sentent que la « substance essentielle » de leur bébé est déjà présente, que son activité cérébrale a commencé depuis longtemps.

Nous sommes les architectes de notre cerveau

L'être humain crée sans cesse de nouvelles connexions cérébrales et en « oublie » d'autres, même si tout ce qu'il a vu ou perçu demeure enfoui dans les couches profondes et mystérieuses de son inconscient. En effet, seuls nos souvenirs véritablement enregistrés ont un accès direct à notre mémoire : ils sont « rangés » de telle manière qu'un autre souvenir — ou un affect — les fait alors ressurgir. Le cerveau effectue ce stockage pendant notre sommeil, et la genèse de nos souvenirs repose sur une mobilisation très sélective de modules neuronaux correspondants. À partir d'un stimulus souvent sensoriel (comme les fameuses madeleines de Proust), un véritable jeu de piste s'organise à la recherche de bribes neuronales qui vont permettre de reconstruire le puzzle de la mémoire. Chacun est donc l'architecte de son propre cerveau : les voies neuronales que nous connectons et empruntons signent notre individualité, exprimée dans nos pensées et nos émotions. Cela représente notre marge de liberté face à notre identité génétique, sur laquelle nous ne pouvons exercer aucune influence : nos gènes nous construisent, nous devons cohabiter avec eux. En revanche, si nous utilisons avec succès une voie neuronale spécifique, elle laissera une trace dans notre mémoire et nous la localiserons facilement par la suite.

Le rôle de nos sentiments et de nos émotions

Quel est le rôle de nos sentiments et de nos émotions ? Pourquoi sont-ils importants, et nécessaires à l'activité cérébrale ? Autrefois, l'une des fonctions essentielles du cerveau consistait à donner l'alerte face à un danger vital en mobilisant toutes les forces de défense disponibles. Vous me direz qu'aujourd'hui, nous courons peu de risques d'être attaqués par un ours… et vous aurez raison. Mais nos adversaires n'ont pas disparu, ils ont tout simplement changé d'aspect ! Ils s'appellent désormais préoccupation, contrariété, sentiment d'insécurité ou encore ressentiment et colère, etc. Au premier abord, ces nouveaux adversaires ne semblent pas trop menaçants ; pourtant, à la différence de l'ours que nos ancêtres croisaient de temps en temps, ils sont omniprésents et très nombreux. Nous recevons alors un signal de menace ; bien que ce signal existe pendant une grande partie de nos journées, il atteint rarement notre conscience. Comme cela se passait chez nos ancêtres, notre cerveau a cependant entendu l'appel à la vigilance et y répond en envoyant ses propres signaux d'alarme : nos muscles se crispent, notre sang se retire de la surface de la peau et se concentre autour du cœur pour le soutenir, notre rythme cardiaque s'accélère et notre tension artérielle s'élève. Nos glandes endocrines demandent également un renfort d'énergie, notre corps décuple l'ensemble de ses forces.

Cette tension pouvait autrefois se relâcher grâce à l'action, permettant ainsi au corps de retrouver rapidement son équilibre. Ce n'est plus le cas de nos jours : le relâchement se fait attendre, notre tension artérielle reste trop élevée, nos muscles restent sous tension, nos glandes endocrines fonctionnent à plein régime et nous avons du mal à trouver le sommeil. Nous sommes en situation de *stress*, l'un de nos plus redoutables adversaires actuels. Nous le rencontrons sans arrêt, au-dehors comme à notre domicile. Nous sommes allés au-delà d'un état de tension physiologique en nous installant trop longtemps dans une situation d'attente et d'alerte. Nous verrons qu'il est possible d'apaiser ces signaux, de les éliminer avant qu'ils ne deviennent toxiques pour notre corps, de retrouver un bon sommeil et le goût de la vie.

Son cerveau a permis à l'être humain de continuer son processus d'évolution en intégrant la mémoire de ses ancêtres et en élaborant des comportements de mieux en mieux adaptés aux situations qu'il doit affronter. Il a surtout acquis la conscience de son existence, de ses actes et de ses pensées : le « moi individuel » s'est construit peu à peu. Nous savons maintenant qu'il n'existe pas véritablement d'« étage supérieur » au niveau cérébral, même si le cortex est parfois mis sur le devant de la scène. L'activité cérébrale se compose d'innombrables rencontres entre l'intellect et l'affect : ces échanges à la fois nécessaires et complémentaires ont des localisations floues, qui se retrouvent aussi bien au niveau du néocortex, des zones limbiques (hypothalamus) ou du tronc cérébral.

Le cas d'Elliot

Pour mieux vous faire comprendre l'intervention importante de nos émotions dans notre vie quotidienne, voici le cas d'Elliot, un patient du neurologue américain Antonio Damasio [1]. Après une opération au cerveau, Elliot a présenté certains troubles du comportement si inhabituels qu'ils n'avaient jamais été répertoriés jusqu'alors. Il n'arrivait plus à gérer son temps de manière rationnelle et était incapable d'accomplir des tâches nécessitant de passer par plusieurs étapes d'élaboration. Sa femme a demandé le divorce après que son mari eut dilapidé leurs économies dans des

1. Antonio Damasio, *L'Erreur de Descartes*, éd. Odile Jacob, Paris, 1996.

investissements hasardeux sur les « conseils » d'un courtier malhonnête. « Cet homme n'était ni stupide, ni ignorant, mais il se comportait comme tel », écrit le Dr Damasio. Elliot voyait parfaitement les conséquences désastreuses de ses actes, sans pour autant les relier à ses erreurs de jugement : « Il n'avait plus de garde-fou, qui pouvait le protéger dans ses décisions », poursuit le Dr Damasio.

Les explorations médicales par IRM montraient d'importantes lésions des lobes frontaux, en particulier dans l'hémisphère droit. Le langage, les aires motrices, la mémoire et l'apprentissage étaient préservés, tandis que le cortex préfrontal présentait une sévère altération. Déconcerté devant le tableau clinique de cet homme qui semblait avoir perdu la raison tout en conservant ses aptitudes au raisonnement, le Dr Damasio lui a fait passer des tests psychologiques complets ; Elliot les a réussis à la perfection : il parvenait à se souvenir, à parler, à compter et à réfléchir mais restait incapable de prendre une décision. Le neurologue était très intrigué par le détachement avec lequel son patient parlait de ses ennuis ; il a alors eu l'idée de lui montrer des photos de catastrophes, devant lesquelles Elliot a admis qu'il ne *ressentait* absolument rien. Le Dr Damasio en a tiré la surprenante conclusion qui s'imposait : l'affaiblissement de la capacité à réagir sur le terrain des émotions pouvait être à la source de comportements irrationnels ; autrement dit, ce sont nos émotions qui nous aident à prendre des décisions rationnelles et bonnes pour nous. Comme le remarque le Dr Damasio : « On pourrait croire que les gens dépourvus d'émotions sont des raisonneurs. C'est tout le contraire ! »

Pour qu'une pensée puisse aboutir à une action, elle commence à former une boucle représentée par une émotion ; ce mot provient du latin et signifie « ce qui se met en mouvement ». Les émotions sont en général tournées vers l'extérieur ; au niveau cérébral, chacune d'elles se caractérise par une réaction chimique puis électromagnétique, qui sera transmise au corps et traduite par une impulsion physique : celle-ci est analysée à son tour par nos organes des sens, fermant la boucle par un état du corps qui perçoit une sensation de danger ou de plaisir. Ces sensations de réponse se dirigent vers l'intérieur et reflètent une situation qui sera comparée à l'impulsion de départ : si l'impulsion et la réaction concordent, nous serons alors en état d'harmonie.

« Une émotion forte ne laisse aucun matériau mental pour se la représenter. Quelle sensation de peur resterait-il, si l'on ne pouvait ressentir ni les battements accélérés du cœur, ni le souffle court, ni les lèvres tremblantes, ni le mal de ventre [1] ? » notait au siècle dernier le psychologue américain William James. En effet, notre corps nous parle sans cesse à travers le langage des émotions ; ce langage établit le dialogue avec les différents étages du système corps-esprit. Le Dr Damasio emploie le terme de « marqueurs somatiques » qui envoient un signal positif ou négatif de l'émotion passée, en assurant ainsi son enregistrement par la mémoire. L'expression physique d'une émotion peut être consciente (boule dans la gorge, estomac noué, etc.) ou souvent inconsciente, malgré la trace qu'elle laisse toujours dans notre biologie.

De son côté, notre cerveau essaie de ramener toute décision à un niveau déjà connu et exploré, c'est-à-dire à une expérience semblable vécue dans le passé. Nous avons vu que cette image ancienne ressurgit dans notre mémoire grâce à l'émotion qui l'accompagnait jadis. Le lien corps-esprit se noue donc par l'intermédiaire de nos émotions, elles-mêmes influencées par nos pensées. Nous construisons nos représentations du monde car nous sommes plongés dans un bain affectif issu de systèmes ne comportant aucune information « rationnelle », mais régis sur le mode passionnel : « J'aime » ou « Je n'aime pas ». Notre cerveau fonctionne sur le mode des oppositions douleur-plaisir, joie-tristesse [2].

Le cerveau « archaïque »

Le système limbique représente la région « centrale » la plus archaïque du cerveau, d'où son nom de « cerveau reptilien ». Elle baigne dans le liquide céphalo-rachidien, qui se renouvelle et se résorbe sans arrêt (trois fois en vingt-quatre heures). Ce liquide

1. Cité dans *Le Monde*, « Voyage au centre du cerveau », 6 février 1998, p. 13.
2. *Ibidem*.

reproduit à l'identique le milieu marin originel et permet la circulation d'humeurs et d'hormones à travers une capillarité extraordinaire. Ici les vecteurs sont moins électriques, mais plutôt chimiques et liquidiens : ils comportent une multitude d'hormones excitatrices ou inhibitrices, et diverses humeurs capables de traverser les membranes sélectives et protectrices du cerveau. Le neurophysiologiste Jean-Didier Vincent identifie ainsi, à côté du cerveau câblé parcouru d'influx nerveux et de messagers chimiques, un « cerveau flou », hormonal et humoral, « qui modifie sans cesse dans toutes ses structures le fonctionnement du premier [1] ».

En schématisant, on peut rapprocher le « cerveau flou » des cerveaux anciens ou archaïques, dont le siège principal se situe dans le grand lobe limbique et les fontaines de l'hypothalamus, ces zones sensibles où le cerveau « sauve le corps » : sans que nous en ayons conscience, il régule les battements du cœur, active les muscles respiratoires, veille au maintien de la température. Il assure notre équilibre biologique et nerveux, tout en alertant notre esprit sur nos « états d'âme ». Pendant notre sommeil, le cortex se met en repos et récupère ses forces ; dans le même temps le cerveau « ancien » ou « flou » entreprend une vérification et une révision des réflexes conditionnés assurant notre survie et notre intégrité corporelle. Il orchestre aussi les messages neuronaux et humoraux, afin de procéder aux réglages et aux réparations nécessaires. Ces milieux humides du cerveau régulent nos fonctions vitales et sont en interrelation permanente avec les systèmes endocriniens et immunitaires : finalement, on retrouve là l'idée de l'unité corps-esprit.

Par exemple, quand nous éprouvons un besoin quelconque — comme la sensation de faim —, notre cerveau en est prévenu par l'envoi d'hormones stéroïdes ou de peptides (acides aminés) se fixant sur les membranes des cellules nerveuses. Les hormones sont nos gardes du corps, elles veillent à sa stabilité : sécrétées dès qu'un changement y survient, elles passent par la barrière hémato-encéphalique pour atteindre leur cible neuronale. Celle-ci répondra, après une activation électrique, en sécrétant une neurohumeur qui permet de rétablir l'équilibre. La liste de ces

1. Jean-Didier Vincent, *Biologie des passions*, éd. Odile Jacob, Paris, 1986.

hormones en « -ine » ne cesse de s'allonger, les plus connues étant sans doute l'insuline et les endorphines. L'hypothalamus, « cerveau du milieu intérieur », est le lieu d'entretien et de maintenance du corps, où se nouent les boucles neurale et chimique de surveillance de sa stabilité. Les hormones (du grec *hormao*, « j'éveille ») nous donnent une représentation de notre état interne, elles nous font percevoir la faim ou la soif, la douleur ou le plaisir, la notion du temps dilaté ou rétréci. « Il est des régions du cerveau qui gèrent nos sentiments et nos rapports affectifs au monde, comme il en est d'autres où s'élaborent perceptions et mouvements », note Jean-Didier Vincent. Ce sont ces cerveaux anciens qui nous mènent vers les trésors cachés de notre passé et de notre mémoire collective, vers notre monde d'intuitions et de rêves créateurs.

La plupart des spécialistes en neurosciences soutiennent aujourd'hui l'idée que le corps est pensant : il représente la surface de résonance entre notre esprit et notre environnement, nous construisons notre vie à partir de ce que nous ressentons au niveau corporel. Notre organisme est la *matière* de notre existence. Notre cerveau archaïque porte la mémoire très ancienne du passé de l'être humain, c'est-à-dire notre inconscient collectif et symbolique : il conserve les empreintes de traditions culturelles et religieuses, dont l'ensemble influe d'une manière subtile sur nos croyances et nos comportements. Ces derniers nous sont en partie imposés pendant notre enfance et reflètent donc notre éducation, mais nous les acquérons aussi grâce à nos expériences personnelles.

Notre cortex veille au respect de ces croyances. Tout en étant le siège de la pensée la plus évoluée, il reçoit sans cesse des signaux émotionnels du « cerveau flou » reptilien. Cet apprentissage commence dans l'utérus maternel, pendant la gestation : le fœtus s'y trouve en complète osmose avec sa mère, puisqu'il baigne dans le liquide amniotique. Par l'intermédiaire du cordon ombilical, il partage avec sa mère les mêmes humeurs, les mêmes hormones. Nous ne sommes donc pas seuls à « habiter » notre cerveau, qui porte les engrammes que notre environnement affectif, culturel et social y a laissés. Notre code génétique personnel contient bien sûr les informations essentielles de l'histoire de notre vie ; elle s'enrichit constamment grâce à nos expériences émotionnelles, qui nous effleurent ou s'installent pour toujours. Vous comprendrez que nous devons « faire le ménage » de temps en temps !

Comment procéder à une reprogrammation ?

Le cortex contrôle et supervise l'enregistrement de nos programmes neuronaux, il est le gardien de la loi dans le sens large de ce terme. Si nous avons développé — ou accepté — des croyances culpabilisantes, critiques et réductrices, notre cortex les fera ressurgir à condition que la situation émotionnelle ou rationnelle qui se présente lui paraisse correspondre. Bien que cet enregistrement négatif ait eu lieu sans notre intervention directe, nous l'acceptons comme partie intégrante de nous-mêmes : cela ne nous empêche pas d'en attribuer souvent la responsabilité à quelqu'un d'autre... C'est à nous de reprogrammer notre cerveau « ordinateur », en lui montrant notre souhait d'aller vers une direction différente. Il s'agit d'un véritable travail : nous devons lui donner de nouvelles informations positives, les répéter le plus souvent possible en les associant au désir de découvrir notre être authentique et notre richesse intérieure. Nous réussirons ainsi ce pari d'être dans l'expérience vivante de la *construction*, nous dirons adieu à l'observateur critique et sévère, qui nous ligote à travers ses jugements sans appel. Comment effacer les empreintes du passé et accéder à notre désir profond ? La façon dont nous adhérons à notre propre vie fournira — mais pas toujours — des réponses à ces questions, dans la mesure où celles-ci font partie de la recherche de notre voie intime.

Nous venons de voir que lorsque nous dormons, l'activité du cortex se met en veilleuse pour reconstituer ses forces ; le cerveau flou ou ancien prend le relais et procède à la révision générale de nos fonctions vitales. Juste avant de nous endormir, nous connaissons un état intermédiaire de détente pendant lequel nous nous préparons au véritable sommeil : nous fermons les yeux et respirons calmement. Si l'on profite de ce moment paisible pour enregistrer l'activité électrique du cerveau, on trouve les ondes *alpha*, longues et profondes, qui signent notre détente. Mais dès que nous ouvrons les yeux et commençons à agir, l'enregistrement de l'activité électrique cérébrale révèle un rythme *bêta*, dont les ondes sont plus rapides et pointues.

Pendant ce moment privilégié entre veille et sommeil, notre cerveau est réceptif à l'enregistrement de nos demandes de modification, à condition que nous parvenions à chasser de notre esprit nos soucis et nos préoccupations. Nous prendrons ainsi notre envol vers un voyage dans l'imaginaire car le cerveau ancien ou flou est prêt à mettre en circuit les neurones disponibles pour prendre l'empreinte de nos pensées. Si nous souhaitons un véritable changement, nous devons nous y engager réellement car notre cerveau n'est pas capable de gérer nos ambivalences et nos messages confus ; il a besoin de messages nets et clairs.

Nous pouvons susciter nous-mêmes l'état de relaxation *alpha* en nous installant confortablement, avec la volonté d'exiger de notre cortex qu'il cesse ses interrogations permanentes : laissons venir nos pensées, attendons qu'elles passent comme les nuages dans le ciel, sans nous y opposer ni nous y agripper. Accompagnons-les, tout simplement. Toutes les images sont possibles si elles sont *positives* et que l'on y retrouve un fil conducteur suivant notre intelligence cohérente.

Personnellement, il m'a fallu du temps avant d'accepter l'idée que nous sommes capables de créer notre propre monde. En commençant des exercices de visualisation, je me suis aperçue (c'est mon cortex qui parle !) que je pouvais accéder à mon monde intérieur grâce à des exercices simples mais extrêmement puissants. Je découvrais mon être essentiel, que mon « cerveau flou » consentait à me révéler... La principale difficulté consiste à faire taire la constante préoccupation corticale afin de parvenir au sentiment de paix profonde de la relaxation, qui ouvre les portes de notre monde intérieur, symbolique, archaïque et créatif. Cela nécessite un travail régulier et, comme dans tout processus d'apprentissage, l'acceptation de paliers : je ne pense pas que ces paliers soient le signe d'une stagnation ; ils me semblent au contraire indispensables à l'intégration de ce nouvel apprentissage.

La notion même de réalité doit être évoquée ici, car l'idée que nous créons notre propre réalité heurte beaucoup de gens ;

mais si nous la considérons en nous rappelant les acquis de la physique quantique (une particule peut devenir onde et vice versa), nous nous apercevons que sa relativité a déjà été en partie démontrée. Dans une série d'articles parus dans *Le Monde* [1], Éric Fottorino écrit que de nombreuses expériences réalisées auprès de schizophrènes ont fait apparaître une hypofrontalité, c'est-à-dire un affaiblissement de l'activité du cortex frontal où siègent les fonctions supérieures : réflexion, anticipation, cohérence du récit ou du calcul. Surtout, des hallucinations visuelles ou auditives mettent en jeu les aires primaires de la vue et de l'ouïe, comme s'il s'agissait d'événements réellement perçus. Le cerveau des schizophrènes se crée son propre monde, il n'est plus capable d'établir une distinction entre le monde extérieur, le produit de sa mémoire ou le fruit de son imagination. On peut se poser la question : *Doit-on croire ce que l'on voit ?* Éric Fottorino donne un autre exemple : un patient doit regarder plusieurs points rouges lumineux, et son aire visuelle primaire — appelée V1 — s'active. Après quelques exercices similaires, le médecin demande au patient de ne plus fixer les points rouges, mais de s'en souvenir en fermant les yeux. Surprise : la même aire V1 s'allume dans son cortex, alors que sa rétine n'a reçu aucun message. La question mérite d'être posée à nouveau : *Doit-on croire ce que l'on voit, si l'imagination provoque une réponse semblable du cerveau ?*

Notre cerveau ne semble pas faire la différence entre une information « réelle » provenant de nos organes des sens, et une information du même contenu mais créée par notre pensée imagée. Cette donnée constitue un argument supplémentaire en faveur de la reprogrammation neuronale : nourrir le cerveau par des images positives et chasser les pensées négatives, voilà le programme !

1. « Voyage au centre du cerveau », février 1998.

PNI ET MÉDECINE CORPS-ESPRIT

Nos pensées sont des choses.

Notre société est malade : nous assistons en effet au développement croissant des maladies dégénératives, appelées à juste titre *maladies de société*. Si le nombre de décès dus à un infarctus du myocarde diminue depuis quelques années, les cas de cancers augmentent sans cesse ; par exemple, aux États-Unis, on évalue aujourd'hui qu'une personne sur trois risque d'être atteinte par un cancer. Dans un tel contexte, comment parler du phénomène de guérison ? Il s'agit d'un sujet délicat que beaucoup de médecins ont du mal à aborder ; d'autre part, on note un décalage important entre la compréhension scientifique de la relation corps-esprit, et l'attitude du grand public. Peu de médecins s'intéressent sérieusement à ce champ d'exploration, et ceux qui le font sont souvent ridiculisés. Une nouveauté provoque fréquemment ce genre de réaction ; le philosophe allemand Schopenhauer a écrit au sujet d'une idée novatrice : « Premièrement, elle est tournée en ridicule. Deuxièmement, elle suscite une violente opposition. Troisièmement, elle est acceptée comme allant de soi. »

Le modèle biomédical veut faire s'écrouler une dernière barrière, celle de la conscience humaine. Un grand nombre de neuroscientifiques continuent à considérer l'esprit comme étant seulement le produit des circuits électriques et biochimiques du cerveau. Tant que l'esprit sera perçu comme *effet* plutôt que *cause*, il y a peu de chances que de nouvelles découvertes sur la manière dont il influence notre corps puissent voir le jour. Et pourtant… la constatation que l'esprit et le corps sont en étroite interrelation — la conscience en étant indissociable — remonte aux anciens systèmes médicaux traditionnels. De plus, il existe un hiatus entre la recherche médicale qui progresse rapidement, reconnaît que chaque corps est *pensant* et unique, et les médecins cliniciens (hospitaliers ou autres) : ceux-ci éprouvent une certaine difficulté à intégrer cette complexité de l'être humain dans leur pratique quotidienne. Comme dans d'autres domaines, les rencontres et les échanges restent rarissimes.

La psycho-neuro-immunologie

Les passionnantes recherches de la PNI démontrent que le comportement des molécules et des cellules de notre système immunitaire n'est pas prédictible d'après une base uniquement physique, mais qu'il dépend largement de nos états mentaux et émotionnels. La médecine moderne commence à s'ouvrir à l'étude de ces liens, et cette nouvelle spécialité médicale (médecine corps-esprit) devient l'une des plus intéressantes qui soient : notre état de santé est fonction de la relation corps-esprit.

La médecine corps-esprit traite des interrelations permanentes entre le corps et le cerveau, à travers les passerelles du système nerveux et du système immunitaire (décrit ci-dessous). L'esprit n'est pas seulement localisé au niveau du cerveau, il est relié à chaque cellule du corps auquel il transmet ainsi des informations. Chaque cellule contient un « morceau de l'esprit » ; on utilise parfois une autre image : « L'esprit, c'est ce qu'il y a entre les cellules. » Pour Francisco Varela, chercheur neuroscientifique à l'École polytechnique, le système immunitaire représente notre « deuxième cerveau » ; Varela établit une analogie entre système immunitaire et système nerveux : tous deux s'autorégulent et contrôlent les réponses du corps au monde environnant.

L'historique de la PNI

La médecine corps-esprit est basée sur les recherches en PNI ; nous avons vu que cette science récente se développe à grande vitesse. Voici quelques étapes de son histoire :

1964 : George Solomon et Rudolph Moos (université de Stanford, États-Unis) publient les résultats d'une étude [1] démontrant qu'il existe un lien entre certains conflits émotionnels et le déclenchement — puis le développement — de rhumatismes

---

1. G. Solomon et R. Moos, « Psychological aspects of response to treatment in rheumatoid arthritis », *General Practitioner*, 32, 6 (décembre 1965), p. 113-119.

articulaires inflammatoires. Le corps médical ayant accueilli cette étude avec une extrême méfiance, on l'a rapidement oubliée.

1974 : Robert Ader et Nicolas Cohen (université de Rochester, États-Unis) démontrent que, tout comme le cerveau, le système immunitaire est capable d'*apprendre* [1]. Ces chercheurs ont remarqué que si on donne à des rats une substance immunosuppressive ou immunostimulante mélangée à du jus de pomme, il suffisait ensuite de leur donner seulement du jus de pomme pour déclencher une réponse semblable de leur système immunitaire. Les étonnants résultats de cette expérience ont provoqué un choc dans le milieu médical, pour lequel l'apprentissage et l'adaptation restaient jusqu'alors un privilège du cerveau et du système nerveux. On croyait aussi que le cerveau et ses ramifications-extensions nerveuses étaient nettement distincts du système immunitaire, supposé fonctionner tout seul : on considérait le cerveau et le système immunitaire comme indépendants l'un de l'autre, et ne subissant aucune influence réciproque. Mais la découverte d'Ader et de Cohen prouvait qu'une association mentale pouvait neutraliser le fonctionnement du système immunitaire ; cela a amené progressivement le monde scientifique à réexaminer les liens entre les systèmes immunitaires et nerveux. Robert Ader a baptisé cette discipline de recherche psycho-neuro-immunologie ou PNI ; elle est rapidement devenue l'une des branches les plus intéressantes de la médecine moderne, porteuse de beaucoup d'espoir pour celle du XXIe siècle.

1985 : les travaux de David Felten [2] représentent une autre étape importante des progrès de la PNI. Felten a remarqué que les émotions déclenchaient une forte réponse du système nerveux autonome : celui-ci gouverne la régulation précise de la fonction de l'ensemble de nos organes, depuis nos enzymes digestives jusqu'à à notre tension artérielle. Felten a découvert ensuite l'existence d'un « point de rencontre » entre le système nerveux autonome et les cellules du système immunitaire (lymphocytes et macrophages) : les cellules de ces deux systèmes y échangent des

1. R. Ader et N. Cohen, *Psychoneuroimmunology*, 2e édition, San Diego, Academic Press, 1990.

2. David Felten and Co., « Noradrenergic Sympathetic Innervation of Lymphoid Tissue », *Journal of Immunology*, 135 (1985).

informations. Conclusion logique de ces travaux : non seulement le système nerveux autonome se relie au système immunitaire, mais ce lien est essentiel au bon fonctionnement de ce dernier.

Le système immunitaire

Il existe une autre connexion entre nos émotions et notre système immunitaire ; elle se manifeste à travers les nombreuses hormones de stress — par exemple, les catécholamines, le cortisol et les endorphines — sécrétées quand l'organisme se trouve en situation de stress. Chacune de ces molécules exerce une action puissante sur les cellules immunitaires, car leur présence les empêche d'effectuer leur surveillance en les « bloquant ». Cela explique comment un état de stress prolongé peut diminuer nos capacités de résistance immunitaire [1]. En revanche il reste difficile de quantifier l'influence directe de nos émotions sur le système immunitaire : on sait qu'il se produit entre eux de subtiles interactions, mais on ignore encore leur mode exact de fonctionnement et d'échange.

Le système immunitaire permet au corps de développer et de maintenir son statut « d'auto-identité », terme employé par Francisco Varela [2]. L'organisme peut ainsi distinguer ce qui appartient à son *soi* biologique et ce qui lui est étranger. Les cellules du système immunitaire se promènent sans arrêt dans notre corps en empruntant les voies sanguines et rencontrent donc *chaque* autre cellule. La qualité de communication entre les différentes cellules du corps détermine son identité spécifique, grâce à une reconnaissance mutuelle. Les cellules que le système immunitaire identifie comme faisant partie de notre biologie restent indemnes, tandis que celles qu'il perçoit comme étrangères suscitent de sa part un signal d'alerte, puis leur destruction : c'est le cas des bactéries, des virus et de certaines cellules cancéreuses. Mais cette destruction peut aussi être dirigée envers des cellules « familières » : pour une raison encore inconnue, le système immunitaire

1. B. Rabin and Co., « Bidirectional interaction between the central nervous system & the immune system », *Critical Reviews in Immunology*, 9 (4), 1989, p. 279-312.

2. Daniel Goleman, « Ces émotions qui guérissent », chap. 3, Francisco Varela : *L'Auto-identité du corps*, Paris, 1997.

ne les reconnaît plus comme telles. La destruction de ces cellules provoque des maladies appelées *auto-immmunes* ; sans que l'on sache pourquoi, elles deviennent de plus en plus fréquentes.

Chacun de nous possède une identité neuropsychologique unique ainsi qu'une identité bio-immuno-corporelle, complexe et omniprésente, à la base du processus vital. Notre système immunitaire possède la capacité de relier les différents tissus de notre corps, il leur donne une intégrité globale. On voit que cette identité n'est pas la seule propriété des cellules ou des gènes : elle est déterminée par la qualité de leurs communications et de leurs interactions. Comme dans tout système intelligent, le niveau d'intelligence se mesure à la compétence de multiplicité et de complexité de ces interrelations ; chaque cellule contient l'information lui permettant de nouer ces liens, le système immunitaire assurant la transmission et la cohésion de l'intégrité corporelle.

Notre corps influence notre esprit

Notre esprit et nos émotions influencent notre corps, mais l'inverse est vrai ; notre alimentation, nos exercices corporels ou encore la manière dont nous respirons semblent des actes uniquement physiques. Ils exercent pourtant une profonde influence sur nos états d'âme, notre faculté à garder les idées claires, à être généreux, aimants et créatifs. L'esprit ne se « localisant » pas seulement au niveau cérébral, il semble bien s'agir d'une forme d'intelligence étendue, qui reste en communication avec chaque cellule du corps en lui transmettant des messages et des informations. Chaque cellule véhiculerait « une partie de l'esprit » ou, comme l'écrit Joan Borysenko : « Chaque cellule de notre corps est baignée par la lumière de la conscience de nos sentiments [1]. »

D'autre part, l'ensemble de nos pensées, idées, sentiments, désirs et chaque élément de notre intelligence amènent notre cerveau à produire un messager chimique appelé neuropeptide ; il transforme nos pensées ou nos sentiments en sensation physique. Ce sont certaines zones du système limbique (« cerveau flou » ou archaïque) qui libèrent les neuropeptides : ils traversent alors la

1. Joan et Miroslav Borysenko, *The Power of the Mind to Heal*, Hay House, CA, 1994.

barrière entre le cerveau et le sang pour pénétrer dans la circulation sanguine. Ils trouvent en quelques millisecondes leurs points récepteurs — présents dans tout l'organisme —, qui s'apprêtent à les recevoir. Imaginez une clef correspondant à une serrure : quand la « clef » du neuropeptide s'introduit dans la « serrure » de la cellule, celle-ci peut connecter ou déconnecter certains gènes en synthétisant certaines protéines. Le fonctionnement de ces systèmes dépend de l'activation ou de la non-activation des protéines ; c'est un des moyens permettant à nos sentiments et à nos émotions de se convertir en « choses moléculaires ». Les neuropeptides transmettent nos sentiments à toutes les cellules du système corps-esprit : voilà pourquoi la *totalité* de notre organisme réagit au bonheur, à la peur, à la tristesse, à la dépression, etc.

Ces messagers de nos émotions sont également sécrétés par les cellules tapissant nos parois digestives et par quelques lymphocytes ; leur rôle semble être régulateur. Chacun de ces messagers pourrait être associé à un état d'âme particulier et agirait autant sur notre comportement que sur nos fonctions vitales : autrement dit, ce qui se passe dans notre tube digestif ou au niveau de notre système immunitaire est « envoyé » à notre cerveau et à notre âme. Selon Candace Pert — l'un des codécouvreurs des endorphines —, les neuropeptides libérés par les intestins représentent peut-être la base physiologique de nos sentiments instinctifs primaires, ceux que l'on « ressent dans ses tripes [1] ». Ce que nous sentons dans nos « tripes » influencerait notre cerveau flou, et vice versa : les récepteurs des endorphines se retrouvent dans notre cerveau comme dans nos parois intestinales. Les endorphines interviennent sur nos fonctions intestinales ; elles produisent aussi une sensation d'euphorie ou de tolérance à la douleur.

Les découvertes de la PNI représentent un véritable défi à la conception médicale classique, selon laquelle le corps est constitué de trois systèmes différents : endocrinien, neurologique et immunitaire. La PNI démontre en effet comment ces trois systèmes sont reliés et interdépendants grâce à de nombreuses

1. Candace Pert, « The wisdom of the receptors : neuropeptides, emotions and bodymind », in *Advances*, 3 (mars 1986), p. 8-16.

molécules messagères. On a répertorié aujourd'hui près d'une trentaine de ces neuropeptides, les plus familiers étant probablement les endorphines et l'interféron. Comme les cellules immunitaires possèdent des récepteurs pour la plupart des neuropeptides, il est désormais reconnu que notre système immunitaire fait partie du réseau reliant le système nerveux au système endocrinien ; cela laisse supposer l'existence de mécanismes expliquant comment notre défense face aux infections varie en fonction de notre état d'esprit. Comme le dit Francesco Varela, le rôle du système immunitaire ne consiste pas seulement à assurer la défense contre des « envahisseurs », mais aussi à préserver l'intégrité et le fonctionnement de notre « auto-identité » corporelle.

Le système immunitaire est longtemps passé inaperçu, car il repose sur de simples cellules circulant en permanence dans le corps, et sur des médiateurs chimiques que l'on ne savait pas repérer. Ce système a surpris les chercheurs par sa capacité d'apprentissage, révélée par les travaux d'Ader et de Cohen mentionnés précédemment : le cerveau d'un rat est capable de conditionner l'ensemble de ses processus endocriniens et immunitaires, et ce qui provient de la périphérie (sensations, douleurs, émotions, expériences) influence directement son système nerveux central. Il s'agit donc d'un système très complexe ; chez l'être humain, cette complexité est encore plus dense, son système immunitaire comportant des entrées, des boucles et de multiples cercles : les progrès de la biologie moléculaire ont permis aux chercheurs de descendre au niveau des gènes et de comprendre la fonction des anticorps. Paradoxalement, plus la recherche avance et plus le système semble se « simplifier » : on s'est notamment rendu compte que les systèmes nerveux, endocrinien et immunitaire fonctionnent avec les mêmes cellules, les mêmes médiateurs d'autorégulation, et qu'il existe de grandes similitudes entre les différents mécanismes d'autorégulation. Les cloisons entre ces trois systèmes sont donc tombées ; nous travaillons aujourd'hui sur des systèmes apparentés, en interrelation constante par l'intermédiaire de médiateurs chimiques identiques.

Le fonctionnement du cerveau est influencé par les mots, les gestes, les émotions et les pensées. Notre pensée est à son tour façonnée par le monde environnant, grâce auquel nous construisons notre système de références. Le milieu scientifique s'est progressivement rendu compte que l'organisme lui-même est une unité sous-jacente générale, d'où le retour à l'idée initiale que nous appartenons à un système universel. Si l'univers est un hologramme, chaque être humain est une petite partie de cet hologramme, reflétant la totalité du système universel. En reprenant le théorème de Bell, la notion d'esprit non local trouve alors son sens : l'intelligence du monde nous permet de nous connecter à elle et de profiter de ses bienfaits. J'ai déjà donné l'exemple des personnes hospitalisées, qui guérissent mieux et plus vite si leur chambre donne sur un jardin plutôt que sur un mur. Nous semblons avoir oublié que nous sommes liés à la nature, beaucoup d'entre nous se la représentent sous forme de végétaux, d'animaux, de paysages, etc. Mais elle est bien davantage que cela : notre corps, notre esprit et notre âme sont l'expression matérielle des lois naturelles, qui contrôlent nos battements cardiaques, notre température corporelle, nous permettent de percevoir nos sentiments et d'exprimer nos émotions. Elles nous insufflent également le sens de notre responsabilité sociale — voire mondiale — si nous comprenons que notre manière de « penser notre environnement » a autant d'importance que nos pensées concernant notre santé et notre qualité de vie. Nous sommes directement impliqués dans la construction et le devenir de l'univers. Notre véritable responsabilité d'être humain consiste à vivre dans les meilleures conditions possible, avec bon sens et sans passer d'un extrême à l'autre. Il reste tant de choses que nous ne savons pas expliquer… nous n'avons pas levé le voile du mystère de la vie ! Chacun de nous possède un fonctionnement hypersophistiqué, nous sommes à la recherche d'un équilibre provisoire et fragile. Aucune généralisation entre individus n'est possible car nous sommes trop différents les uns des autres. Malgré ces évidences, beaucoup de médecins sont encore sceptiques quant à l'influence des émotions sur notre état de santé.

Stress et PNI

De nombreuses études ont démontré que le ressenti chronique de certaines émotions — anxiété, tristesse, ressentiment, hostilité ou mise sous tension continue — double le risque de maladies répandues comme les migraines, les ulcères d'estomac ou l'asthme [1]. Par exemple, une situation de stress provoquera chez une personne une sécrétion d'hormones qui stimulera son système immunitaire et lui permettra de rétablir son équilibre : il s'agit alors d'un stress dit positif ou constructif. Mais chez quelqu'un d'autre, la même situation stressante provoquera au contraire une immunosuppression (affaiblissement du système immunitaire), et augmentera sensiblement le déséquilibre : on parle dans ce cas de stress négatif ou néfaste. L'idée que le stress se répercute directement sur notre système immunitaire est aujourd'hui largement reconnue et acceptée.

Stress et santé

Le terme de stress a été utilisé pour la première fois dans les années 40 par Hans Selye, un jeune médecin américain. En rencontrant des malades hospitalisés, il avait été frappé par le fait que ces personnes partageaient une même anxiété face à la maladie, quelle qu'elle soit. Il a baptisé *stress* cet état commun aux patients hospitalisés [2]. Ce mot a aujourd'hui perdu son sens originel de réaction anxieuse face à une situation difficile ; maintenant, on parle davantage de la *tension* qui l'accompagne si souvent. On peut la définir en employant l'image d'un « étirement jusqu'à une limite extrême ». Cette tension survient quand nous dépassons notre capacité de résistance optimale : nous nous sentons littéralement écrasés par le poids d'émotions comme, par exemple, la peur ou la culpabilité. Au niveau physique, les effets de cette tension s'expriment de mille façons (estomac noué, boule dans la gorge, crispation musculaire, blocage dorsal, etc.), car chaque individu traduit à sa manière son état de stress. Cet état révèle toujours une attitude anxieuse face aux inévitables

---

1. Howard Friedman and Co., « The disease prone personality : A meta-analytic view », *American Psychologist*, 42 (1987).
2. Hans Selye, *Le Stress de la vie*, Gallimard, Paris, 1975.

pressions de l'existence, mais il nous fait franchir les limites de notre seuil de tolérance et nous amène à perdre le contrôle de la situation.

L'influence du stress sur notre santé intervient dans beaucoup de maladies, puisqu'il provoque un état d'alerte permanent contre un « danger » pourtant relatif : ainsi chez nos ancêtres, les sécrétions d'hormones de stress — en particulier les catécholamines — servaient surtout à se préparer au combat ou à la fuite (*fight or fly*). Les moyens proposés par notre cerveau archaïque pour réagir aux difficultés de la vie sont disproportionnés par rapport au danger *réel* qu'elles représentent ; ils perturbent cependant notre fragile équilibre physiologique, et entraînent à la longue des conséquences négatives sur notre santé. Quand nous recevons des signaux physiques et psychiques de stress, nous pouvons les faire disparaître — ou les atténuer — en diminuant notre niveau de tension, et le ramener à la normale. Mais il est impossible de déterminer une normalité en ce domaine : chacun possède son propre seuil de tolérance face au stress, et une même personne peut répondre différemment à un même stress à un moment donné de son existence. Ses réponses varient en fonction de ses expériences passées, de son état psychologique et de ce qu'elle est en train de vivre. Une situation de stress aigu temporaire, par exemple la préparation d'un examen, peut abaisser de manière importante le taux d'interféron dans l'organisme : l'interféron est indispensable au bon fonctionnement de certaines cellules du système immunitaire, dont nous avons vu le rôle anti-infectieux. Cela explique que de nombreux étudiants « attrapent » des rhumes en pleine période d'examen, rhumes qui tombent évidemment très mal. Une étude réputée pour sa rigueur scientifique démontre ainsi que c'est notre état de stress qui affaiblit notre système immunitaire [1].

Quand je terminais mes études de médecine, je me souviens de l'un des derniers examens que j'avais à passer. Je venais de travailler d'arrache-pied pendant trois semaines et j'avais hâte que tout cela soit terminé. Mais le jour J, je me suis réveillée avec une sinusite maxillaire fébrile, très douloureuse. J'ai quand même

1. Sheldon Cohen, « Psychological stress and susceptibility to the common cold », *New England Journal of Medicine*, 325 (1991).

rédigé mon épreuve, et je ne sais pas comment j'ai réussi à faire abstraction de mon état physique. Je dois dire que j'abordais ces ultimes épreuves avec un certain détachement, car je me sentais saturée par leur fréquence. Autrement dit, j'en avais un peu assez… En sortant de la salle, j'ai eu la bonne surprise de trouver un ami qui m'attendait sans m'en avoir prévenue. Il était restaurateur d'art sur un chantier dans les Pyrénées et adorait venir à Paris de temps en temps. Il avait réservé une table dans un excellent restaurant ; pendant toute la soirée, nous avons beaucoup ri de ma « résistance » aux examens. Le lendemain matin, ma sinusite avait disparu comme par enchantement !

Le stress chronique

Heureusement, le corps récupère très vite du stress aigu et de l'affaiblissement du fonctionnement immunologique qui l'accompagne. En revanche le stress chronique se révèle beaucoup plus dangereux pour notre santé ; en 1936, Hans Selye l'a baptisé « Syndrome d'adaptation générale ». Quand nous sommes exposés à un stress chronique, l'hypothalamus sécrète une hormone appelée ACTH ; elle stimule les cellules des glandes surrénales dans leur production de cortisol : cette production est réparatrice à court terme, mais elle devient ensuite immunosuppressive et affaiblit donc notre système immunitaire. Hans Selye définit ainsi le stress chronique : « *C'est la perception d'une menace physique ou émotionnelle, qui est accompagnée de la perception que nos réactions pour y faire face ne sont pas adaptées.* » Cette situation a de multiples causes. Imaginez, par exemple, un couple vivant ensemble depuis longtemps, se disputant sans cesse et finissant par divorcer : malgré leur séparation effective, il arrive que les anciens partenaires gardent de vieilles colères enracinées, des ressentiments, de profondes rancunes, etc. Ils ne sont pas « guéris » de leur histoire douloureuse et se retrouvent en état de stress chronique. Comme le dit si bien Hans Selye, notre manque d'espoir ou notre sentiment d'impuissance face aux difficultés de l'existence nous font souffrir ; ils s'ajoutent au fait que nous ressassons des souvenirs passés, que nous éprouvons une culpabilité, des remords ou des ressentiments envers quelqu'un… comme envers nous-mêmes. Nous ne parvenons pas à nous extirper du passé, et ne réussissons pas mieux à nous adapter à nos difficultés présentes.

Le stress chronique est très difficile à gérer car il résulte d'une accumulation de situations conflictuelles, angoissantes et perturbantes. Notre système nerveux étant en état d'alerte permanent, notre corps est prêt à bondir à chaque instant, nous sommes aux aguets sur le plan psychologique et physiologique. En général, ce cercle vicieux finit par se refermer et se resserrera d'autant plus si une maladie physique se manifeste : or le stress chronique amène la maladie, qui augmente le stress, ce dernier aggravant la maladie ! Cependant une personne capable de résister au stress voit les crises et les changements davantage comme des défis à relever que comme des menaces. Même si la situation extérieure ne se modifie pas et reste pénible à supporter, la personne se rend compte qu'elle a *toujours* la possibilité de contrôler sa propre réaction devant les événements.

Les effets placebo et nocebo

Mais revenons maintenant aux neuropeptides, ces messagers biochimiques qui nous transmettent nos émotions. Parmi les neuropeptides, le grand public a surtout entendu parler des endorphines, morphines naturelles de l'organisme.

L'effet placebo

Les endorphines sont aujourd'hui considérées comme les véhicules de l'effet placebo, que l'on peut définir ainsi : c'est l'effet produit par une substance inerte ou un acte médical simulé n'ayant aucune propriété pharmaceutique ou thérapeutique, et fonctionnant néanmoins comme *agent de guérison*. En quoi consiste cet effet qui permet à un individu — qu'il soit sain ou malade — de provoquer dans son organisme des réactions biologiques en l'absence de substances susceptibles de les justifier ? Ne pensons pas que l'effet placebo serait une réaction « miraculeuse » sans substrat matériel : dans le domaine de la douleur, on a démontré que l'administration d'un placebo entraîne la libération des endorphines et que 30 % des malades se trouvent soulagés de leur douleur [1] ! De même, l'effet placebo est souvent suscité par les paroles ou l'attitude d'un médecin, ou de toute autre personne ayant figure d'autorité morale. Issu du verbe latin *placere* (« plaire »), le terme de *placebo* signifie « je plairai » : dès son entrée dans le vocabulaire médical du XIXe siècle, il désignait donc un remède prescrit plutôt pour faire plaisir au malade que pour lui être utile. Son sens s'est peu modifié depuis cette époque ; tout ce qui appartient au tissu de l'« esprit » semble sensible à l'effet placebo, appelé parfois capacité d'autoguérison. Comment déclenchons-nous ces mécanismes d'autoguérison sans l'apport extérieur de produits actifs ? Le médecin joue un rôle primordial car sa présence à la fois rassurante et active, son attente et son espoir (eh oui !) nous aident à déclencher ce processus. D'autre part, l'attente du malade et ses relations avec son médecin se révèlent tout aussi importantes. C'est toujours l'*espoir* suscité par la substance et le traitement prescrits, impliquant directement la qualité de la relation médecin-malade, qui provoque une réaction.

L'effet nocebo

En revanche si le médecin transmet au malade une information négative et angoissante — par exemple, « Ce médicament entraînera peut-être des effets secondaires, comme des nausées ou des vomissements... » ou « Votre espérance de vie ne devrait pas dépasser quelques mois » —, cela risque d'aggraver l'état du patient. Dans ce cas, on utilise le terme d'effet nocebo (du latin *nocere*, « nuire »), ou effet nocebo négatif. Bernie Siegel [2] raconte l'histoire à la fois étonnante et dramatique de deux hommes malades, dont les diagnostics avaient été interchangés par erreur : l'un de ces hommes pensait donc avoir un cancer évolué alors qu'il s'agissait en réalité d'une pathologie digestive bénigne ; l'autre croyait que son problème se réglerait par une intervention chirurgicale. Finalement, celui qui aurait dû mourir de son cancer a quitté l'hôpital en bonne santé, tandis que l'autre en est sorti

1. J. D. Levine and Co., « The mechanism of placebo analgesia », *The Lancet* (1987), p. 654-657.

2. Bernie Siegel, *Messages de vie*, Robert Laffont, Paris, 1991.

dans un cercueil. Cela illustre bien l'extrême puissance des paroles sur l'esprit.

L'attitude du médecin

Il n'existe pas encore d'études statistiques sur l'effet nocebo, mais je ne serais pas étonnée qu'on lui trouve la même efficacité que l'effet placebo car notre attitude de médecin-thérapeute s'avère fondamentale. J'ai souvent reçu des patients complètement effondrés par des phrases qu'un médecin avaient prononcées à la légère pendant une consultation ou un examen. Elles s'étaient gravées dans leur mémoire, balayant au passage les autres messages reçus ; les paroles négatives de leur médecin avaient influencé directement leur croyance concernant leur état de santé. Depuis que j'ai développé ma sensibilité sur la notion d'esprit non local, je ne surveille plus seulement mes mots et mes gestes, mais aussi les pensées qui peuvent surgir quand je me trouve face à un malade. Je fais très attention à ne pas *penser* : « Cette personne va avoir du mal à remonter la pente ! » ou quelque chose de ce genre. Je me suis aperçue que, dans ce cas, j'installais moi-même une barrière chez la personne, et que notre relation thérapeutique était déjà limitée par *ma* croyance. Or aucun médecin n'est en droit de mettre en place une telle barrière « subjective » quant aux capacités du malade, à ce qui est possible ou non pour lui. Surtout, le médecin ignore tout du malade, qui détient seul cette information ! Lui seul *sait*, plus ou moins consciemment, où il en est et de quoi il est capable, comment il peut réagir à sa maladie. Si je renvoie une pensée négative, le rituel du soin — tout soin équivaut bien à un rituel — est biaisé dès le départ et je n'aide pas mon patient à déclencher son autoguérison. En tant que médecin ou thérapeute, « magicien » ou « chamane », nous sommes également entourés de l'aura dont le malade nous enveloppe. Quelles que soient notre pratique et notre apparence, on nous dote d'un pouvoir plus ou moins *magique*, nous sommes des guérisseurs investis d'une mission plus ou moins *divine* : cela fait *toujours* partie de l'acte médical. C'est ainsi qu'un thérapeute, médecin ou non, reste dans la plupart des cas le catalyseur de la mystérieuse réaction de transformation conduisant de la maladie à la santé.

Comment favoriser une réponse optimale de notre système immunitaire ?

Notre système immunitaire répond à notre état mental, en améliorant ou en détériorant la qualité de la réponse immunitaire : ce système s'adapte donc à notre situation psychologique. Comment expliquer ses capacités d'apprentissage et de conditionnement ? Si nous nous projetons dans une situation passée très douloureuse ou stressante, nos neuropeptides et notre système nerveux vont témoigner de cette souffrance ancienne en la *réveillant*. Le fait que notre système immunitaire soit si facile à conditionner est une excellente raison d'apprendre à pardonner, par exemple. Nous devrions abandonner nos anciennes haines ou rancunes plutôt que de continuer à porter leur fardeau, en prenant ainsi le risque de les voir se réactiver pendant de longues années. Les pensées de pardon authentique aident notre système immunitaire à maintenir son niveau optimal de fonctionnement ; il en va de même pour les sentiments de sérénité, de joie, de bonheur, les images de ceux que nous aimons, les beaux paysages, etc. La liste de ces pensées positives est heureusement très longue ! Bien qu'il soit impossible actuellement de prouver cet effet bénéfique — puisqu'il s'agit d'états mentaux ayant une manifestation physique trop complexe pour être mesurable —, le soulagement psychique que l'on ressent alors en vaut la peine. Nous avons tous connu des situations de surcharge ou d'épuisement, pendant lesquelles nous nous croyons dans l'« impossibilité » de prendre ne serait-ce que quelques minutes de repos, de faire une pause. Résultat : une grippe, une angine ou un autre symptôme nous oblige à nous reposer. Ce sont des signaux envoyés par notre corps, qui attire notre attention sur un besoin ou une frustration : il faut apprendre à écouter et à comprendre leur signification.

Je vais vous donner l'exemple de l'une de mes meilleures amies. Extrêmement créative, elle s'investit beaucoup dans sa profession, propose sans cesse de nouvelles solutions d'organisation permettant d'améliorer la qualité du travail de chacun et de favoriser la réputation de l'entreprise. Mon amie espère ainsi obtenir la promotion que son directeur lui a promise, en la nommant à un poste correspondant à ses compétences réelles. Un soir elle m'a appelée à l'aide car son dos était complètement bloqué, elle ne pouvait plus bouger : « J'ai jardiné il y a trois jours, ça a dû être trop ! » m'a-t-elle dit. Comme je la connais très bien, j'ai tout de suite senti qu'elle était très en colère et je lui en ai demandé la raison. Elle m'a alors raconté sa journée : en arrivant à son bureau le matin, elle a appris qu'on avait embauché à son insu (je dirais : dans son dos !) un nouveau collaborateur pour le poste qu'elle convoitait tant. Furieuse, elle est allée voir son directeur qui, plein d'embarras, a essayé de la calmer en lui disant que ce poste ne convenait pas à une femme, mais qu'il continuerait à la soutenir même si elle décidait de quitter l'entreprise. Mon amie est restée chez elle pendant quelques jours, clouée au lit par sa douleur dorsale ; celle-ci s'était déclenchée peu de temps après son entrevue avec son directeur. La douleur était intolérable, et d'une certaine manière cela l'aida à prendre la décision de changer de travail. Quand nous en avons reparlé quelques jours plus tard, elle avait compris qu'elle ne progresserait pas dans cette entreprise et que si elle désirait un poste plus satisfaisant, il lui fallait dépasser la peur que déclenchait en elle l'éventualité de ce changement. Son corps lui avait signifié : « Stop ! Tu t'arrêtes et tu fais le point. »

Un système à l'affût

Ed Blalock, de l'université de l'Alabama (États-Unis), a démontré que comme nos yeux ou notre nez, notre système immunitaire fonctionne comme un organe « sensoriel » : ces sentinelles que sont nos globules blancs détectent la présence « irritante » de bactéries et de virus. Notre système immunitaire est capable d'influencer notre comportement par la sécrétion d'un flux de puissantes substances biochimiques [1]. Notre « pharmacie interne » reste mal connue, mais ce que l'on y découvre est merveilleux. Par exemple, les lymphocytes « tueurs » ou K (de l'anglais *killer*, « tueur ») sont des cellules ayant deux rôles : le premier consiste à parcourir le corps à la recherche de cellules infectées par des virus puis à les éliminer, le second consiste à traquer les cellules cancéreuses pour les « tuer ». La médecine moderne tente de

1. Ed Blalock and Co., « The immune system as a sensatory organ », in *Journal of Immunology*, 132, 1984.

percer les mystères de ces fonctions physiologiques, et — si possible — de les imiter à travers la synthèse pharmacologique (médicaments). Malheureusement, l'intelligence de notre identité immuno-corporelle ne se livre que par bribes.

La recherche médicale essaie de traduire le langage intercellulaire, de comprendre le mode de communication entre les trois systèmes, nerveux, immunitaire et endocrinien. Mais cela reste extrêmement difficile ! Aujourd'hui on ne sait toujours pas guérir les infections virales, et le traitement du cancer continue son indispensable développement. Pourtant, grâce à ces progrès dans la connaissance de ces systèmes d'autorégulation, nous avons appris que notre corps sait comment se rééquilibrer en permanence. Selon Candace Pert, l'une des autorités de la PNI, « *le corps humain est une entreprise pharmacologique impressionnante* ». Nous disposons d'un réseau psychosomatique au sein duquel les cellules de notre cerveau et de notre corps communiquent sans cesse ; elles parlent le langage des substances biochimiques, qui nous permettent d'éprouver nos sentiments [1]. Comme l'on ne peut appréhender le corps et l'esprit l'un sans l'autre, Candace Pert a cherché un terme spécifique exprimant leur interaction biochimique : elle a appelé ce système « corps-esprit », et l'explique par « le corps [qui] est la manifestation externe de l'esprit ».

La médecine corps-esprit

La médecine corps-esprit nous permet de constater que la médecine classique a atteint ses limites d'application dans de nombreux domaines. Nous avons vu qu'elle considère le corps comme une construction mécanique : elle se cantonne à une approche matérielle, technique et technologique, détachée de l'esprit ou de la conscience de la personne. Cette approche technologique est incontestablement irremplaçable en cas de traumatismes et de maladies aigues menaçant la vie ; cependant, par rapport à la prévention de la maladie, à la conservation de la meilleure immunité possible — garante de bonne santé et de

1. Candace Pert, *op. cit.*

longévité —, elle n'apporte guère de réponses. La médecine moderne a dépensé des sommes considérables pour synthétiser et développer des substances chimiques (pratique allopathique), afin de faire passer le corps de l'état de maladie à celui de la santé : mais l'allopathie ne permet pas d'obtenir une véritable guérison.

La médecine corps-esprit est en train de déterminer le chaînon manquant ; on s'aperçoit en effet que la thérapie chimique fonctionne parce que « le corps lui-même sécrète des substances semblables », note Candace Pert. On peut dire aujourd'hui que notre corps possède une pharmacie interne gérée et fournie par notre propre intelligence, et que ces substances sont produites autant par nos sentiments, nos attitudes, nos comportements et nos liens sociaux que par nos réactions physiologiques. La médecine corps-esprit ne voit pas la guérison comme la seule « réparation » d'un corps déficient, mais comme une fonction d'un corps-esprit qui vit, pense, éprouve et peut participer à sa guérison.

Vous vous demandez peut-être : *Chaque personne peut-elle avoir accès à cette pharmacie interne ? Comment pouvons-nous atteindre directement le pouvoir guérisseur de l'esprit sans passer par l'effet placebo ? En sommes-nous tous capables ?* La réponse est oui, car chacun de nous peut expérimenter que son corps est capable de s'engager sur la voie de l'autoguérison. Pour y parvenir, nous avons besoin de combattre notre scepticisme, nos peurs et nos réactions émotionnelles parfois disproportionnées ; nous devons surtout décider de *faire connaissance* avec nous-mêmes. Si nous voulons dépasser, soulager ou guérir nos douleurs et nos souffrances, trouvons le chemin qui va au-delà de la simple physiologie, allons dans une direction où notre corps, notre esprit et « autre chose » ont la possibilité de se rencontrer. « Facile à dire ! » me répondrez-vous... Mais êtes-vous vraiment prêt à explorer vos sentiments et vos croyances, à réveiller la mémoire de vos cellules en vous rappelant leur fonctionnement naturel universel ? Je sais qu'il est difficile de modifier des habitudes et des comportements pris depuis de longues années. Cependant, le domaine du possible étant très vaste, cette exploration nécessite que nous réunissions nos corps physique, mental, émotionnel et spirituel, avec la volonté affirmée de trouver notre propre intégrité.

Notre esprit et notre âme imprègnent l'ensemble de notre

corps, ils sont beaucoup plus larges que ce que notre « intellect » ou notre « raison raisonnante » peuvent en percevoir. Ce sont nos sentiments et notre sagesse corporelle innée qui expriment avant tout cette guidance intérieure. Si nous cherchons à rencontrer cette sagesse seulement avec notre intellect — comme si elle existait en dehors de nous et de notre savoir —, nous resterons bloqués sur la route, tétanisés et muets. Or notre intelligence collabore avec notre intuition, notre guide intérieur, notre âme, notre conscience supérieure ou notre Dieu : la manière dont vous appelez l'*énergie spirituelle* animant toute vie importe peu. En admettant — et en acceptant ! — que nous sommes davantage que notre intellect, nous pouvons demander l'aide de l'intelligence universelle présente en nous et sommes reconnectés avec notre compétence d'autoguérison.

Le chemin est ouvert, n'hésitons plus à requérir les aides dont nous avons besoin pour continuer aux carrefours de notre existence. Demandons à la voix de notre cœur de nous parler, autorisons notre cœur et notre raison à dialoguer. Chacun de nous, sans exception, est capable de prendre ce chemin de vie, qui représente un choix d'existence et une volonté d'être.

2

PRINCIPES DE SANTÉ

Nous savons tous qu'il ne suffit pas de ne pas être malade pour être en bonne santé.

JOHN TRAVIS,
Wellness Workbook

Pourquoi nous sentons-nous en bonne santé ? Où se situe la différence — parfois subtile — entre bien-être et mal-être ou maladie ? L'Organisation mondiale de la santé définit la santé comme un état de bien-être physique, psychique et social ; elle ne la voit pas seulement comme l'absence d'une maladie ou d'une infirmité. Cette définition ne prend pas en compte les processus permanents d'évolution et de changements de l'état de santé ; elle insiste cependant sur la notion de sa *globalité*, notion indispensable à la compréhension du phénomène de la guérison. La bonne santé reflète une vie sereine et un équilibre entre les différents aspects (physiques, mentaux, émotionnels et spirituels) de l'être humain. Certaines personnes sont littéralement « éblouissantes » : une énergie intérieure irradie d'elles, leur présence est gaie et légère, elles ont un esprit ouvert, des pensées claires, des sentiments et des émotions stables. Ces gens représentent ce que l'on appelle un « modèle de santé », harmonieux et paisible ; quand on leur demande comment ils vont, on n'est pas étonné de les entendre répondre : « Je vais bien, je me sens heureux et épanoui. »

L'équilibre est la clef de la santé

Notre bien-être se base sur l'équilibre que nous élaborons entre les domaines de notre vie, dont les quatre aspects (corps, esprit mental, cœur et âme) traduisent les manifestations de notre identité fondamentale : elle se révèle à travers notre ADN, nos empreintes digitales, le timbre de notre voix, nos ondes cérébrales, notre odeur, notre écriture, notre manière de bouger et d'être présent. La clef de voûte de notre intelligence innée est constituée par l'ADN (acide désoxyribonucléique), qui contient toutes les informations sur notre individualité et porte aussi notre mémoire collective : ce code génétique, gravé dans chaque cellule de notre corps, veille au maintien d'un équilibre ordonné et harmonieux. Nos fonctions vitales physiologiques ont en effet un besoin essentiel d'organisation et de stabilité ; toute information nouvelle se transforme automatiquement en « ordre » connu, appelé principe d'homéostasie, ou équilibre homéostatique. Si cette mise en ordre devient impossible pour telle ou telle raison, un mouvement de désordre et de désorganisation se déclare en sonnant l'alerte : le malaise ou même la maladie nous guettent. Quand nous changeons l'un des domaines de notre existence, cela revient à les changer tous d'une manière ou d'une autre puisqu'ils sont liés. Et lorsque nous ignorons l'un des aspects de notre identité et en surévaluons un autre, nous créons un déséquilibre car nous perturbons un ordre préétabli.

L'énergie électromagnétique

Pour mieux comprendre l'équilibre précaire de la santé, il est utile de situer l'être humain dans son contexte énergétique. J'ai conscience que la notion d'énergie est galvaudée, malmenée et utilisée de manière abusive, en particulier par certaines « organisations » reconnues comme étant des sectes. Mais une partie du milieu médical lui-même porte une lourde responsabilité dans l'expansion de ces sectes : en effet, beaucoup de médecins refusent catégoriquement d'aborder le concept énergétique de l'être humain, concept existant pourtant depuis plusieurs millénaires dans toutes les grandes médecines traditionnelles. D'autre part, il faut savoir que les sectes parviennent à recruter certains médecins à la personnalité fragile et donc influençable. Ils deviennent ainsi les porte-parole « autorisés » des théories manipulatrices, dangereuses et fantaisistes véhiculées par ces sectes. On ne peut que s'inquiéter de ce phénomène, quand on connaît le pouvoir que détiennent les médecins sur leurs patients. Je tiens donc à préciser avec netteté que lorsque je parle ici d'*énergie*, je l'entends dans le sens scientifique du *champ électromagnétique* entourant tout organisme vivant, et décrit par la physique quantique.

Ce qui est vivant pulse une énergie contenant toujours une information. Notre entité corps-esprit se caractérise par une énergie électromagnétique, définie pour chaque individu comme son *champ vital* (voir chapitre suivant). La manière dont cette énergie circule dans l'organisme nous aide à déchiffrer notre langage corporel : le champ électromagnétique est déterminé par les activités micro-électriques des fonctions et échanges cellulaires, y compris les ondes cérébrales. Il se modifie au fil du temps pour une même personne car il est sensible à des facteurs internes (émotions, changements cellulaires, maladies) et externes (environnement, lieu d'habitation, interférences avec d'autres personnes). Ce champ énergétique est également un centre d'information et un système de perception hyper-sensible : nous avons vu que notre énergie émotionnelle et mentale se transforme en matière biologique par l'intermédiaire de molécules « messagères », les neurotransmetteurs. Comparons-le à des stations de radio, qui possèdent leur propre fréquence d'émission et de réception : de même, chaque organe et système corporel est réceptif à des fréquences énergétiques spécifiques. Toutes les zones de notre corps transmettent ainsi une énergie sur une fréquence particulière ; nous sommes en bonne santé quand ces énergies s'accordent mutuellement. Mais si une partie de l'organisme n'émet pas à la fréquence normale, elle indique une zone « à problème ». Notre système énergétique change en permanence, le *potentiel* de guérison et de maladie étant présent à chaque instant. Par exemple, un stress émotionnel chronique finira par perturber notre équilibre et l'affaiblira en provoquant une déperdition d'énergie : celle-ci suscitera parfois le développement d'une maladie. Cette fuite d'énergie semble se produire au niveau des échanges cellulaires vitaux, qui sont alors altérés : une étude[1] rapporte notamment que des cellules cancéreuses « volent » l'énergie dont elles ont besoin, sous forme de molécule DPN, une molécule ATP like, combustible cellulaire. La réflexion sur les notions de champs et de « trous » énergétiques permet d'envisager autrement le concept même de santé.

Le rôle de nos expériences passées

Chacune de nos expériences s'accompagne d'une énergie émotionnelle ; nos relations avec les autres — qu'elles soient passées, présentes, d'ordre privé ou professionnel —, et nos expériences intimes ou traumatiques s'inscrivent en nous. Nous en gardons aussi des souvenirs souvent inconscients ; ajoutons à cela notre système de références et nos comportements, nos croyances spirituelles ou superstitieuses : ces différents éléments se gravent à l'intérieur de notre système biologique en imprégnant nos tissus cellulaires avec l'énergie (ou l'information) qui leur est propre. Nous sommes enveloppés par l'énergie élaborée d'après nos expériences ; Caroline Myss, l'une des représentantes américaines de la médecine énergétique, écrit à ce sujet : « Notre biographie devient notre biologie. » Notre corps représente le livre ouvert de notre existence car il conserve la transcription de tous les événements et émotions du passé : ils forment la trame intime de notre biologie. Certaines émotions sont intenses et imprègnent nos tissus, d'autres sont plus subtiles et d'autres encore restent inconscientes : elles peuvent pourtant laisser leur marque biologique. Chacun connaît la puissante influence des émotions sur l'organisme ; quand nous avons peur, notre cœur bat la chamade, nous avons la chair de poule, nous transpirons, nous nous crispons, notre gorge se noue, etc. Ce que nous ressentons s'exprime toujours au niveau physiologique, de manière désagréable dans la peur mais extrêmement agréable lorsque nous nous sentons heureux ou amoureux : nous sommes alors très détendus… De même, en rencontrant quelqu'un pour la première fois, nous éprouvons quelquefois une sympathie immédiate,

1. C.E. Wenner and Co., « Diphosphopyridine nucleotide requirements… », *Cancer Research*, vol. 12, p. 306 (1952).

le dialogue est fluide, facile. Il arrive également que nous ne « sentions » pas la personne, un malaise diffus — ou prononcé — nous empêche d'aller vers elle, « quelque chose » nous pousse à nous en éloigner, à la fuir à toutes jambes.

Une expérience passée négative n'entraîne pas forcément des conséquences graves pour notre organisme : une honte éprouvée à l'école primaire parce que nous ne savions pas nos tables de multiplication n'abîmera pas nos cellules ! Cependant si notre instituteur a ajouté à notre honte en nous critiquant et en nous humiliant, il est probable que face à une critique, une attitude autoritaire ou une situation d'échec, cette charge émotionnelle passée ravivera notre mémoire cellulaire et changera la fréquence énergétique de l'un de nos tissus. Chaque séquence émotionnelle et mentale peut ainsi être associée à une localisation corporelle spécifique, avec une signification et un sens particuliers. Néanmoins nous recherchons sans cesse une harmonie, nous désirons intégrer nos nouvelles expériences et pensées dans des domaines plus vastes. Approcher la perfection du modèle universel représente l'un des besoins fondamentaux de l'être humain s'il veut maintenir et créer sa santé, réanimer sa faculté d'autoguérison.

Je crois que notre corps contient et reflète notre énergie individuelle, qu'elle soit positive ou négative ; j'ai dit tout à l'heure que la quasi-totalité de la médecine moderne ignore complètement le concept énergétique humain. Mais mon expérience pratique m'a fait progressivement reconnaître puis adopter la vision énergétique de l'homme, ma formation d'homéopathe m'ayant préparée à découvrir ce langage énergétique. Ces trois ans d'études ont été un véritable régal ; nous étions peu nombreux, notre équipe d'enseignants était formidable, chacune de nos journées stimulait et satisfaisait notre curiosité intellectuelle. L'un de nos enseignants, le Dr Gilles Many, nous a dit à la fin de ce cycle : « Surtout ne vous endormez pas, allez chercher ailleurs d'autres façons de voir, aiguisez votre sensibilité, soyez curieux et n'oubliez pas votre sens critique ! » Je suis d'autant plus navrée de la « publicité » néfaste faite à l'homéopathie par certains confrères homéopathes appartenant à des sectes ; j'aimerais préciser que leurs pratiques et leurs croyances ne peuvent en aucun cas être « créditées » par les écrits homéopathiques traditionnels. La véritable homéopathie respecte en effet profondément et totalement l'être humain, en dehors de toute manipulation psychologique du patient ou de détournement des soins. Le problème réside dans l'immaturité de la structure psychique de ces « homéopathes » : ils sont prêts à faire de dangereux amalgames et sont incapables de discerner certaines limites à ne pas dépasser, tout en prétextant de leur pseudo-crédibilité médicale.

Les chakras

L'approche de Caroline Myss me séduit beaucoup car la lecture de son livre *The Anatomy of the Spirit* en français « L'anatomie de l'esprit » m'a réconciliée avec le concept des chakras (mot sanscrit signifiant « roue »), tout aussi galvaudé et incompris que celui de l'énergie. Le travail de Caroline Myss se base sur le modèle des sept centres énergétiques du corps humain, correspondant aux sept chakras hindous, sources de puissance physique et spirituelle. Elle les relie à la sagesse des traditions religieuses chrétiennes et juives (les sept sacrements chrétiens et l'arbre de vie de la cabale), afin de montrer que notre cheminement intérieur de transformation traverse sept étapes universelles : nous les franchissons progressivement au cours de notre quête de maturité et de conscience accrue. Caroline Myss a réussi à établir des passerelles entre différentes cultures religieuses ; cela permet de mieux percevoir leurs structures communes, de donner ainsi une place au *sacré* dans la vie de chaque personne, tout en les reliant au concept énergétique du corps humain. Le sacré est « ce qui relie » ; son sens rejoint l'origine étymologique du mot « religion » (du latin *religare*, « relier »), mais le sacré n'est pas l'attribut d'une religion particulière : « Le sacré n'implique pas la croyance en Dieu, en des dieux ou des esprits. C'est ... l'expérience d'une réalité et la source de la conscience d'exister dans le monde », écrit Mircea Eliade. Lorsque je parlerai plus loin de dimension *spirituelle*, je lui donne un sens équivalent au sacré : il s'agit de développer notre conscience, de sentir notre appartenance à l'infini du monde.

Tous les individus possèdent les mêmes chakras ou centres énergétiques, chacun d'eux étant sensible à des événements émotionnels et psychologiques spécifiques. Ils relient nos voies nerveuses, nos hormones et nos émotions. Leurs emplacements sont parallèles au système neuro-endocrino-immunologique du corps, reliant notre anatomie énergétique à notre anatomie physique. On peut comparer notre système énergétique à un champ holographique porteur d'informations permettant la croissance, le développement et la reproduction du corps physique. Ce champ holographique guide la mise en place des processus génétiques qui transforment les molécules de notre corps en des tissus et organes fonctionnels. Si nous considérons les chakras comme le lieu où l'énergie émotionnelle se mue en énergie du corps physique, nous percevons mieux comment nos « blessures » et leurs conséquences — psychiques et émotionnelles — peuvent nous rendre vulnérables et toucher notre santé physique. Peu importe que vous voyiez les chakras comme des emplacements corporels « réels » ou métaphoriques, car ils vont vous aider à réveiller votre compétence de guérison en activant le lien corps-esprit. Chacun des sept chakras est associé à un organe spécifique et à un état émotionnel ; de même chacun résonne avec une peur précise et correspond à une insécurité émotionnelle. Autrement dit, chacune de nos peurs et de nos émotions choisit une partie « cible » de notre corps, pour s'y exprimer et souvent s'y fixer.

Voici une illustration de la notion de chakras : j'ai reçu à mon cabinet un petit garçon de quatre ans ; sa mère l'emmenait consulter pour des douleurs de jambes inexpliquées. Cet enfant vif et gai se réveillait quelquefois pendant la nuit en se plaignant d'avoir mal aux jambes. Un bilan médical n'avait rien révélé de particulier, mais les douleurs ne cessaient pas... Dans l'optique de Caroline Myss, les jambes correspondent au premier chakra et à l'énergie qu'elle appelle « tribale », celle de la tribu familiale. Quand j'ai demandé à la mère s'il y avait eu des remaniements ou des événements significatifs dans la famille, elle m'a raconté qu'elle s'était séparée de son mari depuis un an. Les douleurs de l'enfant avaient commencé à ce moment-là. Selon la mère, cette séparation ne posait aucun problème car il n'y avait pas eu de conflits entre son mari et elle, ils étaient restés amis. La mère et les enfants n'avaient pas quitté l'appartement familial, situé juste au-dessus de l'atelier dans lequel travaillait le père : les enfants le voyaient donc tous les jours, il dînait souvent avec eux et son ex-femme. Cette situation ambivalente faisait souffrir le petit garçon car tout s'embrouillait dans sa tête : il avait beaucoup de mal à réaliser et à accepter la séparation de ses parents, mais le fait qu'ils continuent à se voir régulièrement, « comme si de rien n'était », l'avait empêché d'*exprimer* son chagrin ; celui-ci s'était concentré dans ses jambes, porteuses de l'énergie familiale. Nous avons discuté des moyens possibles pour éclaircir la situation, et les douleurs de l'enfant ont disparu très vite. Selon moi, les chakras symboliques représentent de précieux outils nous guidant vers une meilleure compréhension de certains aspects de la santé et de la maladie.

De quoi avons-nous besoin pour être en bonne santé ?

Sur quoi notre équilibre quotidien se base-t-il ? Je vais brièvement passer en revue quelques principes simples, mais il faut d'abord admettre l'idée qu'il est possible de voyager sans difficulté au pays de l'utopie. Seul compte le chemin emprunté au jour le jour : nous ne devons pas espérer une issue « magique », car toute dynamique nécessite des efforts et une discipline, sans garantir pour autant d'atteindre la terre promise !

La compréhension de vos pensées et de vos émotions

L'ensemble de nos pensées et de nos émotions, accompagnant chacun des actes et événements de notre vie, s'exprime dans notre organisme en activant des messagers transformant l'information biographique en biologie. Certaines pensées secouent l'ensemble de notre être et provoquent une réaction physique immédiate, comparable à un tremblement de terre émotionnel. D'autres nous traversent sans que nous nous en apercevions, elles ne laissent pas de traces apparentes au niveau physiologique. Elles ne nous affectent pas — ou très peu —, probablement parce que notre mémoire cellulaire ne les a pas encore enregistrées : elles ne sont pas assez fréquentes ni intenses pour être ainsi mémorisées.

Cela me rappelle une anecdote de mon enfance. Ma tante préférée était modiste, et j'adorais lui rendre visite dans son atelier ; il y avait là une immense table, surchargée de formes à chapeaux, de voiles, de plumes et de fleurs. J'ai été très heureuse quand ma tante m'a offert un chapeau pour mon sixième anniversaire. C'était un dimanche matin et, comme tous les enfants du village, je suis allée à la messe. Je portais avec fierté mon premier chapeau… qui était en fait une casquette de jockey, en velours bordeaux. Ma sœur de quatre ans avait eu la même, et quand nous sommes arrivées toutes les deux à l'église (nos parents ne nous y accompagnant jamais), nous avons tout de suite senti que quelque chose allait de travers. Les autres enfants riaient en nous montrant du doigt, et la plupart des adultes ne parvenaient pas à dissimuler leur amusement. Alors que j'avais été si heureuse et fière, j'ai éprouvé une honte comme je n'en avais jamais connu auparavant. Ma sœur et moi nous sommes installées sur un banc, mais j'avais l'impression que tout le monde continuait à se moquer de nous. J'ai pris ma sœur par la main et nous sommes sorties de l'église en courant. Mes parents et ma tante ne comprenaient pas notre désespoir, ils insistaient pour que je porte ma casquette, ce que j'ai refusé catégoriquement. Aujourd'hui encore, lorsque je vois des jockeys, j'éprouve un frisson d'horreur !

Des événements apparemment anodins continuent à se manifester à travers une mémoire fixée dans le corps ; mais comme ils n'ont pas provoqué de fragilisation cellulaire, ils n'entraînent aucun risque de conséquences physiques graves. En revanche, beaucoup de gens accumulent inconsciemment des engrammes dus à différentes contrariétés : à un moment donné, cette accumulation finit par déborder et se traduit en souffrance physique. En voici un exemple : je me souviens d'une jeune fille que je connaissais depuis plusieurs années, je soignais aussi ses parents et ses sœurs. Sa mère m'a téléphoné pour me dire que sa fille était au lit depuis quinze jours (!) et souffrait atrocement des vertèbres cervicales. Six ans auparavant, un accident avait provoqué ce qu'on appelle le « coup du lapin » : elle avait été traitée et vivait jusque-là sans problème. Elle avait commencé depuis quelques mois des études scientifiques supérieures qui paraissaient ne lui poser aucune difficulté particulière. J'ai reçu cette jeune fille tout de suite, et j'avoue mon étonnement face à ce qui lui arrivait : en effet, l'examen clinique et les radiographies, parfaitement normaux, n'expliquaient pas la douleur dont elle se plaignait. Elle était cependant comme « ligotée » par une impressionnante tension musculaire ; je lui ai alors conseillé de consulter l'un de mes amis, un osthéopathe auquel je fais entièrement confiance. Après avoir vu la jeune fille, il m'a dit ne pas pouvoir grand-chose pour elle car ses lésions physiques étaient minimes, mais qu'il l'avait trouvée dans un état de stress aigu. Quand j'en ai parlé avec elle, elle a fondu en larmes en me racontant que sa souffrance permanente l'empêchait de travailler ne serait-ce qu'un quart d'heure d'affilée ; elle pensait avoir déjà raté le début de ses études et être incapable de rattraper son retard. Je la savais très perfectionniste et exigeante envers elle-même ; après quelques instants de réflexion, je lui ai donc proposé de s'accorder véritablement le temps de guérir, et de réfléchir en profondeur à ce qu'elle souhaitait : ne pourrait-elle aussi demander une dispense de participation régulière à ses cours, pour une période indéterminée ? À ma grande surprise, elle a accepté tout de suite ; quelques jours plus tard elle m'envoyait une carte postale : elle avait décidé de cesser ses études pendant plusieurs mois, elle ressentait le besoin de se détendre, de se reposer et de s'occuper d'elle. Elle commençait à aller mieux.

Je l'ai revue à la rentrée suivante, huit mois après ; elle semblait en pleine forme et avait repris ses études avec plaisir et enthousiasme. Elle est pourtant revenue au bout de deux mois pour de douloureuses diarrhées persistantes, négatives aux examens coprologiques et résistant aux traitements symptomatiques. Le gastro-entérologue avait diagnostiqué une maladie de Crohn (ulcéro-colite chronique) et se montrait plutôt pessimiste. La jeune fille paraissait soulagée, elle acceptait sans broncher le diagnostic de cette maladie chronique et son traitement ; mais elle a très mal supporté que j'ose évoquer la possibilité d'un soutien psychothérapique, qui lui apprendrait à gérer son stress autrement qu'aux dépens de son corps. Je lui ai dit à plusieurs reprises que cela pourrait l'aider à résoudre certains nœuds émotionnels. Dans son cas, je pense qu'entreprendre des études difficiles a provoqué le débordement d'un trop-plein d'émotions négatives (culpabilité, dévalorisation, manque d'auto-estime), et l'a surtout confrontée au fait qu'elle ne savait pas discerner les sentiments s'y rattachant. Son corps a alors utilisé la soupape de la maladie en réitérant des messages d'alerte, sous forme de douleurs cervicales puis de maladie de Crohn. Aujourd'hui cette jeune fille va bien ; elle a compris assez vite qu'il lui fallait réagir grâce à un changement significatif dans son existence, plutôt que de rester chroniquement malade : elle a choisi d'abandonner ses études scientifiques pour des études littéraires, qui lui permettent de s'exprimer d'une manière créative lui correspondant mieux. Avant de se décider, elle s'est d'abord heurtée à ses résistances inconscientes, mais un beau jour, sans qu'elle sache comment ni pourquoi, ce grand changement a pu se produire. Nous verrons que ces résistances représentent l'une des caractéristiques de tout changement dépassant un cadre superficiel.

Le développement de vos ressources émotionnelles

Pour rester en bonne santé, nous avons besoin de développer notre potentiel de ressources émotionnelles, qui complètent les sources énergétiques extérieures. Il est donc indispensable de connaître nos besoins réels et d'apprendre à les satisfaire. Une première étape essentielle consiste à admettre notre propre vérité, puis à prendre la responsabilité de nos problèmes en considérant l'importance de nos relations aux autres. Chaque fois que j'emploie le terme de *responsabilité*, je l'entends dans le sens de « donner une réponse à », et non d'une manière culpabilisante ou réductrice. Si nous sommes confrontés à une situation difficile et que nous réfléchissons au moyen de réagir pour trouver une solution, nous devenons actifs : nous sortons d'une attitude passive ou même agressive. Assez souvent, il semble plus aisé d'accepter une certaine passivité (ou de rester agressif puisque malheureux), plutôt que de prendre le risque de ne pas *contrôler* le déroulement des événements. Notre bonne santé réside également dans notre sentiment de détenir — d'une manière ou d'une autre — une *puissance intérieure*. Chacun développe ses symboles personnels de *pouvoir extérieur*, comme, par exemple, la profession, l'argent, l'autorité, la séduction, la beauté, etc. Notre pouvoir extérieur se différencie de notre puissance intérieure, qui repose sur nos ressources émotionnelles et spirituelles. Mais nos décisions, nos actes, les personnes que nous rencontrons sont le reflet de nos « deux pouvoirs ». Nos relations aux autres nous permettent de nous réaliser — ou non ! — selon le langage de pouvoir que nous avons adopté. Savoir créer et maintenir des relations satisfaisantes avec les autres font partie de notre équilibre de santé.

L'apprentissage du langage symbolique de l'énergétique consiste à savoir évaluer la dynamique du pouvoir présente chez les autres et en nous-mêmes. Chaque rencontre et chaque contact direct — ou indirect — avec quelqu'un nous plonge dans un échange mutuel d'énergies allant de l'intérieur vers l'extérieur et vice versa. Il vous est certainement arrivé de vous sentir « vidé » après une rencontre ; l'expression populaire « il me pompe l'air » exprime avec une grande pertinence une réalité énergétique. Essayer de résoudre un problème nous fait perdre de l'énergie et nous fatigue ; cette information transmise par notre système énergétique étant fiable et juste, elle ne peut dissimuler nos véritables sentiments. Notre biologie et notre corps spirituel recherchent sans cesse à exprimer la vérité, et y parviennent toujours. En identifiant nos symboles de pouvoir ainsi que la manière dont nous les employons, nous devenons capables de capter les messages envoyés à leur sujet par notre corps et notre intuition. Au fur et à mesure de la prise de conscience de notre puissance intérieure, nous pouvons nous libérer des pressions du pouvoir extérieur, si souvent basé sur la domination et les manipulations en tout genre. J'ai rencontré beaucoup de gens évoluant dans un milieu social ou professionnel fondé sur des relations permanentes de dépendance, d'humiliation et de soumission : ces relations nocives finissent par provoquer un vide énergétique chez la personne, elles la fragilisent au niveau émotionnel et physique. Je pense que de nombreuses maladies résultent de ces vides énergétiques qui perturbent les activités cellulaires, empêchant en particulier leur renouvellement au niveau le plus subtil de leur essence.

Votre santé et votre guérison nécessitent votre implication active et responsable

Préserver l'équilibre de votre état de santé suppose que vous sachiez déceler le déséquilibre lorsqu'il se manifeste. Personne ne pouvant effectuer ce travail à votre place, cette attention envers vous-même doit devenir naturelle. Tenir un journal intime est un bon moyen pour vous aider à prendre soin de vous ; chaque matin, écrivez pendant au moins cinq minutes — mais pas plus d'un quart d'heure — tout ce qui ce qui vous vient à l'esprit. Il est important de faire cela seul et au calme, avant de démarrer vraiment votre journée. Vous allez partir à la rencontre de vos rêves, de vos sentiments, de vos ambivalences et de vos difficultés. Ce petit rendez-vous matinal avec vous-même vous permettra de mieux repérer vos besoins profonds, de déterminer quelle existence vous souhaitez réellement. Comme tout le monde, je sais à quel point le temps est précieux et qu'il manque presque toujours... surtout si on a des enfants. Quand mes deux enfants sont nés, j'ai senti à chaque fois *dans mon corps* que leur présence si enrichissante et merveilleuse ne me laissait aucun répit. À mon cabinet, j'avais pourtant déjà vu beaucoup de femmes épuisées ; elles s'écroulaient sous le poids de leurs doubles journées, familiales et professionnelles. Elles étaient obligées de courir et de jongler en permanence, essayaient de concilier leurs deux rôles en y laissant leur santé. Cela explique peut-être que le nombre de dépressions des femmes soit largement supérieur aux dépressions des hommes, et que 70 % des anxiolytiques ou antidépresseurs prescrits dans la population générale soient consommés par des femmes. Après mes deux grossesses rapprochées, j'ai vraiment réalisé qu'il vaut mieux réagir *avant* que le système énergétique ne s'écroule : la reconstruction d'un système épuisé demande en effet une discipline et une implication personnelles importantes, et le retour à l'équilibre est toujours long. J'ai souvent entendu des personnes dire : « Depuis ma dépression, il y a cinq ans [ou dix ou quinze ans], je ne me suis jamais retrouvé. Quelque chose s'est cassé en moi, je ne sais pas quoi au juste. Je ne vis pas vraiment mal mais ce n'est plus comme avant. » Déchiffrer les messages d'alerte envoyés par notre corps nécessite de connaître nos rythmes physiques et émotionnels.

J'aimerais préciser la différence entre guérir et soigner ; la guérison est un processus naturel accessible à chacun, à condition de savoir s'occuper des symptômes pour les améliorer tout en comprenant pourquoi ils surviennent. L'acte de soigner est dévolu en général aux professionnels de la santé, et consiste presque toujours en un traitement externe. Le malade devient un patient qui se soumet aux rituels du soin des symptômes, sans participation ni initiative personnelles actives. Le malade est passif, il se laisse faire : *patient* et *passif* ont d'ailleurs la même origine étymologique latine (*pati*, « souffrir »). On utilise un traitement médicamenteux ou chirurgical pour traiter, masquer ou éliminer les symptômes ; ce traitement ne tient pas nécessairement compte des facteurs les ayant déclenchés. La guérison est un processus plus profond que le traitement externe ; il part toujours de l'intérieur de la personne et s'oriente vers le déséquilibre à la base du symptôme. Ce sont nos propres ressources intérieures, constituant notre force vitale, qui nous montrent le chemin de la santé. Une personne peut ne plus présenter de symptômes physiques après le traitement médical de sa maladie : elle semble apparemment « guérie » alors que son déséquilibre énergétique reste présent. Elle risque pourtant de développer une autre maladie — ou de rechuter — dans des délais plus ou moins longs : l'histoire de la jeune fille ayant souffert de douleurs cervicales puis d'une maladie de Crohn en est un exemple. Faute d'une sensibilisation au langage énergétique corporel, ces deux épisodes semblent sans aucun rapport l'un avec l'autre ; mais en lisant l'histoire personnelle de cette jeune fille sous un angle différent, on voit qu'elle n'avait pas guéri le déséquilibre émotionnel et spirituel ayant suscité ses maladies. Il est essentiel de parvenir à exprimer nos émotions, à *dire* aux autres ce que nous ressentons ; j'ai constaté que de nombreuses personnes finissent par penser : « Il est temps que je cesse de courir, de me démener. J'ai besoin d'une recherche plus profonde. »

Il nous faut renouer avec notre savoir intuitif si nous voulons atteindre ce que nous désirons le plus au monde, car ce savoir nous fait accéder à notre conscience profonde, véritable source vive de notre santé. Quand la porte ouvrant sur cet espace reste fermée, nous courons le risque de devenir des naufragés de notre existence, incomplets, malheureux et insatisfaits. Cette petite voix intérieure s'est tue chez beaucoup d'entre nous ; nous sommes harassés par nos multiples activités et difficultés, par la concentration permanente de notre esprit sur le vacarme émotionnel de nos pensées. Trop souvent, nous nous réveillons au moment où notre corps a déjà sonné l'alarme de la maladie physique. C'est pour cela que nous devons prendre soin de nous, sans « culpabilité » ; au contraire, nous nous faisons du bien en rétablissant le contact avec notre être profond : « Les dieux nous rendent visite à travers nos maladies », disait Carl G. Jung. Je suis convaincue que les messages transmis par notre corps portent toujours une part bénéfique. D'autre part, considérer les difficultés de l'existence comme des défis à relever représente autant d'occasions de développement personnel.

Apprenez à développer votre pouvoir intérieur et à superviser votre pouvoir extérieur

Quand nous affrontons des crises, nous nous trouvons pris dans un dilemme. Nous savons que nos besoins émotionnels ne sont plus satisfaits, mais modifier des situations déplaisantes déclenche souvent une douleur supplémentaire : la « fameuse » résistance inconsciente apparaît, nous croyons trahir notre entourage affectif ou professionnel, manquer de loyauté. La manière dont nous prenons — ou donnons — de l'énergie aux autres est alors mise à rude épreuve ; en général, nous oublions de veiller au maintien de notre puissance intérieure : cela nous amène à vivre nos conflits et nos difficultés sans respecter notre auto-estime, en trahissant notre amour-propre. Beaucoup de gens passent leur vie à se nourrir de l'énergie qu'ils « pompent » aux autres, en les vampirisant. Certains adoptent une attitude passive s'exprimant par des plaintes ou de l'indifférence ; ils s'installent dans des situations de dépendance et de chantage affectif afin de combler leur vide intérieur. Ce « talent » paraît payant, car ils réussissent de façon étonnante à conserver un semblant d'équilibre : celui-ci peut pourtant se fissurer très vite, en dévoilant leur vulnérabilité. D'autres personnes adoptent au contraire une attitude hyperactive : elles questionnent et jugent sans cesse leur entourage, imposent leurs propres conditions. Autoritaires, cyniques, parfois séductrices et toujours convaincues d'être les seules à avoir raison, leur plus grand plaisir consiste à « gagner » par crainte de « perdre ». Elles aussi révèlent leur extrême fragilité à travers leur art de la manipulation et de la domination. Il s'agit là de comportements psychologiques complexes (personne n'étant tout blanc ou tout noir...), mais universellement répandus. Chacun gère à sa manière l'énergie procurée par sa puissance intérieure et son pouvoir extérieur ; chacun reçoit à sa manière l'énergie des autres. L'ensemble de nos interactions personnelles est marqué soit par notre capacité à donner et à recevoir (signe de maturité et d'autonomie), soit par notre attitude — souvent inconsciente — consistant à demander et à prendre, à vivre aux crochets des autres plutôt qu'à les laisser en paix. Il faut également reconnaître que certains d'entre nous adaptent leur comportement en fonction du pouvoir — réel ou supposé — de leur interlocuteur !

Les rencontres amoureuses font partie de ces instants magiques où nous sommes transportés par la présence de l'être aimé ; de même, voir nos meilleurs amis nous fait le plus grand bien et nous stimule. Je pense qu'une dynamique identique serait salutaire pendant les consultations médicales : si le médecin abandonne son pouvoir, il instaure une rencontre égalitaire de personne à personne. Partager son savoir avec son cœur plutôt qu'avec son pouvoir lui permet d'être mieux entendu et compris ; cette attitude favorise les processus thérapeutiques et la guérison. Pour percevoir les messages de notre corps, nous devons provoquer puis maintenir le dialogue entre notre puissance intérieure et notre pouvoir extérieur. Essayez de sentir ce qui est à l'origine de votre dynamique énergétique, quelle peut être sa conséquence sur votre unité corps-esprit. Interrogez-vous sincèrement sur la manière dont vous augmentez ou perdez votre énergie.

Sensibilisez-vous à la vision intuitive et symbolique

Développer sa capacité intuitive peut sembler simple, mais, en réalité, c'est difficile à réaliser. Il faut accepter de faire ce chemin pas après pas, avec patience. Commencez par évaluer les événements de votre vie de manière symbolique, en vous aidant grâce à votre journal intime. Cherchez le sens de ces événements : en quoi sont-ils utiles, bénéfiques ou restrictifs ? Posez-vous chaque jour la question de savoir comment votre corps et votre esprit y répondent, apprenez à évaluer consciemment comment ils sont influencés par vos actes et vos relations aux autres. Vous devez écouter ce que vous disent votre corps et votre cœur pour ouvrir les portes de votre intuition. Notre corps peut se révéler un enseignant plein de sagesse, qui nous guide vers notre subconscient : il nous tend alors le miroir de nos émotions et devient le compagnon respectueux de notre âme. Cependant l'accès à notre intuition nécessite que nous entreprenions un travail de guérison émotionnelle ; elle nous soulagera du fardeau du passé, tout en nous permettant de nous réconcilier au présent avec l'ensemble de notre être.

Le chemin de la connaissance

Structurer notre équilibre de vie et de santé demande une véritable pratique de la transformation ; elle exige un engagement, de la volonté et du temps. La sagesse orientale voit toute pratique comme un *chemin* appelé *tao* en Chine et *do* au Japon : chaque pas en avant nous montre que notre destination s'en éloigne de deux. Nous devons trouver notre propre chemin, celui qui nous convient le mieux ; nous y avancerons à notre rythme, en nous appuyant sur ce que nous y rencontrerons. Chacun de nos pas compte, nous oublierons peu à peu un éventuel but initial, s'estompant au loin.

Notre engagement dans une nouvelle et puissante pratique de transformation implique que nous tournions les pages du livre de notre existence : nous reconsidérons notre système de valeurs et de croyances dictées par notre esprit, car il nous enferme dans la sécurité artificielle de ce que nous connaissons. Au cœur de ce voyage au centre de nous-mêmes, nous pouvons apprendre à réparer le lien avec notre être intime, à nous aimer. Nous n'avons pas besoin d'un changement extérieur, trop en résonance avec notre pouvoir extérieur ; nous avons besoin de travailler la terre de notre jardin intérieur, avec confiance et respect, afin de récolter la richesse de nos ressources intuitives et spirituelles. En découvrant notre moi profond, nous renouons en même temps avec le soutien guérisseur qui attend, fiable et durable, pour prendre soin de nous. Cette source lumineuse intérieure est bien connue des traditions anciennes ; Jung l'a décrite ainsi : « L'étendue sans frontières, sans dedans, ni dehors… ni le mien, ni le tien. » Elle représente le giron de toutes les lois naturelles et universelles, notre créativité intuitive : comme dans le ventre maternel, nous nous y sentons en sécurité et en confiance. Lorsque nous renouons avec cette force vitale, nous apprenons à guider notre corps, notre esprit et nos sentiments sur le même chemin de la santé ; nous élaborons chaque jour les bases d'une vie de bien-être et de plénitude. Le temps n'a pas d'importance dans ce processus, nous allons redécouvrir ce que nous savons déjà intuitivement. Faire connaissance avec notre moi profond, en prendre conscience et l'approfondir, équivaut à nous accepter comme les êtres spirituels que nous sommes. Reprenons l'image d'un hologramme (photographie enregistrée), dont chaque partie est la représentation exacte du *tout* et peut donc reconstruire l'ensemble de l'hologramme : de même, grâce à notre intuition, nous devenons capables de développer notre conscience entière, de réunir esprit et matière dans une collaboration parfaite et harmonieuse, suscitant la plénitude de notre état de santé.

LA PUISSANCE DE L'ESPRIT

Nous avons vu que notre esprit ne se limite pas seulement au cerveau, qu'il est présent dans chaque partie de notre corps. S'agirait-il d'un simple effet secondaire et aléatoire de nos fonctions physiologiques ? L'ensemble de nos émotions résulterait-il uniquement du flux d'ions se produisant quand un neurotransmetteur est libéré dans le micro-espace d'une synapse ? La conscience serait-elle une propriété neuronale ? Le phénomène des « expériences proches de la mort » (en anglais NDA, *Near death experiences*) pose sérieusement la question : dans le monde entier, certaines personnes ayant frôlé la mort, puis dont la conscience est revenue, racontent toutes la même chose : elles ont traversé une sorte de tunnel et vu ensuite une lumière intense. Quelques équipes scientifiques ayant étudié les NDA pensent qu'elles traduisent le dernier sursaut de cellules cérébrales privées d'oxygène. J'ai envie de comparer la pensée biomédicale — pour laquelle l'esprit se résume à l'activité des circuits électriques et biochimiques cérébraux — à la face nord d'une montagne, aride et recouverte de glace : nous savons pourtant que toutes les montagnes possèdent également une face sud, ensoleillée et verdoyante… même si nous ne la voyons pas.

L'expérience de Claire

Voici l'histoire de Claire, dont j'ai fait connaissance à l'occasion de sa grossesse, que j'ai suivie. J'avais vu Claire après la naissance de sa petite fille ; la jeune femme allait très mal car l'accouchement avait failli lui être fatal : une fois le bébé né, une grave hémorragie s'était déclenchée, que l'équipe médicale avait eu beaucoup de difficultés à enrayer. Claire ne parvenait pas à récupérer et restait épuisée. Son mari souffrait de la voir sombrer dans une profonde dépression et être incapable de s'occuper de leur bébé. J'ai vivement encouragé la jeune femme à accepter une aide psychothérapique ; je savais qu'elle-même étant née par césarienne, le tout premier lien mère-fille avait été empêché par l'anesthésie générale de sa propre mère. Pendant la grossesse, j'avais senti chez Claire une *peur* d'accoucher que j'ai rarement perçue à un tel niveau. Dix-huit mois plus tard, elle est revenue me voir pour me parler de ce qui lui était arrivé pendant son accouchement. Elle m'a expliqué sa terreur intense à l'idée d'accoucher ; elle n'en comprenait pas les raisons, cela l'avait cependant poussée à demander à son obstétricien s'il pouvait pratiquer une césarienne. Le médecin a refusé : « Madame, vous n'êtes pas la première à accoucher, tout va parfaitement bien. » L'accouchement n'avait été ni long ni difficile, mais quand l'hémorragie s'est brutalement déclarée, l'équipe médicale a commencé à paniquer, la jeune femme faisant un arrêt cardiaque. Claire m'a alors raconté ceci : « Je les voyais s'affairer autour de mon corps, crier, faire un massage cardiaque, des manœuvres de réanimation. Moi, je me trouvais au-dessus de la table, je flottais dans un coin en haut de la salle, je me sentais bien, en paix et pleine d'amour. Je ressentais un bien-être absolu, comme je n'en avais jamais éprouvé auparavant. Je ne sais pas combien de temps a duré cet état. Puis le pédiatre est revenu dans la pièce, ma fille dans les bras ; comprenant tout de suite la situation, il a dit : "Elle n'a même pas vu son enfant, il faut qu'elle voie son bébé !" Ce sont les paroles du pédiatre qui m'ont décidée à revenir et j'ai réintégré mon corps. » Les larmes aux yeux, Claire a ajouté : « J'avais eu un tel sentiment de bonheur… et en même temps je savais que ma fille avait besoin de moi. Je devais revenir. » Par la suite, grâce à sa psychothérapie, elle a pu comprendre sa terreur de l'accouchement : elle avait en effet appris que sa grand-mère et son arrière-grand-mère étaient mortes d'une hémorragie en accouchant ! Sa mère ne lui en avait jamais dit un mot. Le corps de cette jeune femme était imprégné par l'histoire tragique de ses aïeules ; ses cellules en gardaient le souvenir inconscient et étaient prêtes à le « répéter ». J'ai été stupéfiée par cette mémoire de la vie, que j'ai ensuite rencontrée à plusieurs reprises ; nous la portons tous en nous, elle peut se traduire dans le bien comme dans le mal. L'extraordinaire expérience de Claire a radicalement modifié sa conception de la vie et de la mort ; elle ne craint plus du tout la mort, mais elle a compris qu'il lui faut vivre avec amour le temps dont elle dispose auprès de son mari et de sa fille. Pendant longtemps, Claire n'a parlé à personne de son expérience : elle a eu peur de ne pas être crue ni comprise, et qu'on se moque d'elle.

Esprit conscient et esprit inconscient

Nous sommes de l'énergie en mouvement puisque presque toutes les cellules de notre organisme se renouvellent régulièrement. Une partie de notre esprit est consciente : grâce à ce que l'on peut appeler le mental, nous sommes capables de lire, d'écrire et d'emmagasiner une quantité d'informations diverses. Cet esprit conscient a la possibilité de *choisir* car il agit à travers nos croyances, nos comportements et nos émotions. De son côté, notre esprit inconscient *réagit* en créant des habitudes et des réactions instinctives. Notre mental oriente notre manière de vivre, mais il intervient assez peu dans la réalisation de ce que nous voulons créer. En revanche, lorsque nous rêvons, nous évoluons dans un monde où nous sentons les odeurs, goûtons les saveurs, entendons, parlons et voyons, parfois sans être présents dans le film du rêve. Qui peut affirmer de quoi se constitue notre esprit, ce qu'il contient, où il commence et où il s'arrête ? Comment le savoir ? Pour rendre plus accessible cette idée de l'esprit, Joan et Miroslav Borysenko [1] utilisent l'exemple d'un téléviseur : quand vous allumez votre poste ou changez de chaîne, vous le mettez en phase avec les ondes énergétiques — potentiellement présentes en permanence —, qui restent simplement brouillées jusqu'à ce que le récepteur réponde au signal. Mais il suffit de sectionner un câble pour couper le son ou faire disparaître les images : plus rien ne se passera. En ce qui concerne le cerveau, certains considèrent que l'esprit étant contenu dans les circuits nerveux, il meurt en même temps que le corps. On peut alors se demander : quand un

1. J. et M. Borysenko, *op. cit.*

téléviseur « grille » ou qu'on l'éteint, cela entraîne-t-il pour autant la disparition des programmes ? Évidemment pas. De même, quand votre corps mourra, votre conscience, votre moi, mourront-ils aussi ? Nous l'ignorons. Cependant, tout comme les téléviseurs, les cellules neuronales et corporelles sont capables de recevoir une information par l'intermédiaire d'ondes se déplaçant dans l'espace. Par exemple, quand nous regardons une couleur, nous recevons et décryptons une onde énergétique correspondant à l'une des graduations du spectre de la lumière. Chaque information est ainsi transmise grâce à un code énergétique.

L'intuition

Cette information prend parfois un autre chemin que celui de nos cinq sens (goût, toucher, odorat, ouïe, vue) : on l'appelle en général *l'intuition*. Cette faculté est plus ou moins développée selon les gens ; elle peut également se modifier — s'accroître ou diminuer — chez une même personne à différents moments de son existence. Nos cinq sens sont bien connus, mais celui de la connaissance intuitive emprunte des récepteurs physiques que l'on n'a pas encore découverts. Même si nous ignorons comment nous recevons les ondes énergétiques, cela ne permet pas pour autant d'affirmer qu'elles n'existent pas. Il ne s'agit pas de croire ou de ne pas croire, car tout cela prend ou non un sens en fonction de notre expérience personnelle. Si l'esprit et la conscience n'appartiennent pas à notre réalité matérielle, rien ne nous empêche d'apprécier leur saveur. Chacun de nous a connu ou connaît des expériences extrasensorielles ; la plus courante consiste à penser à quelqu'un, puis à le rencontrer « par hasard » (?) ou à recevoir de sa part un appel téléphonique, une lettre. Personnellement, j'en fais régulièrement l'expérience ; si je pense à telle personne (« Tiens, j'aimerais bien savoir comment elle va, je n'ai pas eu de ses nouvelles depuis longtemps… »), je ne m'étonne plus qu'elle me téléphone peu de temps après. Depuis que je vis à Majorque, je conduis sur des routes de campagne étroites, avec peu de visibilité ; quand je roule derrière un camion, il m'arrive parfois — bien entendu, pas toujours ! — de *savoir* s'il va tourner à droite ou à gauche ; cela m'évite alors d'avoir à le doubler. J'ai constaté que je pouvais travailler cette faculté intuitive, qui me semble une question d'énergie, de qualité d'attention et de présence. Si je suis très préoccupée ou inquiète, ma capacité d'ouverture aux autres se rétrécit, je ne parviens plus à sentir ce qui se passe en dehors de moi ni à m'y intéresser. Mais en cas de fatigue, après une forte contrariété ou une colère, il m'est possible d'améliorer rapidement à la fois ma présence, ma qualité d'écoute et mon bien-être général. Je m'efforce de vaincre la fatigue, la contrariété ou la colère : je les nettoie. Ce travail de « dépoussiérage » mental consiste à chasser au loin les sentiments négatifs et à envoyer en retour de l'amour ; car tout en réduisant notre champ de perception et la conscience que nous en avons, notre fatigue et nos diverses contrariétés nous font perdre une énergie considérable.

Les phénomènes intuitifs ne sont pas constants mais se produisent plutôt de manière sporadique. Il n'y a pas très longtemps, je restais encore hermétique à toute idée de clairvoyance, qui me dépassait complètement. À travers les rencontres et les expériences que j'ai pu faire, je pense aujourd'hui qu'il s'agit d'un don. Il est rarement présent en permanence, il se modifie ; cependant nous sommes tous capables d'y accéder — au moins en partie — grâce à notre sens de l'intuition. Pour y parvenir, nous devons mettre en résonance nos récepteurs physiologiques avec les fréquences extrasensorielles. J'ai beaucoup aimé le livre où l'Américaine Marlo Morgan, médecin acupuncteur, raconte son périple initiatique à travers l'Australie, en compagnie d'un groupe d'aborigènes. Marlo Morgan a été stupéfaite de réaliser que ces aborigènes communiquaient habituellement entre eux par transmission de pensée : ils utilisaient la parole uniquement pour se faire comprendre d'elle. Son livre détaille sa prise de conscience d'un monde que jusqu'alors elle ne devinait pas, auquel elle ne croyait pas. Voici une petite anedocte sur la transmission de pensée : j'étais en voiture avec mes enfants, nous rentrions à la maison. À un endroit, en pleine campagne, la route passe sous une autoroute, avec une descente et une montée très accentuées. Nous avions pris ce « toboggan » une seule fois, et mes enfants l'avaient adoré. J'avais trois possibilités différentes de trajet, et j'étais sûre qu'ils seraient contents de repasser par là. Cinq kilomètres avant le fameux tunnel, je leur ai dit qu'on allait faire quelque chose d'amusant. Savaient-ils à quoi je pensais ? Lola, ma fille de quatre ans, a répondu sans hésitation : « Ouais, le toboggan ! » Bien entendu, seul le « toboggan » pouvait apparaître comme amusant, mais cela m'a amenée à réfléchir à la nature de l'esprit. Je crois que nous avons tous connu une ouverture à l'extrasensoriel dans notre enfance, et qu'avec les années nous la refermons inconsciemment. En voyant l'esprit comme une forme de conscience limitée au cerveau ainsi que dans l'espace et le temps, nous nous référons à un modèle basé sur la séparation, l'isolement, la solitude, avec la mort stoppant tout au bout du chemin. Si nous pensons que l'esprit ne possède aucune frontière dans l'espace et le temps, qu'il est partagé par l'ensemble de ce qui vit et existe (vie animée ou inanimée), notre modèle de références se base sur l'interconnexion. Ce modèle reste intimement lié au pouvoir de l'esprit — capable de guérir — et repose de toute manière la question de l'immortalité de l'âme.

Comme jamais auparavant, notre époque nous permet d'approcher les mystères de l'esprit ; dans le même temps, nous développons des comportements d'autodestruction et de destruction de notre planète. Il existe pourtant au sein de la nature un potentiel inné tendant vers une transformation positive. L'être humain peut lui aussi entrer dans ce processus évolutif, à condition de s'adapter aux règles universelles qui le gouvernent. Il me semble urgent de prendre cette voie. Selon le grand philosophe humaniste Jean Guitton, notre fin de siècle est marquée par un changement se produisant au niveau planétaire : ce changement conduit l'humanité à passer de l'état de *Homo faber* (l'homme qui fait avec ses mains) — à travers l'*Homo sapiens* (l'homme du savoir, un savoir surtout rationnel) — pour parvenir à l'*Homo mysticus* ou *Noeticus*, c'est-à-dire l'homme qui recherche un savoir intuitif et est capable de percevoir directement une information, qui ne sera pas entravée ni réduite par les croyances, les jugements ou l'apparence de l'espace-temps. Jean Guitton partage cette pensée avec de nombreuses personnes, de tous les pays. Nous pouvons ainsi créer notre propre réalité, entrer en relation avec un monde jusqu'alors invisible ; il se révèle beaucoup plus riche que ce que nous connaissons actuellement du monde matériel, auquel nous avons du mal à échapper. « Si nous pouvions faire le total de tous les esprits présents dans l'univers, alors nous

nous rendrions compte qu'il n'y en a en réalité qu'un seul », disait le physicien autrichien Erwin Schrödinger.

L'énergie vitale

Pour revenir au langage de la physique quantique, notre unité corps-esprit se caractérise par une énergie ondulatoire électrique, à laquelle la science moderne médicale n'a pas encore trouvé de nom. Certaines particules de l'atome peuvent se déplacer plus vite que la lumière, la puissance vibratoire de leurs ondes se dérobe ainsi à la densité de la matière qu'elles traversent. La pensée elle-même donne lieu — en partie — à ces particules aux propriétés quantiques, que le Pr Régis Dutheil, physicien et agrégé de médecine, appelle *superlumineuses*. J'y reviendrai un peu plus loin. La notion d'énergie vitale n'a pas su garder sa place dans notre culture occidentale, mais elle est bien connue et reste ancrée depuis plusieurs siècles dans d'autres cultures : on l'appelle *kundalini* en Inde, et *qi* — ou *chi* — en Chine ou au Japon.

La kundalini est représentée comme un serpent enroulé autour d'un bâton ; quand il se réveille, le serpent parvient à s'élever en grimpant le long de ce bâton. Ce symbole très ancien montre comment l'énergie de notre âme vient imprégner notre matière, et nous rend capables de nous élever dans le monde matériel en éveillant notre conscience. L'équilibre de cette force vitale est un aspect clef de notre bien-être physique, émotionnel et spirituel : pour de nombreux guérisseurs, cette force se traduit par un champ énergétique entourant chaque individu, qui peut être perçu si nous savons entrer en résonance avec lui. Les Chinois pensent que le qi circule à travers des canaux d'énergie (les méridiens) organisés dans un réseau subtil. L'acupuncture améliore la circulation de l'énergie vitale en utilisant les méridiens ; cette technique se diffuse maintenant en Occident. Parmi les médecines traditionnelles, l'acupuncture semble être la mieux étudiée et reconnue par la médecine officielle, bien qu'elle repose sur le concept d'énergie vitale, violemment repoussé par ailleurs. Les pratiques du tai-chi chuan et plus récemment du qi gong (littéralement *manipulation d'énergie vitale*) connaissent aussi une popularité accrue : à travers une respiration consciente et des mouvements méditatifs, elles transmettent une nouvelle perception de notre unité corps-esprit. Je viens de découvrir le pa-tuan-Chin, une forme ancienne du qi gong ; elle se compose de huit mouvements simples s'enchaînant avec harmonie. Je m'entraîne régulièrement dans mon jardin, avec mes enfants qui adorent ces moments de « gymnastique ». J'ai vite senti que ces exercices permettent une réelle ouverture du corps et une sensibilisation à l'écoute intérieure, le tout s'accompagnant d'une nette amélioration du bien-être. Nous sommes très loin de l'aérobic ! Je décrirai cette série de mouvements dans le chapitre concernant les soins à donner au corps. Selon les Chinois, le qi n'est pas seulement responsable de la santé physique, mais aussi des phénomènes de clairvoyance, de transmission de pensée et de psychokinésie (faculté de déplacer des objets à distance, sans les toucher). Cela est parfaitement illustré par les arts martiaux, qui montrent comment développer cette force vitale, en dépassant parfois le cadre purement matériel.

La notion d'esprit non local déclenche de vives réactions, en particulier dans les milieux médicaux et scientifiques. Nous savons pourtant que notre monde n'est solide qu'en apparence : en nous référant à la physique quantique, nous acceptons le fait que nous sommes constitués et entourés par une construction d'atomes en mouvement continu. La plus grande partie de notre corps — et de toute autre « chose » — devient ainsi un espace *vide* dans lequel les atomes se déplacent, entrent et sortent sans arrêt. Je rappelle le théorème quantique de Bell, selon lequel tous les atomes s'étant rencontrés à un moment donné gardent une « connaissance » mutuelle, savent ce que chacun d'eux est en train de « faire ». Si les atomes restent interconnectés, nous pourrions alors émettre l'hypothèse que chaque individu est de même connecté en permanence aux autres. La question clef consiste à savoir si nous sommes capables de nous « toucher » et de communiquer par l'intermédiaire de nos pensées. La faculté d'influencer à distance d'autres personnes par nos pensées et nos représentations mentales semble réelle, mais jusqu'ici on l'a peu étudiée.

La prière

L'idée d'une influence de la prière correspond exactement à l'hypothèse d'une interconnexion mentale entre les gens. En France et en Europe, la notion de prière reste associée à la religion ; ce n'est pas le cas aux États-Unis, où une grande partie de la population l'accepte sans « arrière-pensée » de connotation religieuse et l'intègre à la vie quotidienne. À l'heure actuelle, l'Américain Larry Dossey est le premier et le seul médecin à avoir réalisé une recherche scientifique sur les effets thérapeutiques de la prière, la réconciliant ainsi avec la science. Son livre [1] a connu un immense succès, et ce qu'il y raconte a de quoi laisser perplexe. En voici un exemple : le Dr Randolph Byrd, un cardiologue américain, a publié en 1988 les résultats d'une étude portant sur quatre cents patients admis en unité de soins intensifs, pour infarctus du myocarde ou risque d'infarctus. Ces patients ont été répartis en deux groupes distincts : soins intensifs classiques et soins intensifs *plus* prière à distance. À l'extérieur de l'hôpital, des personnes se réunissaient chaque jour pour prier à l'intention des patients du deuxième groupe, dont elles connaissaient seulement le nom et certains éléments d'ordre médical. Cette expérience a eu lieu en double aveugle, c'est-à-dire que les médecins comme les patients ignoraient pour qui on priait ; l'étude concernant de nombreux malades, la véritable variable spécifique portait sur les effets de la prière. D'autre part l'aspect du double aveugle est essentiel dans ce genre d'études, afin de minimiser le plus possible l'effet placebo. Chaque patient avait donné son accord pour participer à l'expérience, et savait que les autres possédaient des chances égales d'être inclus dans la pratique de la prière. Le Dr Byrd s'est aperçu que les patients pour lesquels on priait se remettaient nettement mieux que les autres, avec moins de complications telles qu'une insuffisance cardiaque congestive ou un œdème pulmonaire. On pouvait leur administrer cinq fois moins d'antibiotiques, et ils n'avaient pas toujours besoin d'être placés sous ventilation ou respiration assistée.

Les groupes de prière sont très développés aux États-Unis ; les malades s'y rendent volontiers ou, quand ils ne le peuvent pas,

1. Larry Dossey, *Prière et guérison*, Albin Michel, Paris, 1996.

sollicitent une aide par la prière. En France, un groupe de prière a reçu des personnes atteintes de maladies graves, et les a incitées à abandonner leurs soins médicaux. Ce groupe a ensuite été reconnu par le gouvernement comme étant une secte ; l'opinion publique fait maintenant l'amalgame entre l'« activité » globale de cette secte et la prière elle-même : on comprend cette réaction car il est évident que des personnes très malades doivent poursuivre leurs soins classiques. Mais cette triste histoire a malheureusement entaché la notion même de prière. À mon avis, elle représente un excellent soutien spirituel, si elle est pratiquée avec conscience, afin que se manifestent le bien ou le meilleur potentiel selon chaque personne dans une situation donnée. Pour prier, nous n'avons pas besoin de croire en notre dieu, de pratiquer notre religion ni d'invoquer un quelconque pouvoir supérieur : seule compte notre attitude intérieure. *Toute pensée ou toute attitude peut être un mode de prière.*

On peut, en effet, différencier la prière dirigée de la prière non dirigée. La prière dirigée est liée à une religion et formule une demande ou une question spécifiques, en suivant trois étapes :

1. Sentir une connexion avec l'esprit de Dieu, présent en toute chose.
2. Prier comme si les résultats de la prière avaient déjà eu lieu.
3. Remercier.

La prière non dirigée n'a pas de but particulier. Il s'agit d'un état de conscience qui tend vers la manifestation du bien, ou vers la réalisation du potentiel le plus élevé. Un pas reste à franchir en France : il consiste à voir la prière comme une attitude positive de communication au niveau de l'esprit non local, invitant à une ouverture de conscience, dégagée du contexte religieux. La prière nous permet d'accéder à l'énergie essentielle d'amour et d'intelligence, d'entrer en résonance avec la conscience élargie de notre communauté.

Les deux pôles de la vie : esprit et matière

J'aimerais revenir à la vision traditionnelle de l'être humain, afin de la relier à la perspective quantique de la conscience. On peut comparer les mystères du corps et de l'esprit à l'espace et son immensité, ou à l'atome et ses particules de l'infiniment petit : notre esprit est enfermé dans sa conscience limitée et ne comprend aucun de ces mystères. Nous continuons cependant à aller de l'avant et essayons d'acquérir de nouvelles connaissances, tout en vaquant à nos occupations quotidiennes. Le potentiel de notre esprit semble infini, mais nous sabotons trop souvent son développement naturel car nous reproduisons des croyances et des attitudes qui nous paralysent. On retrouve dans toutes les grandes philosophies traditionnelles une même idée, celle de l'énergie originelle — parfois appelée « vitale » ou « divine ». Elle représente la source de tout ce qui est visible ou invisible dans l'univers. Cette énergie, dont le big-bang pourrait être reconnu comme une explication crédible de l'origine de l'univers, est considérée par de nombreux scientifiques contemporains comme portant la mémoire de la création divine.

Si la source d'énergie divine prend forme, on assiste à la création de deux pôles, qui amènent à reconnaître la dualité de la vie. Elle est visible dans l'univers entier et donc considérée comme une loi universelle : par exemple, on retrouve ces deux pôles jusque dans l'activité électrique. On les décrit généralement ainsi :

a) Esprit ou père.

b) Matière ou mère.

L'union père-mère donne naissance au fils ou âme.

Comme l'âme lie l'esprit et le corps-matière, elle est en même temps le lieu et le reflet de l'énergie originelle. L'âme étant en dehors de la notion d'espace-temps, elle reflète ce qui produit les sentiments, les émotions et les pensées d'une personne ; elle englobe la totalité de son vécu et de ses sensations (sa conscience ?). La conscience de l'être humain se développe grâce au mouvement permanent entre les deux pôles de l'existence, dont la réunion ou l'âme forme la base de toutes les situations de la vie. Ils font partie de la grande énergie universelle créatrice.

L'essence de la mère-matière et du père-esprit exprime les différents aspects de l'intelligence universelle :

— L'essence du père-esprit est faite de positif, de masculin, de pouvoir, de mouvement vers l'extérieur, de logique, d'affirmation ; elle exprime la volonté de création et de croissance (yang chinois).

— L'essence de la mère-matière est faite de négatif, de féminin, de fécondité, de mouvement vers l'intérieur, de sensibilité, d'intuition ; elle s'exprime à travers la sagesse et la collecte de ce qui est nécessaire à l'ensemencement d'une vie nouvelle, donc à la continuité de la vie (yin chinois).

Leur union (masculin plus féminin, positif plus négatif) grâce à la force d'attraction universelle — ou *amour* — se traduit à l'extérieur par l'essence du fils-âme. L'amour réunit *tout* et annule la séparation. L'énergie du vouloir est une force électrique, celle de l'amour est magnétique : leur réunion produit une force électromagnétique symbolisée par le soleil, amenant la vie à tout ce qui a forme. Cette force électromagnétique n'est pas sans rappeler l'existence du champ électromagnétique entourant tout être vivant et variant dans le temps ; H.S. Burr, professeur d'anatomie à l'université de Yale, aux États-Unis, l'a appelée *life field* (en français « champ vital ») après l'avoir étudiée pendant plus de quarante ans. Selon Burr, authentique pionnier de notre époque, ce champ vital est présent bien avant la naissance et se retrouve même dans l'ovule non fécondé. La dualité des deux pôles de la vie (esprit et matière) est actuellement redécouverte à travers la philosophie chinoise : elle décrit deux forces opposées mais toujours complémentaires, le yin et le yang. Aucune de ces forces ne peut exister sans l'autre, et chacune possède pourtant le pouvoir potentiel de se transformer en sa force opposée. Il est impossible d'accepter l'un des aspects de ces pôles et d'en ignorer un autre ; si l'un d'eux s'exprime fortement, l'autre doit s'exprimer à son tour pour rétablir l'équilibre.

La conscience

Nous pouvons augmenter le domaine de notre conscience si nous expérimentons les différents aspects de la dualité ; il nous faut d'abord les reconnaître comme différents puis comme faisant partie d'un tout semblable. Nous sommes en quête de nous-mêmes, impatients de connaître notre étincelle divine et de ne plus la perdre. Notre société se trouve au creux de la vague sur le plan spirituel, et malgré la timide apparition d'un renouveau de recherche spirituelle, ce mouvement reste ralenti par nos nombreuses barrières et résistances. Si nous écoutions les lois universelles, nous comprendrions alors comment devenir les créateurs de notre propre monde, dans lequel nous développerons notre conscience.

Mais qu'entend-on par conscience ? Le Pr Régis Dutheil, physicien et agrégé de médecine, donne son opinion sur la question dans un livre intitulé *La Médecine superlumineuse*[1]. Selon lui notre conscience — ou esprit — est constituée d'un champ de particules, les tachyons, se déplaçant toujours plus vite que la lumière. Il appelle *matière superlumineuse* ces particules qui relèvent de la théorie quantique des champs. Cette conscience superlumineuse serait le « programmeur » du programme génétique ; on pourrait le comparer au logiciel de ce programme, installé dans l'ordinateur, c'est-à-dire notre cerveau. Le Pr Dutheil développe ainsi son « homme superlumineux », en se basant, entre autres choses, sur l'idée des champs morphiques de Rupert Sheldrake, biologiste cellulaire et biochimiste. Sheldrake dit que chaque type de cellule, de tissu, d'organe et d'organisme possède son propre champ de développement : celui-ci façonne les micro-organismes, les végétaux et les animaux en développant puis en stabilisant les formes des organismes adultes. Il propose de nommer ces champs « morphiques », plutôt que morphogénétiques : « Le sens du terme morphique est plus général que celui de morphogénétique et inclut d'autres types de champs organisateurs, ainsi que nous le verrons par la suite ; les champs organisateurs du comportement humain et animal, des systèmes culturels et sociaux, et de l'activité mentale peuvent être considérés comme des champs morphiques ayant une mémoire inhérente[2]. » Pour Sheldrake, ces champs morphiques sont des champs d'information, car ils contiennent une mémoire innée soutenue par la résonance morphique qui se fonde sur la similitude. La résonance morphique implique un transfert d'information non énergétique, et transcende le temps et l'espace.

Selon Sir John Carew Eccles, prix Nobel de médecine en 1963, le cerveau n'est qu'un simple ordinateur qui transmet de l'information, le logiciel et le programmeur se trouvant ailleurs. Il émet l'hypothèse qu'il existe un champ de particules non encore

1. Régis Dutheil, *La Médecine superlumineuse*, Sand, Paris, 1992.
2. Rupert Sheldrake, *La Mémoire de l'univers*, Le Rocher, Paris, 1988.

détecté par les instruments actuels de la physique ; ce champ serait précisément le programme-logiciel de l'ordinateur cerveau. Le cortex transmet, en les coordonnant, les informations en provenance de l'esprit, champ de matière : il les filtre à l'attention du cerveau, qui n'en perçoit réellement qu'une petite partie. Il s'agit là du premier modèle de *conscience matérielle*. Celui du Pr Dutheil est suggéré par la mécanique quantique ; il le voit comme un champ de particules matérielles associées à un espace-temps très différent du nôtre, puisque le temps propre ou vécu devient spatial et ne s'écoule plus, ce qui correspond au concept de vitesse infinie.

Ainsi, notre corps pourrait n'être qu'un hologramme formé de particules allant moins vite que la lumière (sous-lumineuses) ; cet hologramme serait la projection de notre conscience formée de particules superlumineuses. Notre corps se révélerait relié à notre conscience, comme un film est projeté à la fois au projecteur et au projectionniste ! Notre hologramme-corps physique est entouré par un champ électromagnétique, troisième élément s'interposant entre la conscience superlumineuse et le soma-hologramme ; ce corps électrique servirait d'intermédiaire entre la conscience et le soma. Il se constitue par l'ensemble des manifestations électriques ayant lieu au niveau des cellules, des tissus, du cerveau et du champ vital. Dans cette optique corps électrique-conscience superlumineuse, nous sommes « faits » d'un hologramme unitaire, dans lequel on ne peut distinguer la matière sous-lumineuse de la matière superlumineuse : celle-ci représente la conscience projetée dans l'hologramme, appauvrie car filtrée par le cortex, mais les deux matières sont liées. La plupart des médecines traditionnelles croient à la relation corps-esprit, et la PNI a démontré l'existence de mécanismes à travers lesquels nos sentiments et nos émotions affectent directement notre corps, et vice versa. L'énergie vitale est comparable à un flux se retrouvant bloqué en cas de maladie qui perturbe le principe d'homéostasie, c'est-à-dire la recherche d'un équilibre harmonieux entre les quatre composantes de notre être.

Le « sixième sens »

Nous n'utilisons qu'une infime partie des compétences de notre esprit. Nous nous limitons alors que nous possédons, grâce à notre libre arbitre, l'extraordinaire faculté de pouvoir choisir, de nous délivrer de situations ne nous convenant plus. « *Die wahren Abenteuer sind im Kopf* » (les vraies aventures sont dans notre tête), chante l'artiste autrichien André Heller : nous sommes en effet capables de construire notre vie et notre réalité, notre esprit nous montre la voie à condition que — tout en gardant intacte notre curiosité —, nous continuions à observer nos réactions habituelles. Nos cinq sens nous aident à percevoir notre monde quotidien, à y évoluer ; mais nous disposons d'un sens supplémentaire de perception, extrêmement subtil : il nous fournit des informations en relation directe avec notre champ énergétique. La plupart du temps, notre cortex les élimine car il ne les reconnaît pas ou les juge peu importantes. Ces expériences extrasensorielles surviennent souvent sans que nous nous en rendions compte ; cependant nous avons tous eu la sensation, parfois intense, que quelqu'un nous regarde sans que nous le voyions. Il en va de même pour un sentiment de sympathie ou d'antipathie immédiate, lorsque nous rencontrons une personne pour la première fois. Il nous arrive également d'avoir le pressentiment qu'un événement va se produire, et de le voir effectivement se réaliser. Yvonne Duplessis [1] écrit dans son livre que des aveugles de naissance placés dans six ambiances colorées différentes les décrivent en termes de sensations épidermiques ; ces aveugles « ressentaient » de la même manière les six couleurs : le rouge brûle, l'orange réchauffe, le jaune est à peine chaud, le vert est neutre, le bleu rafraîchit, le violet refroidit en « pinçant ». Tout cela nous amène à « voir » autrement le vaste champ d'énergie humaine, grâce à un sens de perception affiné : on l'appelle « sixième sens », alors qu'il s'agit en réalité d'un accroissement de nos facultés sensorielles habituelles, chacun de nous étant capable de les développer.

Barbara Ann Brennan [2], physicienne et thérapeute, a défini dans un ouvrage passionnant les diverses notions que recouvre ce

1. Yvonne Duplessis, *Les Couleurs visibles et non visibles*, Le Rocher, Paris, 1984.
2. Barbara Ann Brennan, *Guérir par la lumière*, Tchou, Paris, 1993, p. 14.

terme de « sixième sens ». On nomme aussi cette capacité « clairvoyance », « extra-audibilité » ou « extrasensorialité », selon que l'on voit, entend ou sent des choses significatives échappant aux autres. Barbara Ann Brennan établit ainsi une distinction entre l'*intuition* et l'*impression de savoir* : « On sait que quelque chose de bénéfique va arriver, mais on ne sait pas exactement quoi… La *connaissance directe* est un autre aspect du sixième sens : dans ce cas, l'information nous parvient directe, complète et précise. Si l'on nous pose une question sur un sujet dont nous pensons tout ignorer, nous nous apercevons que nous connaissons la réponse globale et que nous pouvons aussi entrer dans les détails. » Le troisième de ces extrasens consiste en « l'aptitude à ressentir nos émotions et les émotions des autres. Nous savons ce que chacun des deux ressent, sans même avoir besoin de l'exprimer en paroles, en captant simplement nos énergies réciproques ». Pour que notre sixième sens puisse se faire entendre, il faut savoir faire taire le bruit de fond incessant de nos pensées. Nous découvrirons alors la mélodie subtile et raffinée de la vie, qui se dévoile enfin dans sa totalité.

Quand *tous* nos sens sont prêts à fonctionner de cette manière, notre esprit a franchi un pas essentiel qui nous permet de prendre pleinement conscience de notre existence. Pour accéder à cette force créatrice, nous devons aller au cœur de notre réalité profonde ; cela nécessite bien sûr un entraînement régulier, une implication sans faille et la détermination de se débarrasser d'obstacles internes. Ils nous empêchent en effet de trouver la réponse, pourtant déjà présente. Heureusement, la force créatrice peut être libérée par un processus intérieur de relâchement et de reprogrammation. Le vieux proverbe « La nuit porte conseil » révèle là sa signification, sa sagesse : pendant notre sommeil, notre cerveau cortical et néocortical — qui stocke nos connaissances acquises conscientes — se repose, alors que notre cerveau ancien — archaïque ou reptilien — ouvre les portes du savoir ancien (collectif ?) à travers les rêves. Il n'est pas rare de se réveiller, le matin, en ayant trouvé la réponse à une question qui nous avait préoccupés la veille. Je conseille souvent à mes patients se trouvant dans une situation à laquelle ils espèrent une issue — mais sans savoir laquelle ni comment s'y prendre — de *demander* à leur sagesse intérieure un rêve susceptible de les guider.

À première vue, cela peut sembler un peu « foufou » ; mais mon expérience m'a prouvé que demander un rêve d'aide donne d'excellents résultats. Même les gens qui affirment : « Je ne rêve pas, je ne peux donc pas compter sur cette aide... » en sont capables. Car sans exception, nous rêvons tous, que nous en gardions le souvenir ou non. La seule difficulté consiste à avoir déjà conscience de notre sagesse intérieure, reliée à notre moi profond et notre planète inconsciente. Notre esprit possède la capacité potentielle de s'ouvrir sur l'infini, s'y inscrivant comme une particule holographique dans le tout cosmique.

ÉMOTIONS ET SANTÉ

Les émotions

L'idée que nos émotions puissent affecter notre état de santé semble assez nouvelle pour le monde médical et scientifique moderne ; mais jusqu'au début du XXe siècle, on admettait cela comme une évidence. La richesse des expressions populaires en témoigne : « Je me fais de la bile, j'ai la chair de poule, j'ai l'estomac noué, j'ai la peur au ventre », etc. Le mot « émotion » vient du latin et signifie « quelque chose qui se met en mouvement » ; l'émotion résulte d'une situation concrète, se manifeste à de multiples niveaux et comporte trois parties :

a) Une expérience ressentie la plupart du temps au niveau du corps.

b) Des pensées suivant l'état émotionnel.

c) Une expression réactionnelle comme le changement du timbre de la voix, ou un geste.

Le concept d'émotion reste cependant complexe, et il me semble qu'il s'agit d'une notion souvent culturelle : ainsi les Tibétains n'utilisent pas de terme pour la désigner, alors qu'ils ressentent évidemment toute la palette des émotions humaines. Par exemple, la joie, la tristesse, la colère et la douleur se traduisent dans le monde entier par les mêmes contractions musculaires. Que l'on soit un Esquimau, un aborigène d'Australie, un Chinois ou un Français, l'expression corporelle des émotions est archaïque et universelle.

Notre santé physique est en partie influencée par des facteurs psychologiques et émotionnels, car nos pensées et nos émotions appartiennent au langage biologique que traduit notre corps. Tout cela s'emboîte comme les pièces d'un puzzle : notre corps est modelé et structuré par notre façon de penser, laquelle dépend beaucoup de notre système de croyances, lui-même bâti d'après ce que nos parents et d'autres personnes représentant l'autorité nous ont appris, de manière consciente ou inconsciente. Pendant les premières années de notre vie — en général avant sept ans —, nous développons la vision du monde à laquelle nous continuerons ensuite à adhérer. Nous emmagasinons consciemment des informations (comportements, croyances, coutumes), dont le stockage s'effectue aussi inconsciemment, soit au niveau cérébral, soit au niveau corporel. Chaque information suscite une réponse émotionnelle d'ordre instinctif : notre cerveau archaïque réagissant sur le mode du *fight or fly*, nous avons pris l'habitude de traiter toute nouvelle information sur un plan émotionnel, qui nous rattache à l'expérience inconsciente contenue dans cette partie de notre cerveau. Par exemple, si quelqu'un nous trahit ou nous critique, nous rechercherons dans notre grille de lecture émotionnelle une réaction que nous avons eue dans le passé face à une situation similaire : nous y répondrons par la colère, la peur ou encore — pourquoi pas ! — avec humour et générosité : tout dépend de ce que notre inconscient a retenu de l'information initiale. Nos émotions et sentiments négatifs sont capables de nous empoisonner l'existence par l'intermédiaire de sécrétions hormonales : celles-ci peuvent à la longue devenir toxiques pour nos tissus et nos organes ; inversement les émotions agréables nous inondent de molécules du bonheur. Grâce à la reconnaissance accrue du lien corps-esprit, on commence à mieux comprendre comment certaines blessures émotionnelles et psychiques peuvent se traduire au niveau corporel ; cela nous permet de stimuler nos facultés d'autoguérison globale. Pour guérir un malaise, un mal de vivre ou une maladie, nous devons créer simultanément de la santé à chaque « étage » de notre être.

Le lien direct entre émotions et santé a surtout pu être

démontré à propos d'émotions ou de sentiments négatifs, dont la liste est (malheureusement !) bien longue : colère, ressentiment, culpabilité, peur, tristesse, hostilité, anxiété refoulée ou exprimée, dépression, sensation d'impuissance et stress. Ce lien est d'autant plus apparent lorsque ces émotions nous habitent de manière intense et prolongée : elles augmentent alors notre vulnérabilité et le risque de tomber malade, ou aggravent les symptômes d'une maladie préexistante. À l'inverse, certains sentiments positifs nous aident à rester en bonne santé : la sérénité, l'optimisme, une sensation de sécurité, le bonheur et bien entendu l'amour, éprouvé pour les autres ou nous-mêmes. L'ensemble de ces états émotionnels sont susceptibles d'affecter notre système immunitaire en l'affaiblissant ou en le stimulant : leur impact est constaté biologiquement à travers les changements des taux des immunoglobulines circulantes. Comme je le mentionnerai plus loin au sujet du sommeil, notre corps est parfaitement capable de gérer des variations naturelles du système immunitaire, à condition que celles-ci ne soient pas trop intenses ni prolongées. Les émotions produisent des changements modérés du système immunitaire (à peu près 20 % des valeurs moyennes), qui influencent pourtant notre potentiel de défense et modifient le temps nécessaire à la récupération physique. Malgré les éléments probants liant les émotions et la santé, je rappelle que chacun est unique face à l'expression et à la répercussion de ses émotions ; il n'existe pas de réponse standard ou de règle absolue nous permettant de « tracer une ligne » en partant d'une émotion pour parvenir à un état physique. De même on ne peut établir une corrélation directe entre un état émotionnel particulier et la survenue possible d'une maladie : les mécanismes en cause conservent jalousement leurs mystères, bien que plusieurs études passionnantes aient été publiées à ce sujet.

La colère

L'une des études les plus intéressantes concernant la colère et l'hostilité a été menée par le Dr Redford Williams [1] (Duke University, États-Unis). Cet auteur a suivi pendant plusieurs années

1. Redford et Virginia Williams, *Anger Kills*, Times Books, New York, 1993.

deux mille ouvriers d'une usine, auxquels il avait fait passer un test incluant, entre autres choses, une évaluation de leur niveau de colère et d'agressivité. Parmi les ouvriers ayant été peu concernés par ces sentiments, 20 % étaient morts vingt-cinq ans plus tard ; en revanche 30 % de ceux les ayant souvent éprouvés étaient décédés à la suite de maladies cardiaques, de cancers, d'autres maladies et de nombreux accidents. Ainsi une personne animée de colère chronique semble *une fois et demie* plus exposée à mourir dans les vingt-cinq ans qu'une autre ne nourrissant pas ce sentiment.

Dans les années 50, Redford Williams a commencé une autre étude, portant cette fois-ci sur cent trente-six étudiants en médecine : certains étaient « catalogués » comme coléreux chroniques, d'autres comme non hostiles. Lorsque Williams les a recontactés vingt ans plus tard, seulement trois de ceux appartenant au groupe des non-hostiles étaient morts, alors qu'ils étaient seize dans le groupe des coléreux chroniques, la plupart étant décédés avant l'âge de cinquante ans ! La colère chronique prédisposerait-elle à une mort précoce ? Pour mieux comprendre ces étonnants résultats, Williams a tenté de cerner ce qui rend la colère aussi néfaste. Il a retenu plusieurs caractéristiques : à la base, on retrouve toujours une attitude cynique chez un individu *a priori* négatif, et ne faisant confiance à personne. Le coléreux chronique se sent en permanence menacé et reste donc sur ses gardes ; il adopte progressivement une attitude hostile de défense, laquelle débouche à son tour sur la colère et ses manifestations : crises de rage, cris et impatience chargée d'agressivité. Enfin, les chercheurs de la faculté de médecine de Harvard ont noté que la colère est l'émotion la plus fréquente dans les deux heures précédant un accident cardiaque grave ; une fois une maladie cardiaque installée, la colère semble particulièrement néfaste puisque le risque de mourir d'un nouvel accident cardiaque est de deux à trois fois plus élevé chez les personnes au tempérament colérique. Cela semble concerner davantage les hommes que les femmes, qui paraissent moins « atteintes » par la colère chronique : on pourrait ainsi évoquer un éventuel rôle prédisposant de l'hormone mâle, la testostérone.

L'anxiété ou le stress

Pendant mes consultations, j'entends chaque jour quelqu'un dire : « Je me fais du souci… » Nous nous en faisons tous à longueur de journée et pratiquement à n'importe quel sujet, notre esprit se laisse dévorer par le brouhaha continuel de nos pensées, qui concernent surtout de *petites* préoccupations quotidiennes. Voici une anecdote amusante à ce sujet : un matin, j'ai reçu en urgence une femme d'une cinquantaine d'années, qui habitait près de chez moi mais que je ne connaissais pas. Son médecin habituel n'étant pas disponible avant le lendemain, cette femme venait me consulter car elle se sentait très mal, n'avait pas fermé l'œil de la nuit et pensait faire une poussée de tension artérielle. Celle-ci était en effet un peu trop élevée, et quand j'ai demandé à cette femme si elle avait des soucis, elle m'a répondu : « Ah oui, c'est vraiment trop injuste ! Il trompe sa femme, qui est si bonne et douce, et maintenant sa maîtresse se retrouve enceinte ! Je suis certaine qu'elle l'a fait exprès ! Que va-t-il se passer, comment vont-ils faire, et ce malheureux enfant… ? » Je lui ai demandé prudemment de qui elle parlait, en pensant qu'il s'agissait d'un de ses fils ; j'ai été sidérée de l'entendre poursuivre : « C'est trop dur, il est tellement méchant avec sa femme ! Ce soir, je ne regarderai pas. » J'ai fini par comprendre qu'elle parlait d'un feuilleton télévisé américain très populaire que, pour ma part, je n'avais jamais vu. Cette femme se projetait dans les personnages du feuilleton avec une intensité émotionnelle telle qu'elle s'en rendait presque malade…

Je conseille d'ailleurs souvent aux personnes venant consulter pour un état de fatigue ou d'épuisement de se débarrasser de leur téléviseur. Renoncer au « rituel » du journal télévisé, qui transmet une masse d'informations à 90 % négatives, difficiles, violentes, sorties de leur contexte — et cela à l'heure des repas ! — permettrait à beaucoup de gens d'être moins stressés par l'annonce de ces multiples catastrophes, d'améliorer leur qualité de vie et leur sommeil, de retrouver leurs proches, d'avoir d'autres occupations et davantage de temps libre. Je connais deux jeunes couples parisiens, qui sont amis et ont des enfants. Ils vivent dans le même immeuble, sur le même palier ; ils ont décidé d'avoir un seul téléviseur pour leurs deux familles et de l'échanger tous les quinze jours. Ils passent ainsi quinze jours « avec » et quinze jours « sans ». Cette solution leur semble à la fois satisfaisante et bénéfique.

Le stress anxieux prolongé s'avère très nuisible pour notre santé, et comme la dépression, il provoque un affaiblissement de la réponse immunitaire : un choc émotionnel libère dans l'organisme des substances de type morphinique — enképhalines ressemblant aux opiacés endogènes — et des corticostéroïdes surrénaliens, qui empêchent les globules blancs d'effectuer leurs patrouilles de protection contre le cancer et les maladies infectieuses. Si cet état de stress ou de tension anxieuse se prolonge dans le temps et devient chronique, il risque d'affaiblir les mécanismes naturels immunitaires de protection. Le stress lui-même n'est pas en cause, il s'agit plutôt de la perception qu'en a la personne. Quand quelqu'un voit le stress comme inévitable, pense être incapable de s'y opposer, d'y échapper et se sent *impuissant*, il se retrouve alors très exposé à un affaiblissement de son potentiel de protection immunitaire. Si nos émotions se réfèrent à de la douleur — c'est très souvent le cas —, nous faisons tout pour la réprimer et nous enfermons nos blessures émotionnelles. Notre corps est un champ dynamique d'énergie, en mouvement permanent d'expansion et de contraction, notre souffle étant l'essence de notre être. On retrouve ce rythme universel dans l'alternance jour-nuit, veille-sommeil, marée haute-marée basse, avec une oscillation permanente entre les différents aspects de la réalité. Comme nos pensées sont le miroir de nos émotions, elles-mêmes à la base de nos croyances, nous voyons la réalité telle que nous *pensons* qu'elle est. Si nous voulons changer notre réalité et l'état de santé qui en découle, nous devons d'abord réexaminer puis modifier nos croyances, afin de libérer les émotions cachées et accumulées dans notre corps depuis notre vie fœtale et notre petite enfance.

La dépression

La dépression est devenue l'un des fléaux de notre époque et prend des proportions épidémiques, tandis que les prescriptions plus ou moins judicieuses d'antidépresseurs atteignent des chiffres faramineux. Il me semble pourtant indispensable d'établir une distinction entre ce que l'on appelle couramment la « déprime », et la dépression clinique.

La déprime constitue une réponse psychique normale aux épreuves de la vie ; elle se caractérise par des sentiments d'abattement, de lourdeur, de tristesse, qui se résorbent souvent spontanément et assez vite. Notre existence est faite de hauts et de bas ; en général un équilibre naturel s'installe, avec quelques pics émotionnels intenses oscillant autour d'un niveau émotionnel de base à peu près stable. Tout le monde a connu, connaît et connaîtra des périodes de déprime ; elles sont nécessaires pour nous adapter aux épreuves, aux événements difficiles et pénibles. La déprime nécessite rarement un traitement médicamenteux.

La véritable dépression est d'un autre ordre : il s'agit d'un état de *paralysie psychique* s'installant progressivement, qui au début peut se manifester par des réveils en pleine nuit ou d'autres perturbations du sommeil. Cet état s'associe à une tristesse intense — sans commune mesure avec l'importance de l'éventuel facteur déclenchant —, qui rend la vie sociale, familiale et les tâches quotidiennes pénibles à accomplir puis finalement insurmontables. Il s'ensuit un repli sur soi-même et un enfermement dans une profonde douleur intérieure. La dépression est une maladie et doit être reconnue comme telle ; elle évolue longuement dans le temps et paraît sans issue pour celui qui la subit. Il existe des formes graves de dépression, pouvant aller jusqu'à l'état mélancolique et demandant souvent une prise en charge hospitalière.

On ne possède pas actuellement de preuves concrètes permettant d'affirmer que la dépression puisse être un facteur déclenchant d'une maladie organique grave. Cependant plusieurs études démontrent que les maladies survenant chez les personnes dépressives durent plus longtemps et se compliquent plus souvent. On a constaté [1] que, dans un groupe de femmes présentant un cancer du sein, les femmes déprimées avaient un taux plus faible de lymphocytes tueurs naturels (T4), des cellules se déplaçant en permanence dans le corps, prêtes à détruire les cellules cancéreuses qu'elles rencontrent. D'autre part, ces femmes déprimées avaient

1. Seymour Reichlin, « Neuro-endocrine immune reactions », *New England Journal of Medicine*, 21 oct., 1993.

la particularité de présenter des tumeurs à extension rapide, ce qui pourrait être la conséquence du faible taux de cellules tueuses. Même si l'existence d'une dépression n'a pas pu être reliée directement à l'évolution du cancer, il me semble évident que la prise en charge de la dépression est aussi importante et nécessaire que la thérapeutique anticancéreuse. En effet, comment une personne réagissant par une dépression à la survenue d'une maladie grave et souvent mortelle pourrait-elle mobiliser la force de vie indispensable à l'activation optimale de son système immunitaire ? Il faut l'aider en traitant également sa dépression. J'ajoute avoir remarqué que la dépression existait parfois avant l'apparition du cancer. Une des caractéristiques de l'état dépressif est la perte du désir de vivre, une résignation passive dans la douleur psychique. La dépression fait voir « la vie en noir » ; quand on sait qu'une maladie physique nécessite une importante faculté d'adaptation afin de répondre activement au message du corps, il est clair que cet enjeu dépasse les malades dépressifs. Il leur est difficile, voire impossible, d'apprendre à prendre soin de leur maladie, car la plupart du temps ils sont incapables de s'extirper de leur douloureuse prison. Heureusement, le traitement de la dépression existe et se révèle efficace dans des délais assez rapides ; il sera d'autant plus efficace si — comme pour toute maladie — la personne est soutenue et encouragée sur la voie de la santé.

Je pense pourtant qu'il vaut mieux se méfier des « pilules magiques ». Peu de gens — malades ou non — savent à quel point l'ensemble de la profession médicale est exposée à un marketing et à un démarchage agressifs de la part de l'industrie pharmaceutique, cela pour tous les nouveaux médicaments. L'exemple du Prozac, un antidépresseur antisérotoninergique, est révélateur : en utilisant des médias sans rapport avec la presse médicale technique, l'industrie pharmaceutique a réussi à le présenter au grand public comme « la pilule du bonheur ». Ce produit a connu un énorme succès commercial, basé sur la croyance qu'un épanouissement personnel complet était « impossible » sans Prozac. Plusieurs femmes m'ont raconté que leur gynécologue leur avait systématiquement proposé une prescription de Prozac, sans qu'elles en aient fait la demande… et, plus grave encore, sans qu'elles soient le moins du monde dépressives ! Il s'agit là d'une projection directe et abusive du médecin sur son patient. Face à la puissance médiatique et financière de l'industrie pharmaceutique, la protection du patient-consommateur — et surtout du médecin prescripteur — est aussi difficile à instaurer que dans les autres domaines de la consommation.

Aujourd'hui, quand je rencontre une personne enfermée dans sa dépression, je fais davantage confiance à ma connaissance intuitive qu'à mon savoir intellectuel. Offrir une écoute avec le cœur, sans aucune condition ni jugement, dans une présence d'empathie chaleureuse, permet d'aider la personne qui ne voit plus de sens à son existence.

Contrairement à l'idée commune d'un *vide absolu* de la dépression, je pense que celle-ci correspond souvent à un état énergétique très puissant, mais noué, enroulé et bloqué à l'intérieur de l'individu : si l'on parvient à atteindre et à mobiliser cette énergie, elle devient le catalyseur du processus de guérison. J'encourage le traitement antidépresseur pour les dépressions graves, en le voyant comme un soutien nécessaire auquel il ne faut pas se limiter. Une autre aide utile pour une personne dépressive consiste à chercher l'entrée dans le monde émotionnel — refermé sur lui-même mais si présent — de la dépression, notamment à travers une approche corporelle. Contacter la personne, grâce à une présence et à un toucher affectifs sécurisants, qui l'entourent, la modèlent et la reconstruisent, favorise l'accès à des émotions profondes, enfouies au niveau du corps. La douleur physique éventuellement ressentie par la personne permet à ces émotions de « remonter » à la surface du conscient puis de s'exprimer : beaucoup de dépressions peuvent ainsi se révéler par des douleurs chroniques dont l'examen clinique ne trouve pas la cause. Le corps réagit à sa manière pour attirer l'attention sur le déséquilibre qui s'est installé ; la difficulté consiste à comprendre et à entendre le message.

Je me souviens d'une jeune femme de trente ans, que j'ai rencontrée au début de ma pratique. Sur le conseil de l'un de ses amis ostéopathe, elle était venue me consulter pour une arthrose de hanche bilatérale très évoluée qui la rendait invalide. Elle marchait péniblement à l'aide de deux cannes, la souffrance se lisait sur son visage. Elle avait obtenu un poste d'enseignante par correspondance et quittait rarement son domicile. Elle m'a tout de suite dit être venue parce que son ami ostéopathe avait insisté, mais qu'elle ne voyait pas en quoi je pourrais l'aider. En effet, elle était végétarienne et menait une vie « saine » ; elle refusait absolument toute opération, estimant que cela ne lui offrait pas assez de garanties de réussite. Avec prudence, j'ai essayé d'aborder son évident état dépressif : sa réponse a été si agressive que je me suis demandé si elle pourrait seulement tolérer que l'on « touche » à sa maladie. À cette époque, je n'avais pas encore pris conscience de la notion du *bénéfice de la maladie*, et la manière dont cette jeune femme s'accrochait à son état physique me rendait donc perplexe : elle avait besoin de sa maladie, pour une raison que je n'arrivais pas à comprendre. Je l'ai revue quelques années plus tard, toujours sur les conseils de son osthéopathe, qui désespérait. Elle se trouvait dans le même état que la première fois et semblait apparemment stabilisée : une aggravation l'aurait d'ailleurs rendue grabataire. Elle ne se souvenait pas de notre précédente rencontre ; de mon côté j'avais l'impression de revoir exactement le même film car *rien* n'avait bougé, ni dans sa vie, ni dans sa tête, ni dans son corps. Elle continuait à consulter différents thérapeutes, en évitant toujours d'entendre le message qu'on lui adressait. Cette femme ne parvenait pas à se responsabiliser face à sa maladie ; elle la voyait comme une malédiction tombée du ciel. Elle ne pouvait pas l'intégrer, ne savait qu'en faire et surtout elle n'était pas encore prête à *regarder sa dépression en face*. Elle refusait encore obstinément une opération qui, même si elle ne lui avait rendu qu'une partie de sa mobilité, aurait amélioré son état de manière spectaculaire et lui aurait permis une certaine autonomie. Elle restait bloquée dans tous les sens du terme : elle ne pouvait progresser ni au plan physique ni émotionnellement, et pas davantage dans son développement personnel. J'ai appris par la suite qu'elle souffrait ainsi depuis son adolescence.

Comment vivre et exprimer nos émotions sans nous faire du mal ?

Le livre de Daniel Goleman, *L'Intelligence émotionnelle*[1], est vite devenu un phare dans cette nouvelle vision de l'existence ; ce livre a fait la une des journaux et des magazines, cet intérêt démontrant à quel point notre société a besoin de mieux connaître les mystères du monde intérieur. Pour être « intelligent », il ne suffit pas de posséder un quotient intellectuel élevé ; ce qui détermine la qualité de notre vie semble davantage en relation avec une faculté de réaction émotionnelle adaptée à une situation donnée.

D'après John Mayer (université du New Hampshire) et Peter Salovey (Yale)[2], l'intelligence émotionnelle peut se définir ainsi :

1. Connaître ses émotions : la clef de voûte de l'intelligence émotionnelle est la capacité de reconnaître et de superviser les sentiments à l'instant où ils surviennent ; elle est essentielle à la compréhension de notre mode de fonctionnement psychologique. Si nous n'y parvenons pas, nous nous retrouvons à la merci des émotions.

2. Gérer ses émotions : cette « habileté » découle d'une bonne connaissance de soi-même ; elle consiste à savoir se réconforter, se libérer, se débarrasser de l'anxiété latente, de la tristesse ou de l'irritabilité. Il s'agit d'une indispensable compétence émotionnelle de base.

3. S'automotiver : mobiliser correctement ses émotions pour atteindre ses buts est essentiel pour l'attention, l'automotivation, la maîtrise de soi et la créativité. L'autocontrôle émotionnel précède tout accomplissement.

4. Savoir reconnaître les émotions des autres : la faculté de développer un sentiment d'empathie envers l'autre — c'est-à-dire devenir plus sensible et réceptif aux signes subtils révélant ses besoins et ses désirs — représente un chaînon important de l'intelligence émotionnelle.

5. Soigner ses relations : il s'agit de notre compétence à gérer les émotions des autres. Pour ne pas tomber dans le piège

1. Daniel Goleman, *L'Intelligence émotionnelle*, Robert Laffont, Paris, 1996.

2. John Mayer et Peter Salovey, *Emotional Intelligence, Imagination, Cognition and Personnality*, 9, 1990, p. 185-211.

de la répétition de schémas relationnels néfastes pour notre équilibre personnel, nous devons apprendre à nous *détacher* — relativement — des émotions des autres, à ne plus les regarder à travers le prisme de notre miroir intérieur.

Différents modes de comportement face aux émotions

Comment réagissons-nous face aux émotions ? Pour manier et gérer nos états émotionnels, nous avons besoin de faire *autoconnaissance*, c'est-à-dire de « reconnaître notre humeur et nos sentiments par rapport à notre humeur », notent John Mayer et Peter Salovey. Par exemple, si nous sommes en colère, nous nous en libérerons mieux en la *manifestant* physiquement, verbalement, directement ou indirectement, qu'en pensant : « Il faut que je m'arrête, que je me calme ! », ce qui équivaut à une suppression, une négation.

Nous pouvons adopter plusieurs attitudes face à nos émotions :

1. Reconnaître son humeur au moment précis où l'on ressent des émotions et des sentiments aide à les dépasser. Cette capacité est en général associée à certains traits de caractère comme l'autonomie, la connaissance de ses propres limites, un bon équilibre psychologique et une approche positive de la vie. *Reconnaître* un sentiment désagréable représente déjà un premier pas important, montre le désir de s'en dégager.

2. Ravaler ou refouler ses émotions. Les personnes dans ce cas sont envahies par leurs émotions, se sentent impuissantes face à des sentiments qu'elles ont des difficultés à nommer. Elles se noient dans leur humeur, qui devient seul maître à bord ; elles s'y perdent et ne voient aucune possibilité d'en sortir. Elles n'essaient donc pas — ou peu — d'échapper à leur mauvaise humeur ; submergées par leurs sentiments, elles perdent tout contrôle émotionnel.

3. Accepter ses sentiments. Ces personnes ont conscience de ce qui se passe au niveau émotionnel, acceptent souvent l'humeur qui l'accompagne et font peu de tentatives pour la modifier. Il semble exister deux types de personnes réagissant ainsi :

celles qui sont généralement de bonne humeur et ont donc peu de raisons de changer quoi que ce soit ; celles qui, malgré la conscience de leurs sentiments négatifs et de leur mauvaise humeur, les acceptent avec soumission. Malgré leur détresse, elles ne font rien pour améliorer la situation. On rencontre cette attitude chez certaines personnes dépressives, résignées à subir leur désespoir et leur douleur psychique.

On voit que savoir *reconnaître soi-même ses émotions* est absolument essentiel à l'état de santé psychique ; une large part du travail psychothérapique vise d'ailleurs à développer et à renforcer cette faculté. *Le sens de la maîtrise de soi* — c'est-à-dire la capacité de se laisser porter par le flux de ses émotions sans être submergé — a été reconnu comme important dès l'époque du philosophe Platon, qui a écrit : « Conduire sa vie avec soin et intelligence, équilibre et sagesse. » Il ne s'agit pas du tout de « supprimer » certaines émotions, mais de trouver son propre équilibre entre les inévitables hauts et bas de l'existence ; chaque sentiment possédant son sens, sa valeur, il mérite que nous le reconnaissions et le comprenions. Notre esprit est occupé en permanence par nos pensées, ainsi que par le chuchotement continu de nos émotions. Pour beaucoup d'entre nous, les émotions très intenses restent rares : le plus souvent, nous nous tenons au milieu de l'« échelle sentimentale » reflétant nos préoccupations de chaque jour. Cependant, s'occuper de ses émotions demande une dépense d'énergie constante, nous perdons trop de précieuses heures à essayer de gérer nos humeurs. Notre vie professionnelle devient souvent une source quotidienne de stress, qui empiète sur notre temps de loisirs, de détente. C'est pour cela que nous devons apprendre l'art de nous réconforter nous-mêmes, de nous connaître et de nous aimer ; cette aptitude fondamentale nous aidera à être plus heureux, à bien et mieux vivre.

Ces émotions qui nous rendent esclaves

Certaines émotions négatives attaquent directement notre essence vitale et nous ligotent dans une toile d'araignée qu'elles tissent peu à peu autour de nous. Nous devenons alors les esclaves de la colère ou de la rage, de l'inquiétude permanente, de la tristesse et de la mélancolie, des sentiments réprimés et se déplaçant vers une autre forme d'expression.

L'inquiétude permanente

L'inquiétude permanente arrive en tête de ces émotions nuisibles. Nous sommes capables de mobiliser une grande quantité d'énergie en nous préoccupant de la façon dont une situation banale (par exemple les embouteillages) influera sur notre quotidien : « Est-ce que je vais être en retard ? » La plupart de nos peurs ou angoisses sont en effet générées par notre manière d'aborder des situations très communes. Plutôt que d'essayer de trouver une solution — qui dans cet exemple pourrait être les transports en commun — , nous préférons gaspiller une bonne partie de notre énergie en répétant presque chaque jour le même parcours mental. À quoi est-ce dû ? Une fois encore, à la programmation du cerveau ! Bien qu'inefficace et insatisfaisante dans sa recherche de solution, elle est tellement rodée que l'effort à fournir pour une reprogrammation — afin de définir un but nous convenant mieux et surtout nous épuisant moins — nous paraît trop lourd, impossible, et nous empêche de réagir. Nous faisons alors du sur-place… comme dans les embouteillages. Selon la médecine énergétique, l'inquiétude permanente est une cause importante — voire la plus importante — de fuite d'énergie : nous nous vidons littéralement à propos d'événements anodins, en gardant peu de « réserves » pour nous consacrer à ce qui nous tient vraiment à cœur ou à ce que nous avons envie de résoudre.

Il existe une seule solution efficace pour nous extirper de cet état qui nous court-circuite sans arrêt : nous devons identifier les points faibles se répétant dans notre vie quotidienne, ceux qui nous font perdre du temps et autour desquels tournent nos préoccupations. Une fois établi l'inventaire de ces « petites » pensées, il faut s'atteler à trouver la solution (il y en a toujours !) qui les rendra inutiles. Cette tâche n'a rien de facile : le cerveau étant une « vieille bête » d'habitudes, il va utiliser l'ancienne voie neuronale de telle ou telle préoccupation chaque fois qu'il en trouvera le moindre indice en mémoire. Les bouddhistes tibétains appellent cela le *grasping*, c'est-à-dire l'accrochage — par tous les moyens — aux pensées qui passent, aussi futiles et inintéressantes soient-elles. Il est bon d'apprendre à effectuer de mini-exercices de relaxation, qui permettent de changer le cours de nos pensées en quelques secondes dès que nous nous sentons submergés par une inquiétude infondée. Je présenterai ces exercices — pouvant servir d'introduction à une pratique de méditation ou de centrage de l'esprit cortical — dans la dernière partie de ce livre.

Les émotions réprimées ou refoulées

Nous souhaitons tous éviter les émotions douloureuses, et la plupart d'entre nous adoptent cette attitude dès l'enfance. Ne pas être entendu ou être rejeté dans l'expression d'une émotion occasionne une blessure psychique ; elle nous poussera un jour ou l'autre à décider — consciemment ou inconsciemment — d'évacuer cette émotion, de ne plus la laisser émerger au niveau conscient : nous la refoulons, ce qui bloque notre flux d'énergie vitale. Cependant, nous ne pouvons pas nous empêcher de *ressentir* nos émotions. En évitant les sentiments négatifs, nous nous épargnons peut-être une douleur à court terme, mais nous nous interdisons dans le même temps d'éprouver la valeur de cette sensation : nous passons à côté de ce que nous *sommes* à ce moment précis.

L'histoire de Sophie illustre cette incapacité à vivre les sentiments positifs en refoulant toute émotion, par peur de rencontrer une douleur ancienne, enfouie. Cette jeune femme de quarante ans vit seule et occupe un poste important dans la fonction publique. Elle m'a décrit ses études à Polytechnique comme une période heureuse, ajoutant qu'elle a énormément travaillé, que ses journées se résumaient à « école-maison, maison-école ». Sophie a brillamment réussi ses études et assume maintenant sa profession de prestige, qui lui convient parfaitement. Et pourtant… Elle n'a pas rencontré d'homme avec lequel elle aurait eu envie de construire quelque chose, ou plutôt, selon son expression : « Aucun n'a voulu s'engager avec moi… » Ce n'est qu'à trente-huit ans que Sophie a commencé à s'interroger sur ce qui n'allait pas chez elle. Comme presque tous les élèves des fameuses grandes écoles, elle avait privilégié la rationalité pure (et dure !) en développant une stratégie standard d'approche des problèmes posés, et en s'enfermant insidieusement dans cette façon de procéder. Le monde se limitait pour Sophie à ce qu'elle voyait de ses propres yeux : même si sa vision était bonne, elle ne comprenait pas pourquoi, malgré son analyse rationnelle d'une situation émotionnelle, le résultat lui en échappait complètement. Après avoir mis une bonne dizaine d'années à reconnaître qu'elle avait un problème, Sophie ne parvenait pas à déterminer de quoi il s'agissait.

Quand j'ai rencontré Sophie, elle était en profonde dépression. À propos de tout ce qu'elle vivait, elle affirmait cependant : « C'est sympa ! » Ce commentaire ne comportait aucune nuance d'expression, tout se situait au même niveau, morne, terne, triste, gris, plat. La joie et la tristesse, la colère et la jalousie se résumaient à : « C'est sympa ! » Peu à peu, grâce à un travail thérapeutique et à un traitement médical, Sophie a commencé à entrevoir sa situation réelle. Elle avait toujours considéré — pour l'avoir entendu dire si souvent — appartenir à une « élite » et mener la vie de cette élite, c'est-à-dire la meilleure possible. Un jour, elle a pris conscience qu'elle avait fait Polytechnique pour rester (ou devenir ?) l'enfant préféré d'un père très exigeant. Celui-ci était né en Europe centrale, qu'il avait quittée avec ses parents à l'âge de quatre ans. La famille était pauvre et a connu des moments pénibles. Malgré tout, le père a fait d'excellentes études suivies d'une remarquable carrière professionnelle. Mais depuis son arrivée en France, cet homme refusait de parler sa langue maternelle, au point qu'il affirmera plus tard l'avoir totalement oubliée. Sophie s'est mise à étudier cette langue difficile et a réussi à la parler parfaitement, pour le plus grand plaisir et la fierté de son père, qui effectuait par ailleurs des recherches généalogiques poussées dans son pays d'origine — avec l'aide d'un traducteur —, car il voulait *savoir* son histoire. Savoir quoi ? Il avait supprimé et nié la blessure et les douleurs subies en quittant son pays ; parvenu à l'âge mûr, il n'avait pas de possibilité d'ouverture émotionnelle sur ce continent de souffrances, sinon par des recherches généalogiques limitées à une connaissance de ses ascendants, mais ne l'impliquant pas personnellement. C'est sa fille qui, à travers sa thérapie, a ressenti la douleur du père : elle avait hérité de cette douleur et la portait. L'existence de Sophie était bien organisée ; elle voyait des amis, sortait beaucoup, allait à des expositions ou visiter des musées, mais tout restait « sympa »… Elle ne s'autorisait aucune subtilité de teintes émotionnelles, tout stagnait au même niveau d'expression morne. En apparence, on ne trouvait aucune douleur concrète dans sa vie ; si elle avait les larmes aux yeux pendant que nous parlions, elle employait tout de suite une excuse artificielle, du style : « C'est juste une poussière qui me gêne ! »

Aujourd'hui Sophie va beaucoup mieux ; elle a réussi à intégrer l'histoire de sa famille pour s'en détacher, et cherche à s'incarner dans son soi, dont elle commence enfin à soupçonner l'existence. Elle apprend peu à peu à percevoir ses sensations, à exprimer ses sentiments et à trouver une réponse adaptée à ses émotions, selon leur intensité. Elle a embrassé sa douleur, est partie à sa rencontre et l'explore, ce qui représente une étape indispensable pour découvrir ce qui est *bon* pour elle. En conclusion, on pourrait dire que sortir de Polytechnique, de l'ENA ou de l'internat de médecine n'empêche pas la « débilité émotionnelle » ; on peut être intelligent, mais rester analphabète sur le plan émotionnel.

Nous gaspillons une grande quantité d'énergie en tentant d'éviter les expériences douloureuses. Le prix à payer est bien lourd puisqu'il s'agit de notre vie : en isolant ainsi notre douleur, nous enfermons en même temps notre noyau créatif et notre conscience intérieure profonde. Nous nous interdisons de vivre le côté positif de chaque expérience, aussi pénible soit-elle. D'autre part il est impossible de nier impunément nos émotions ; par exemple, si nous subissons une injustice flagrante et qu'au lieu de nous défendre ou d'entrer dans une colère légitime, nous affirmions : « Après tout ce n'est pas grave, je ne le prends pas si mal que ça… », l'émotion douloureuse se trouve réprimée et niée. En réalité, chaque émotion correspond à un message d'action : si nous ignorons ce message, l'émotion va s'intensifier jusqu'à ce que nous nous en occupions. La braise couve… Les émotions que vous souhaitez éviter ou nier parce qu'elles sont trop douloureuses sont en fait des appels à l'action, à la réaction ! *Toutes* nos émotions ont de l'importance et de la valeur ; il nous revient d'apprendre à les lire et à les interpréter pour en découvrir l'aspect positif.

Bas les masques !

Quand nous repoussons les sentiments dits « négatifs », comme, par exemple, la douleur ou la colère, nous posons un masque sur notre visage, nous nous déguisons. Nous croyons qu'il va nous permettre d'exprimer d'une manière positive ce que nous sommes, de nous présenter sous notre meilleur aspect afin d'être acceptés par un environnement dont nous craignons le rejet. Mais ce masque ne peut nous apporter la sécurité intérieure et l'approbation extérieure auxquelles nous aspirons tant ; bien au contraire, il ne fait qu'augmenter notre sentiment de peur, d'angoisse, de fragilité, voire de terreur intime. Barbara Brennan écrit très justement : « Le masque est là pour nous protéger d'un monde présumé hostile en prouvant que nous sommes bons. Il n'est que faux-semblant et déni. Il refuse le rôle de dissimulateur de souffrance et de colère, puisqu'il en nie l'existence à l'intérieur de la personnalité. Le masque entend protéger l'être en rejetant la responsabilité de tous mouvements, pensées ou actes négatifs [1]. »

Cachés derrière notre masque, nous rejetons alors toute responsabilité personnelle par rapport à nos sentiments négatifs : c'est toujours la faute de quelqu'un d'autre, nous blâmons ces autres, ces « méchants », nous nous en plaignons. Or défendre ou nier notre blessure initiale va accroître notre souffrance et notre impuissance. Plus nous faisons d'efforts pour nous en écarter sans les guérir, plus elles s'enfoncent dans le terreau de notre inconscient (et de notre corps !) pour finir par nous échapper. Cela nous rend incapables de créer notre vie, de la modifier, d'obtenir ce que nous désirons vraiment ; nous nous transformons nous-mêmes en statues de sel. La spirale douleur-refoulement devient vite un cercle vicieux : nous élaborons des techniques d'évitement et de défense souvent très sophistiquées pour essayer à tout prix d'y échapper. Cela nous demande une grosse dépense énergétique, mais surtout notre vie elle-même en perd sa saveur et ses couleurs.

La pire des souffrances intimes est de prendre conscience que nous trahissons notre être profond. Si nous voulons développer puis maintenir un haut niveau de bien-être, nous devons

---

1. Barbara Brennan, *op. cit.*, p. 21.

inévitablement affronter les blessures que nous portons tous en transperçant l'armure de notre puissant système de défense. En donnant le feu vert à notre douleur enfouie pour qu'elle s'intègre à notre moi profond, nous allons enfin l'autoriser à s'exprimer et nous ressentirons un immense soulagement. Chacun se trouve à un moment donné devant ce dilemme : continuer à avancer masqué et accepter ainsi de vivre « en réduction », en dehors de sa véritable nature et de son authenticité, ou décider de se débarrasser une fois pour toutes d'un système de défense qui n'apporte aucune satisfaction. Refouler ou nier nos émotions nous éloigne de notre noyau créatif ; si nous décidons de laisser tomber notre masque pour découvrir la source de notre créativité, nous ne pouvons pas faire l'économie d'un vrai travail de guérison émotionnelle. Il n'y a pas *un* seul chemin pour y accéder, chacun peut et doit trouver le sien. Après avoir longtemps évolué dans l'un des milieux psychanalytiques parisiens, je suis pourtant persuadée aujourd'hui que d'autres thérapies permettent l'accès à notre problématique profonde ; mais comme la psychanalyse, chacune de ces thérapies exige un véritable engagement et un dur travail personnels.

Je me souviens d'une jeune femme que je voyais à la demande de son psychanalyste, pour la soutenir dans un sevrage d'anxiolytiques ; elle en prenait de fortes doses depuis environ quatre ans et avait commencé son analyse plusieurs années auparavant. Cette jeune femme subissait chaque jour des instants de véritable panique durant lesquels elle perdait le contrôle de ses émotions, qui s'exprimaient violemment au niveau de son corps : ce sont ces états de panique qui avaient motivé la prescription d'anxiolytiques. Nous avons décidé d'un commun accord de nous rencontrer une fois par mois, et à chaque rendez-vous de diminuer — légèrement mais régulièrement — son traitement médicamenteux. Celui-ci ne la soulageait d'ailleurs pas véritablement, et sa douleur était impressionnante. Mais au bout de trois mois, je me suis rendu compte que ma patiente ne *voulait* ni être soulagée dans sa douleur, ni alléger puis lâcher son traitement. Elle s'arrangeait en effet pour espacer ses rendez-vous, me demandant par téléphone des ordonnances de « dépannage » ; de plus un pharmacien qu'elle connaissait cédait à sa demande insistante et finissait par lui délivrer ce qu'elle désirait. En consultation, cette jeune femme n'arrêtait pas de se plaindre. Elle déroulait sa litanie, se plaignant de tout et de tout le monde : de son mari, de son thérapeute qu'elle accusait de trahison car il ne l'aidait pas et la manipulait, de sa maison, de sa vie, de sa famille.

Elle ne travaillait pas (« Je me sens trop mal pour faire quoi que ce soit »), et ne savait pas de quoi elle avait envie. Bref, elle vivait dans l'attente de ses crises d'angoisse, qui selon elle étaient permanentes. Je lui ai fait remarquer qu'elle boycottait *son* plan de sevrage du médicament, dont elle affirmait pourtant vouloir se libérer afin de se retrouver elle-même ; je lui ai demandé si elle avait vraiment envie de laisser sa douleur se transformer, pour la dépasser et finalement en percevoir l'aspect positif, tout en l'exprimant une fois pour toutes. Elle est alors devenue très agressive et m'a dit que sa douleur, c'était *elle*, qu'elle ne pouvait donc s'imaginer vivre sans elle. Elle a ajouté que sa nouvelle thérapeute (elle en avait changé entre-temps) l'encourageait à continuer à prendre ses médicaments qui la « soulageraient » de sa souffrance : elle en concluait *avoir le droit* de souffrir, et celui d'être soulagée par son traitement dont elle avait *besoin*. Sa violente réaction m'a permis de comprendre que sa douleur lui apportait trop de bénéfices secondaires pour qu'elle puisse accepter de la gérer en acceptant de la transformer. L'ensemble de ses plaintes concernait *les autres*, qui lui avaient fait du mal, la tourmentaient, et auxquels elle faisait payer le prix fort à travers sa maladie.

L'histoire de cette jeune femme montre que malgré un travail thérapeutique long et assidu, nous pouvons continuer à porter notre masque en accusant les autres, les rendant responsables de fautes multiples et de nos propres difficultés : en nous cramponnant à notre douleur nous évitons de franchir le pas consistant à la laisser derrière nous, car dans notre esprit cela équivaut à nous jeter dans le vide. Derrière sa douleur, cette jeune femme cachait sa peur de la *vie*, peur qui restait la plus forte ; elle ne pouvait donc envisager aucun changement réel, cette seule idée lui semblait insupportable, elle *préférait* souffrir plutôt que vivre mieux.

Quelles sont les émotions pouvant favoriser une nouvelle dynamique ?

Presque toutes les émotions négatives découlent de l'un ou l'autre des dix sentiments suivants, qui contiennent des messages pouvant se révéler dynamisants. Ce sont des signaux d'action, que nous pouvons transformer et qui nous permettront alors de changer notre point de vue sur les événements :

• **Le malaise** : sensation vague mais dérangeante, puisqu'elle révèle que quelque chose ne va pas, sans que l'on sache de quoi il s'agit.

• **La peur** : émotion omniprésente pouvant aller d'un simple état d'inquiétude ou d'appréhension jusqu'à une véritable angoisse, panique ou terreur.

• **La peine et le chagrin** : ils sont souvent associés à des sentiments de perte, de déception.

• **La colère** : irritation, agacement, ressentiment, fureur, explosion de rage… les aspects et manifestations de la colère sont innombrables.

• **La frustration** : sentiment qu'on aurait pu ou dû mieux faire, ou d'avoir été lésé.

• **La déception** : sentiment intolérable d'avoir été abandonné ou trahi par quelqu'un, ou de ne pas avoir atteint un objectif duquel on attendait beaucoup.

• **La culpabilité** : sensation douloureuse de ne pas avoir respecté l'une des normes qui nous importent le plus, d'avoir manqué à un devoir moral essentiel.

• **La médiocrité** : sentiment d'être incapable de réaliser ce que nous devrions pouvoir faire.

• **L'accablement** : sentiment d'être dépassé par une situation et de ne rien pouvoir faire pour en sortir.

• **La solitude** : tout ce qui nous donne le sentiment d'être seuls, isolés et coupés des autres.

Les émotions dynamisantes

• **L'amour et l'affection** : nous pouvons grâce à eux faire disparaître la quasi-totalité des émotions négatives.

• **L'appréciation et la gratitude** : elles nous permettent d'exprimer en retour l'amour que nous offrent l'existence, les autres et nos expériences positives ; elles nous encouragent à cultiver le terreau de la vie.

• **La curiosité** : quand on est éveillé au monde et curieux, rien ne ressemble jamais à une corvée.

• **L'enthousiasme et la passion** : ils nous portent, nous transportent et nous donnent de l'énergie.

• **La détermination** : elle permet de prendre les mesures qui s'imposent, et d'agir malgré notre peur.

• **La souplesse** : il s'agit de notre capacité à modifier notre approche des autres et des événements, de nous adapter.

• **L'assurance** : un sentiment de certitude et de sérénité intérieure auquel nous aspirons tous.

• **La gaieté** : elle accroît l'estime que nous avons de nous-mêmes, nous permet de mener une vie plus agréable et de rendre les autres plus heureux.

• **La vitalité** : il est indispensable de la privilégier et de la maintenir pour réussir à composer avec nos émotions quotidiennes.

• **La contribution** : « pour vivre heureux, le secret est de donner ».

Tâchez de ne pas oublier que chacun de vos sentiments — bons ou mauvais — se base sur votre interprétation personnelle de la signification des événements. Si vous commencez à éprouver une émotion négative, demandez-vous tout d'abord : « Qu'est-ce que cela peut signifier d'*autre* ? » Essayez de dénicher le message implicite qui se dissimule derrière chaque émotion et, surtout, osez actionner les signaux d'action en développant votre motivation : en général, nous savons ce que nous devrions faire pour réagir… mais nous ne le faisons pas. Voilà pourquoi il faut relancer la dynamique !

NOS ATTITUDES FACE À LA VIE

Nos attitudes de base

Si notre monde sentimental et émotionnel nous aide à rester en vie, nous sommes tous marqués par une attitude générale adoptée tôt dans l'enfance : elle devient la base de nos comportements et les étaye. Comme nos émotions, cette attitude se décline en une multitude de nuances subtiles qui teintent notre propre réalité, influencent sans cesse notre vision de l'existence, modèlent nos croyances et notre approche des problèmes quotidiens. Étymologiquement, le mot *attitude* signifie « aptitude à garder une posture » : il s'agit de la capacité individuelle ou sociale de prendre — mais surtout de conserver — une orientation constante face aux événements.

Nous pouvons adopter des attitudes positives ou négatives, souples ou rigides, créatrices ou inhibitrices. Au jour le jour, c'est notre attitude de base qui détermine notre manière d'aborder et de résoudre les problèmes ; elle a déjà prétracé le chemin, limitant ou augmentant notre capacité de réaction. Chaque situation traversée nous renvoie le reflet de ce que nous sommes, de qui nous sommes. Nous connaissons tous des gens optimistes et des pessimistes, des tolérants et des critiques, des gagnants et des perdants. L'optimisme consiste à croire fortement que tout finira par s'arranger un jour ou l'autre, malgré des revers et des frustrations inattendues. Plutôt que de sombrer dans le laisser-faire, le renoncement, le désespoir ou même la dépression face aux situations difficiles, l'optimiste va se ressaisir : il saura ne pas oublier les ressources présentes en lui et autour de lui — notamment ses proches et son cercle d'amis —, car il n'oublie pas non plus qu'un instant — même très bref — d'énergie positive peut suffire pour faire rebondir un niveau d'énergie effondré ou négatif.

L'attitude nous guidant dans l'existence est souvent constante, mais heureusement, rien ne nous empêche de la modifier : notre libre arbitre nous offre la possibilité de déterminer ce que nous voulons devenir, de transformer ce qui nous restreint ou ne nous convient plus. Nous pouvons passer notre temps à critiquer, juger, râler, nous poser en victimes ou mépriser, ou au contraire décider de regarder les choses autrement et devenir un « gagnant », c'est-à-dire un individu positif et capable de s'adapter aux difficultés. Au début de notre vie, nous sommes presque tous potentiellement des gagnants ; par la suite, les événements nous permettront de le rester, ou à l'inverse de trouver de plus en plus difficilement la solution de nos problèmes. Voilà ce qui différencie les attitudes positives des négatives : le gagnant sait qu'il existe toujours une solution aux problèmes et se met activement à la rechercher. Le « perdant », quant à lui, est tout de suite submergé par les problèmes et n'en voit pas l'issue. Il ne s'agit pas de « critiquer » un perdant, mais de l'encourager à voir le monde *autrement*.

Au lieu de désigner quelqu'un du doigt ou d'invoquer un malencontreux concours de circonstances face à une difficulté, nous pouvons en effet choisir de nous responsabiliser en trouvant une réponse personnelle à ce que nous vivons. Dès que nous admettons qu'il doit bien exister une solution, elle ne tarde pas à apparaître ; évidemment nous ne gagnerons pas à chaque fois, nous devons accepter l'idée de l'échec possible, apprendre à l'éviter ou le surmonter s'il se produit. Chaque situation (épreuve, échec ou succès) nous enseigne quelque chose et nous donne une leçon de vie. Comprendre le sens de cette leçon en laissant l'épreuve derrière soi — sans la ressasser —, caractérise le gagnant, l'optimiste. Une personne malade a besoin de développer cette faculté d'espoir et d'attente positive si elle veut retrouver la santé ; une attitude optimiste ne suffit pas forcément pour rester en bonne santé, mais permet probablement d'être moins exposé aux complications d'une maladie. L'optimisme nous encourage à traverser les épreuves, il nous apporte de la force.

Comment développer une pensée saine

Je préfère parler de « pensée saine », c'est-à-dire bonne pour nous et notre santé, plutôt que de « pensée positive » : ce terme a été utilisé dans les années 70 par la méthode Simonton et abandonné depuis en raison de sa dimension utopique et de son irréalisme. Une personne optimiste saura apprécier ce qui est bon pour elle, tout en évaluant avec réalisme ce qui l'entoure. Si nous nous rappelons que nous collaborons à la création de notre réalité, notre terrain d'action devient très vaste, nous donnons du champ à notre existence. Contrairement aux apparences, la pensée saine est assez simple à « mettre en place » : chaque matin, en vous levant, décidez que votre journée sera bonne quoi qu'il arrive ; puis, sans rien attendre en retour, offrez aux autres ce que vous aimeriez vous-même recevoir. Le résultat ne se fera pas attendre : en changeant votre attitude, vous modifiez aussi les réponses et les réactions des autres.

Si nous voulons transformer notre vision négative des choses et des événements, nous devons d'abord nous demander si nous sommes prêts à abandonner le rôle de victime que nous jouons si souvent… et qui parfois nous sert. Il est difficile d'admettre que nous prenons une attitude de victime ; nous y parviendrons en nous interrogeant avec honnêteté : quand avons-nous pensé pour la dernière fois « Un tel a fichu ma journée en l'air ! » ou « Ce qui m'arrive est de sa faute, pas de la mienne » ? Comme la plupart des gens, je connais bien ce comportement… presque automatiquement, nous accusons quelqu'un dès que quelque chose va de travers.

La peur de nous tromper ou de commettre une erreur nous colle à la peau ; dire, par exemple, « De toute façon, cela devait mal se passer », ou repousser l'éventualité d'un événement positif en répondant « On verra… », laisse la porte ouverte à la négativité, au pessimisme. Nous avons souvent du mal à accepter une expérience positive car nous *doutons*. Or je suis persuadée que la vie nous donne ce que nous en attendons ; si nous pensons *mériter* une existence épanouie, pleine et heureuse, nous la pétrirons de nos propres mains, attirerons les gens, les situations et les événements positifs. Le problème se dissimule au fond de nous, quand nous estimons ne pas mériter une vie meilleure, un compagnon aimant, un travail stimulant, etc. Nos propres croyances et notre personnalité profonde déterminent ce que nous vivons.

Nous devons faire l'effort de reconsidérer chaque événement en nous demandant : « Est-ce que je vais y répondre en victime, ou est-ce qu'il m'est possible de voir le problème autrement ? » Ce questionnement intime nous permet de prendre la responsabilité des situations rencontrées. Au premier abord cela peut sembler « choquant » ou irréalisable, mais dès que nous nous positionnons pleinement et activement dans notre vie, nous voyons alors se profiler les réponses, l'horizon s'éclaire. En révisant notre attitude de base, nous sommes tous capables de nous libérer, plus ou moins vite, du poids de contraintes réelles ou imaginaires. Chaque situation contenant un enseignement, nous pouvons au moins décider de ne plus répéter les mêmes erreurs ! Ainsi, des situations perçues comme statiques et inamovibles deviendront des opportunités qui nous orienteront vers une voie nouvelle.

Malheureusement, nous arrivons rarement à repérer quelles possibilités de choix nous offre telle ou telle situation. Nous restons souvent fixés sur un seul aspect des choses — en général celui qui nous dérange le plus —, sans imaginer pouvoir modifier notre attitude. Quand quelqu'un me dit : « Je ne peux pas faire autrement, je n'ai pas d'autre solution ! », j'essaie de lui montrer que la vie est beaucoup plus créative qu'il ne le pense, qu'elle ne nous laisse jamais *une seule* possibilité. Si vous ne parvenez pas à distinguer clairement une solution, imaginez-la ! Il est intolérable de nous sentir victime d'une situation ; un enfant, forcément dépendant des choix des adultes, vit en même temps dans son monde imaginaire où tout lui est possible. Il utilise pleinement son énergie créatrice afin de gérer et d'atténuer ses frustrations. À l'âge adulte, l'état de victime nous laisse vulnérables, sans défense, exposés à la bonne ou mauvaise volonté des autres, qui décident à notre place comme dans notre enfance. Essayez alors de retrouver votre créativité d'enfant, avec vos capacités d'adulte : si vous vous trouvez dans une situation vous semblant « à sens unique », tâchez de décortiquer le problème comme s'il s'agissait non du vôtre, mais de celui de votre meilleur ami. Demandez-vous ce que vous lui répondriez s'il vous appelait à l'aide ; ensuite, adressez-vous réellement à votre ami en lui exposant votre problème : quelles solutions vous propose-t-il ? Comparez vos deux points de vue, puis demandez à votre sagesse intérieure de vous indiquer lequel est le bon. Vous deviendrez ainsi responsable de ce qui vous arrive, tout en constatant avec une grande satisfaction que vous tenez votre vie entre vos mains.

L'argent et nous

Le développement de notre créativité n'a que peu de valeur dans notre société ; si nous voulons nous ouvrir à un choix créatif, il faut d'abord reconsidérer notre attitude envers l'argent, puisque la créativité n'est reconnue que si elle « rapporte ». Or l'argent en soi est un simple outil qui doit nous aider à satisfaire nos besoins matériels, et son énergie est rarement aussi neutre qu'elle devrait l'être. Tous les jours, et ceci depuis des années, nous sommes confrontés aux chiffres du chômage, à l'appauvrissement important d'un grand nombre de personnes. Manquer d'argent au point de ne pas pouvoir subvenir à ses besoins essentiels est une source de stress et un facteur de risque de maladie. Par ailleurs, nous connaissons tous quelqu'un qui est prêt à se « tuer » pour retirer encore plus de bénéfices de son activité, en acceptant des conditions de travail et de vie laissant peu — ou plus du tout — de place à son épanouissement personnel.

Le changement de modèle que j'ai décrit au début de ce livre s'applique également à notre système économique, aujourd'hui à la recherche de modifications semblant encore bien difficiles à instaurer. Cette recherche prouve cependant que le système actuel ne nous convient plus. Pour son propre compte (c'est le cas de le dire…), chacun doit se poser une question clef : « De quoi ai-je envie et besoin dans la vie ? Quelles sont mes véritables priorités ? » L'argent que nous gagnons est souvent payé très cher, avec notre énergie substantielle, à la sueur de notre front. Demandez-vous combien d'heures il vous faut travailler pour financer vos vacances, sans lesquelles vous ne pourriez pas récupérer. Demandez-vous aussi quelle satisfaction vous apporte un achat important, et comparez-la au prix que vous avez payé en énergie vitale. Rien ne vous empêche de modifier ce que l'on appelle « le rapport à l'argent » ; vous pouvez *décider* d'investir votre argent dans ce qui vous donne un réel plaisir, et de réduire certains achats se révélant inutiles, sans importance. Vous allez probablement dépenser moins, tout en vivant beaucoup mieux. Quand vous aurez commencé à regarder l'argent de cette manière, votre attitude globale et la relation que vous entretenez avec lui peuvent se transformer radicalement.

Il est vraiment essentiel de prendre conscience des attitudes qui nous limitent et rigidifient notre existence. Commençons dès maintenant à les remettre en question, à les assouplir pour nous en libérer : nous sommes capables de reconsidérer notre pouvoir de décision. Apprenons à le développer, car nous améliorerons en même temps notre qualité de vie.

LA DIMENSION SPIRITUELLE DE LA VIE

Avant de commencer à écrire ce chapitre, je suis allée me promener dans les champs ; j'y ai vu des chardons en fleur, d'un bleu profond, des roses sauvages, des amandiers… et une multitude de papillons voletant partout. Je suis née dans une famille dite catholique non pratiquante ; pendant mon enfance, tous les enfants du village allaient à la messe et au catéchisme. Comme il était difficile de vivre à l'écart de la communauté, j'y allais aussi. Mais dès que je l'ai pu, à douze ans, j'ai coupé court à ces rites imposés et je ne les ai jamais repris depuis. À la maison, le mot « religion » résonnait toujours avec « méfiance ». Jusqu'à trente-cinq ans environ, je suis restée complètement agnostique, la question du sens de la vie ne me préoccupait pas. Puis certaines rencontres ont fait que, progressivement, j'ai commencé à m'interroger : « Qui suis-je ? Où vais-je ? »

Au début, j'ai opposé une forte résistance à ces questions, je ne voulais pas les entendre et les repoussais immédiatement, peut-être parce que les années précédentes avaient été marquées par la mort de plusieurs amis proches, tous disparus jeunes, par accident, maladie mais aussi suicide. Comme je l'ai écrit au début de ce livre, ma rencontre avec un homme qui, sur le point de mourir d'un cancer, m'a invitée à boire avec lui une coupe de champagne « d'au revoir », a changé mon regard sur la mort. C'est à cet instant que j'ai enfin compris et surtout accepté que nous sommes tous mortels, qu'il y a un moment pour quitter la vie. Cela a représenté la plus belle leçon que je pouvais recevoir en tant que jeune médecin, car cet homme m'a dit : « Merci de m'avoir accompagné sur ce chemin de la fin de ma vie. Maintenant, je suis arrivé, et je veux partir. » Il m'a appris à accepter que les médecins ne puissent tout guérir, et à admettre que parfois la maladie prélude à la mort ; il m'a appris à savoir être présente dans un accompagnement digne et respectueux de la personne mourante, sans la noyer dans une approche technique, médicale, laquelle reflète souvent l'anxiété du médecin face à la mort vécue alors sur le mode de l'échec. J'ai constaté que les personnes gravement malades ne demandent pas au médecin de prendre la responsabilité de leur guérison, elles savent que cela dépasse le cadre du traitement purement médical.

La mort précoce de plusieurs de mes amis a bousculé ma réflexion personnelle et fait vaciller mes croyances. J'ai découvert l'importance du bien-mourir et la notion des « affaires non terminées » (*unfinished business*) due à Élisabeth Kubler-Ross. Petit à petit, lentement, j'ai ouvert ma conscience à une dimension spirituelle : je veux dire par là qu'en découvrant la pulsation universelle de la vie, j'ai allégé les contraintes d'un enseignement scientifique qui m'avait laissée sur ma soif. Après des décennies matérialistes et profondément a-spirituelles, nous voyons émerger dans la société une quête de sens.

Pendant trop longtemps, il y a eu un amalgame entre religiosité et spiritualité. Parler d'une quête du sacré est devenu suspect pour beaucoup de nos contemporains : c'est la science qui, de plus en plus, a pris un statut de « religion du peuple », érigeant les vérités scientifiques en dogmes. Dans certains milieux, il est très mal vu d'évoquer une ouverture spirituelle et pourtant, depuis que j'exerce, j'ai remarqué que tout le monde (sans aucune exception) exprime d'une manière ou d'une autre sa recherche du sens de la vie. L'ouverture spirituelle vient au moment où on ne l'attend pas, ou plus ; il est possible que nous ayons à un moment donné des préoccupations d'ordre mental, lesquelles vont avoir une résonance émotionnelle susceptible de déboucher par la suite sur une ouverture spirituelle.

Pour comprendre le sens de sa vie, chacun doit prendre conscience de soi-même et se reconnaître. Cela ne s'effectue pas en quelques instants mais au cours d'un long chemin continu, celui du processus du développement. L'être humain possède la compétence de se voir comme une entité séparée de son corps physique, de ses sentiments et pensées, c'est-à-dire de sa *personnalité*, terme désignant couramment ces trois aspects de l'humain. La connaissance vers laquelle nous nous dirigeons ne peut venir que du point de vue de l'âme, que l'on peut considérer comme un niveau de conscience, atteint quand les deux aspects de l'intelligence de l'esprit et de la matière se rencontrent, et expriment l'intelligence universelle ou divine. Plus cette connaissance augmente, plus nous apprécions consciemment le monde spirituel et le rôle — petit mais important — de l'homme au sein de l'univers.

La création des deux pôles de l'existence — esprit-matière et leur réunion ou âme — forme la base de toutes les situations de la vie et de l'énergie créatrice universelle. La conscience humaine se développe grâce au mouvement permanent entre ces deux pôles : à travers l'expérimentation, l'observation des différents niveaux de la dualité et l'acceptation de leur présence, l'être humain est capable de reconnaître que ce ne sont pas des entités séparées, mais la continuité de la vie. Nous bougeons sans cesse, nous sommes pris entre l'adaptation et la résistance à nos « trois mondes », physique, émotionnel et mental ; nous pouvons parvenir à nous stabiliser, à trouver un point d'équilibre contenant nos références et nos convictions adaptées à notre vie de chaque jour : nous le trouverons si nous suivons les grandes lois universelles, tout en conservant la souplesse nécessaire pour voir si nos propres règles restent valables. Nous acceptons alors les conséquences de nos actes comme faisant partie de ce processus d'apprentissage et de développement.

Seule notre intuition peut nous permettre de savoir quelles pensées viennent de notre âme ou appartiennent à notre personnalité. Dès que nous réalisons que l'être humain se compose d'une âme et d'une personnalité, l'âme nous ouvre la voie vers les niveaux spirituels en les éclairant : « *D'abord cherche-toi sur le chemin, après perds-toi, et tu as fait ton chemin.* » Nous développons notre conscience en expérimentant l'interaction esprit-matière, car nous faisons alors connaissance avec notre moi : grâce à la fusion des énergies de l'âme et de la personnalité, il va donner forme à notre être spirituel. Nous avons cependant besoin de reconnaître et d'accepter la part d'ombre que nous portons tous : notre soi ne se réalisera pleinement que si elle peut s'exprimer à son tour et nous transmettre son enseignement.

Vécues dans le monde extérieur comme dans le monde intérieur, nos expériences et nos souffrances nous font suivre le chemin infini de la conscience.

Chaque vie humaine possède une immense valeur, quel que soit le niveau de conscience auquel elle est vécue. Il me semble pourtant que l'humanité a aujourd'hui grand besoin d'élargir et d'élever sa conscience, afin d'entendre le message adressé par notre sagesse supérieure (peut-être s'agit-il de notre inconscient collectif ?) : je pense que chacun devrait essayer d'intégrer ce message à sa propre réalité. Nous disposons d'une multitude d'outils pour aller à la rencontre de notre conscience, chacun peut trouver celui qui lui convient le mieux ; mais je souligne une fois encore qu'il serait illusoire et utopique de croire que nous puissions effectuer ce voyage sans fournir l'effort d'apprendre à bien manier l'outil choisi. J'aimerais revenir sur la vision très personnelle de Caroline Myss [1] par rapport à la notion de transformation et de changement personnels. Elle relie la sagesse ancienne de trois grandes traditions spirituelles, les sept chakras hindous, les sept sacrements chrétiens et les sept vérités sacrées de l'arbre de vie de la cabale : elle montre ainsi qu'il nous faut nécessairement franchir sept étapes si nous recherchons une plus grande conscience et maturité spirituelle. Je décrirai ces sept étapes un peu plus loin. Nous reconnaître comme les êtres spirituels que nous sommes exige que nous élevions notre conscience dans chacun de nos actes quotidiens. Le développement de notre maturité spirituelle ne passe pas par l'interprétation des textes sacrés, mais par l'apprentissage du langage spirituel de notre corps : si nous réalisons l'effet de nos pensées et croyances — notre vie interne — sur notre corps physique et notre vie externe, nous devenons les cocréateurs de notre existence et de notre santé. La maturité spirituelle est la capacité d'être créatifs en faisant des choix dont nous assumons la responsabilité : nous participons activement à l'ensemble de ce que nous vivons, modelons notre organisme grâce à la force créatrice de notre vie interne.

Les enseignements des chakras hindous, des sacrements chrétiens et de la cabale nous montrent le chemin de notre existence, celui de notre progression vers l'état d'adultes matures dans

---

1. Caroline Myss, *Anatomy of the Spirit*, Three Rivers Press, 1996, p. 63-92.

leur vie quotidienne et spirituelle. Au plan symbolique, ces enseignements nous invitent à comprendre et à utiliser la puissance de notre esprit pour parvenir à un bien-être psychique, émotionnel et physique. Le rapprochement entre les différentes traditions sacrées n'est pas une innovation, mais il s'intègre bien à l'air du temps. Ce qui est nouveau dans l'approche de Caroline Myss, c'est qu'elle fait résonner un centre énergétique du corps avec chacune des sept vérités universelles sacrées, au nombre de sept dans toutes les grandes traditions spirituelles. Il s'agit de la mélodie de la vie !

L'été dernier, à Majorque, j'ai eu la chance d'assister à un concert de Ravi Shankar, exceptionnel musicien indien ayant voué sa vie à la musique traditionnelle hindoue. Ce grand maître a gardé l'esprit ouvert puisqu'il rencontre des musiciens européens ou américains (il a notamment enregistré un disque magnifique avec Philip Glass), avec lesquels il partage son enthousiasme et sa passion. Ce concert était donné tard le soir, dans la cour intérieure d'un monastère franciscain ; j'ai eu le sentiment très fort que cette musique « religieuse » — comme l'appelait Shankar en invitant son auditoire à se laisser porter par elle — se mariait parfaitement avec l'énergie intense dégagée par le lieu lui-même. Au début du concert, une étoile est montée dans le ciel, pour rester juste au-dessus de la tête de Ravi Shankar ; puis la lune est apparue sur un côté de la scène, qu'elle a « survolée » lentement pour disparaître de l'autre coté à la fin du concert. Cette rencontre entre les traditions indienne et chrétienne m'a fait comprendre et ressentir qu'il existe effectivement une vérité spirituelle universelle, qui nous réunit tous.

À travers les sept centres énergétiques, le système énergétique humain donne une forme aux sept vérités sacrées des traditions indienne, chrétienne et juive. Elles nous aident à guider et développer notre force vitale en nous permettant de répondre aux différentes étapes de notre maturation individuelle. Notre tâche spirituelle consiste à apprendre à équilibrer les énergies de nos puissances physique et psychique. Toutes les grandes traditions spirituelles font le lien entre esprit et corps, maladie et guérison. Dès que l'on élargit sa vision en abandonnant l'approche religieuse pure au profit d'un regard symbolique, on peut voir les parallèles existant dans les cultures hindoue, juive, chrétienne et bouddhiste. Je ne connais pas l'islam, et j'ignore donc si l'on peut y retrouver les mêmes liens, mais je serais très étonnée que ce ne soit pas le cas.

Les sept étapes universelles (d'après Caroline Myss)

1. Tout est un. Nous sommes reliés à toutes les formes de vie. Il nous faut apprendre à respecter et à nous connecter à cette force énergétique archétypale : elle correspond au premier chakra (tribal), au sacrement du baptême et au sefirah de Shekhinah. Nous naissons dans notre famille biologique, à laquelle nous rattache un lien que nous conservons notre vie entière ; nous devons honorer ce lien, qui nous permet de comprendre que nous sommes symboliquement reliés aux autres et à la vie.

Chez les chrétiens, le sacrement du baptême signifie que la famille s'engage à prendre soin de l'enfant, à l'aider à grandir jusqu'à ce qu'il devienne un adulte mûr et responsable. Cela va lui permettre de se sentir en sécurité et en confiance, closes indispensables pour bien mener son existence. Notre famille — dans laquelle nous avons « choisi de naître », comme le disait Françoise Dolto — est là pour nous donner une leçon de la vie, particulière à chacun d'entre nous.

Si l'on dépasse le cadre restreint de la famille biologique, nous nous reconnaissons comme membres de la vaste tribu des êtres humains ; nous nous engageons à vivre parmi et avec les autres en les honorant, et en respectant les autres formes de vie. « Ne fais pas à l'autre ce que tu ne voudrais pas qu'il te fasse. » Le meilleur moyen de nous honorer nous-mêmes consiste à honorer notre communauté ; cela représente la base des six autres étapes.

2. Honorez-vous et respectez-vous les uns les autres. Cette deuxième étape évoque la force qui s'exprime dans toutes nos relations, de l'amitié au mariage jusqu'aux relations professionnelles. Cette énergie — que nous devons utiliser avec intégrité et sincérité — nous permet de partager avec l'Autre la reconnaissance que nous faisons partie de la même famille divine, de « communier » avec lui et de nous comporter en conséquence. Chacun a besoin des autres, même à travers des rencontres parfois douloureuses. À sa manière, chaque personne présente dans notre vie contribue à tracer notre chemin : nous devons développer notre maturité pour comprendre et accepter cela. Considérer quelqu'un comme un ennemi génère une énergie négative et surtout empêche la vision symbolique, qui seule permet de comprendre puis de dépasser l'événement douloureux initial. En voici un exemple : au début de la Seconde Guerre mondiale, un ami de Jung et ancien disciple de Freud (qui avait quitté le groupe de Freud en même temps que Jung) a envoyé son fils à Vienne pour persuader certains juifs — Freud en premier — de partir rapidement afin d'éviter les persécutions nazies. Freud a refusé tout net : « Je refuse de me sentir redevable à des ennemis [1] ! » Cette attitude montre comment un homme intelligent peut rester bloqué dans une situation conflictuelle vieille de plusieurs dizaines d'années : Freud continuait à percevoir l'autre comme un ennemi ; il n'avait pas atteint la vision symbolique dans ce cas précis.

Ce deuxième chakra contient aussi l'énergie de l'argent et de la sexualité, qui vont de pair. Nous recherchons tous une union sacrée avec un autre être humain, qui nous permettra de perpétuer la vie. « L'étincelle passe, les âmes se fondent » : une force quasi spirituelle nous pousse à nous engager dans cette relation. Bien sûr, il arrive qu'elle n'ait pas pu se développer comme le souhaitaient les deux personnes impliquées, et qu'au bout d'un certain temps leur séparation devienne inévitable. On ne doit jamais perdre de vue les comportements des deux individus puisque chacun de nous possède sa part d'ombre, qui risque de se réfléchir fortement dans l'attitude de l'autre.

3. Aime-toi toi-même. Cette troisième vérité nous invite à développer la confiance, l'amour et le respect envers nous-mêmes. Ce troisième chakra contient notre « intuition de survie » : elle nous protège lorsque nous sommes physiquement en danger et nous alerte si nous nous trouvons confrontés à une énergie négative provenant d'une autre personne. Il s'agit de ce que nous sentons « avec nos tripes » : ne pas en tenir compte revient à nous faire violence.

Symboliquement, le sacrement de la confirmation nous met

1. B. Hannah, *Jung*, Dervy, 1989, p. 310.

face à la responsabilité que nous prenons alors de devenir quelqu'un de « bien », de développer nos potentiels, car nous avons besoin d'accéder à la conscience de qui nous sommes. Dans les cultures traditionnelles, le passage à l'âge adulte est souvent marqué par un rite ou une cérémonie initiatique aidant le jeune à se positionner psychologiquement dans sa nouvelle qualité d'adulte. Dans nos sociétés, ce rite n'existe plus aujourd'hui et laisse un flottement, voire un vide dans lequel une faiblesse psychologique peut faire son nid. L'individuation a du mal à s'établir, elle s'organise plutôt par rapport à un groupe social, sportif ou autre. Ces groupes ne suffisent pas à l'adolescent pour apprécier son propre potentiel, qui reste méconnu et donc souvent en friche.

Nous perdons le contact avec la sagesse intuitive de notre monde intérieur. L'estime et le respect envers nous-mêmes sont des besoins essentiels, qu'il nous faut satisfaire pour rester en bonne santé. Si nous voulons nous épanouir dans nos relations, il nous faut d'abord être en harmonie avec nous-mêmes, connaître et accepter notre part d'ombre, consentir à notre vie telle qu'elle est. Cela nous donne la force d'en être responsables et cocréateurs, dans une attitude positive d'acceptation et de gratitude.

4. L'amour est la puissance divine. Ce quatrième centre énergétique — également appelé chakra du cœur — se trouve au centre du système énergétique humain, et marque l'entrée dans notre monde intérieur. Alors que les trois premières étapes concernent les relations que nous entretenons avec nous-mêmes et le monde extérieur, la quatrième vérité nous dit que l'amour est le pouvoir le plus puissant que nous puissions développer. Sans amour, nous ne pouvons vivre. Si notre cœur est vide, notre vie est vide car l'énergie vitale nous fait dramatiquement défaut. Aucune richesse matérielle ne peut remplacer un manque d'amour. Si nous adoptons une attitude blessante envers quelqu'un, si nous exprimons volontairement ou involontairement des émotions négatives, nous nous faisons du mal à nous-mêmes, nous empoisonnons notre système corps-esprit qui emmagasine cette énergie négative. L'un des poisons les plus redoutables est la rancœur, l'impossibilité de pardonner à nous-mêmes et à l'autre.

Voici le message à entendre : nous disposons d'un potentiel d'amour que nous pouvons cultiver et développer parallèlement à notre capacité de *pardon*. Chacun doit et peut apprendre à s'aimer et à aimer l'autre. Symboliquement, le sacrement du mariage représente le besoin d'explorer l'amour, de s'y engager et d'en prendre la responsabilité. Nous devons d'abord appliquer cela à nous-mêmes : si nous ne nous aimons pas tels que nous sommes, si nous ignorons nos besoins émotionnels ou les négligeons, il nous sera difficile d'accepter l'autre de manière inconditionnelle et de l'aimer véritablement.

5. Soumettre sa volonté personnelle à la volonté divine. Ce lâcher-prise est essentiel si nous souhaitons développer notre stabilité à tous les niveaux de notre vie. Que signifie-t-il ? Chacun de nous sait — ou sent — qu'il a quelque chose à accomplir sur terre, qu'il se dirige dans une direction donnée, en se demandant où se situe le plan de cette voie.

Ce cinquième chakra nous parle du plan divin, à la base de toute vie et de notre désir d'en connaître l'accès. En grandissant et en atteignant notre maturité, nous essayons de suivre ce chemin par notre propre volonté. Les principales étapes sont tracées d'avance : nous quittons nos parents, devenons indépendants, travaillons, avons parfois un partenaire puis des enfants. Tout se passe bien jusqu'à ce que, inévitablement, nous nous retrouvions un jour ou l'autre face à une crise : notre partenaire nous quitte, notre travail ne nous satisfait plus ou nous le perdons, ou nous devons affronter une maladie. Nous sommes alors contraints à faire le point, à examiner quelles sont les limites intérieures qui nous empêchent de réaliser ce que nous avions projeté. La question « Quel est le sens de ma vie ? » se pose souvent, et favorise parfois l'alignement (l'ajustement) avec la volonté divine. La plupart du temps, ce sont nos problèmes qui provoquent cette mutation psychologique. Nous nous débattons dans nos difficultés, soucis et angoisses, et nous retrouvons bloqués dans une voie sans issue. Que faire ? Nous avons épuisé les possibilités de notre volonté, nous n'en avons récolté que davantage de douleurs et de sentiments d'échec. Si nous sommes capables de nous laisser porter par l'énergie qui nous entoure, en disant : « D'accord, le guide, c'est Toi, j'accepte ce qui se présente », nous voyons alors s'installer des synchronicités (des « hasards ») extraordinaires, la vie s'enrichit d'une nouvelle dynamique car nous avons accepté de nous ouvrir à la référence de l'infini.

La symbolique du sacrement de la confession vient compléter le cinquième chakra : il nous enseigne qu'il ne faut pas déformer la vérité, que toute vie épanouie est honnête et intègre. Nous ressentons d'ailleurs tous le besoin de nous libérer des torts que nous avons créés ou des manipulations que nous avons commises. La confession nous permet de nous laver de ce qui a entaché notre honneur et terni notre estime de nous-mêmes ; elle répare le mal que nous avons provoqué. Se confesser revient à abandonner le niveau du monde matériel en nous plaçant entre les mains de l'autorité divine.

Le fait de s'abandonner à un « pouvoir plus grand que le sien » est d'ailleurs la clef du succès des groupes d'aide en douze étapes, dont le plus connu est celui des Alcooliques anonymes.

L'allègement du poids de la culpabilité et des émotions négatives que nous traînions comme des boulets nous permet de réinvestir notre énergie dans de nouveaux comportements positifs. Nous pouvons apprendre à communiquer différemment, parler des autres et aux autres d'une manière qui ne soit pas blessante, ne pas juger intentionnellement quelqu'un, ne pas se montrer a priori critiques, négatifs ou suspicieux envers les autres. Cela s'applique bien sûr également à nous-mêmes : tout ce que nous émettons de négatif dans nos attitudes, jugements, critiques, pensées et émotions nous revient sous forme d'énergie négative, qui nous contamine.

6. Cherchez la vérité. Le sixième chakra — chakra de l'esprit — nous confère l'énergie nécessaire pour chercher les réponses aux mystères nous entourant. Nous évaluons alors sans cesse la véracité et la valeur de nos croyances ; nos expériences nous rendent peu à peu plus matures, nous abandonnons ce qui ne nous correspond plus. Si en revanche nous opposons une résistance aux vérités profondes en les empêchant de pénétrer notre champ mental, notre système de perception va finir par se figer.

Chacun désire que son existence soit utile et ait un sens pour les autres, chacun souhaite avoir le sentiment que ce qu'il fait est sacré et le relie aux autres. Peu importe la nature de nos activités, car nous pouvons toujours en faire bénéficier les personnes de notre entourage : chacun est capable de développer envers les gens avec lesquels il vit ou travaille une attitude d'accueil, de confiance, de support, d'empathie et de non-jugement. Nous devenons ainsi le miroir d'une énergie sacrée, bénéfique pour tout le monde. Cela correspond symboliquement au sacrement de l'ordination.

Nous pouvons demander l'aide de la sagesse universelle pour nous guider dans nos raisonnements, surtout quand, avec notre logique humaine, nous ignorons comment continuer notre route ou progresser. Ce recours à notre système de guidance interne va nous permettre de dépasser les limites que nous impose notre pensée, et de découvrir une véritable sagesse profonde portée par « l'homme de deux millions d'années », comme disait Jung. Nous n'atteindrons un certain état de paix qu'à condition de renoncer à comprendre avec notre *raison* pourquoi certaines choses arrivent ; il nous faut adhérer à *la raison divine* en lui demandant : « Dis-moi ce que je peux entendre, et donne-moi l'assurance que, derrière chaque événement de ma vie, aussi douloureux soit-il, quelque chose de bon m'attend. »

7. Vivez dans le moment présent. Le septième chakra — chakra de l'âme — nous dit que notre âme est éternelle, contrairement à notre corps physique.

Chaque jour, nous passons trop de temps à nous remémorer notre passé ; nous dilapidons ainsi une quantité considérable d'énergie — si précieuse —, aux dépens de notre épanouissement. Nous comprendrons les mystères du passé si nous vivons pleinement le présent, car ils s'éclairciront alors d'eux-mêmes. Vivre intensément chaque instant me semble l'un des enseignements le plus important et le plus simple, mais non le plus facile à appliquer : nous avons appris à nous méfier de la force de nos pensées, qui aiment tant revenir vers ce qui est connu.

Symboliquement, le sacrement de l'extrême-onction va de pair avec le besoin de vivre dans le présent ; on l'administre aux personnes se trouvant au seuil de la mort, pour les aider à libérer leur esprit de ce qui les retient sur terre. Au plan symbolique, ce sacrement invite la personne à « régler » celles de ses affaires qui ne sont pas terminées et se sont accumulées au cours de sa vie. Cette démarche va la soulager de ce qui continue à lui demander de l'énergie.

Toujours symboliquement, cela est valable non seulement à l'approche de la mort, mais également chaque fois que nous nous sentons à un carrefour de notre existence. Physiquement et spirituellement, nous avons besoin de « bien terminer » ce qui nous a occupés. Après chaque expérience douloureuse ou traumatisante, nous pouvons faire confiance à notre sagesse profonde : elle va nous permettre de lâcher prise envers notre passé et d'ouvrir un nouveau chapitre de notre vie. Mais si nous nous opposons volontairement à abandonner le passé, nous interférons avec la force de vie, affaiblissant et notre corps et notre esprit.

Le sefirah du Keter, qui nous relie symboliquement au monde infini, dit qu'il n'y a pas de mort mais seulement la vie.

À notre naissance, nous portions déjà ces sept vérités dans notre corps-esprit-âme. En grandissant et en mûrissant, nous comprenons de mieux en mieux leur message archétypal, apprenons à l'interpréter symboliquement. Les différentes traditions religieuses nous parlent des mêmes vérités ; celles-ci sont universelles et faites pour nous réunir et non pour nous séparer. Grâce à une lecture symbolique de ces vérités, nous comprenons que chaque être humain rencontre les mêmes difficultés durant son développement personnel. Alors, nos apparentes différences d'ordre extérieur ne peuvent plus nous tromper : en recherchant ce qui nous relie tous intérieurement, nous développons une vision symbolique qui nous guide vers notre sagesse profonde.

LA DIFFICULTÉ DU CHANGEMENT

Nous devons nous confronter régulièrement au changement, qui représente l'un des nos principaux problèmes. Au fil du temps, l'ensemble de notre organisme apprend en effet à apprécier avant tout *l'ordre*, et met en place la stratégie nécessaire pour éviter ou annuler les changements, quels qu'ils soient. Cela concerne d'abord les fonctions physiologiques vitales, placées sous le contrôle de l'hypothalamus, gardien du maintien de notre équilibre corporel. De son côté, le cortex filtre les pensées (impulsions, désirs, sentiments) qui traversent sans cesse notre esprit, tout en essayant toujours de les ramener vers une référence connue. En quelque sorte, le cortex décide de nos « fréquentations », puisqu'il oriente nos pensées vers des circuits neuronaux ayant fait leurs preuves et démontré leur efficacité. Les mêmes circuits sont souvent activés, ce qui explique — en partie — pourquoi nous utilisons si peu le reste de notre immense potentiel cérébral. En modifiant notre angle de vue, nous pouvons imaginer la vaste capacité de développement et de transformation qu'il héberge, et finalement *décider* d'y introduire de nouveaux circuits, correspondant mieux à ce que nous avons envie d'être. Le cortex nous surveille et ne montre guère d'enthousiasme à nous laisser partir dans telle ou telle direction si nous ne le désirons pas vraiment… Malgré tout, n'oublions pas que nous aurons le dernier mot !

Pour cela, nous devons savoir comment affronter et dépasser la résistance tenace au changement, car il est très difficile de renoncer à nos anciens sentiments, attitudes et pensées. Ces « vieux amis » nous tiennent en laisse, nous nous ennuyons avec eux, sans avoir le courage de rompre. La *peur* et la *culpabilité* sont les principales raisons de notre attachement au passé et de notre appréhension du futur. Chacun de nous porte sa part de souffrances et de blessures, mais personne ne réagit de manière semblable quand il s'agit de gérer la souffrance. En général, ce qui nous pousse à envisager un changement ou une transformation est le fait que la douleur — psychique ou émotionnelle — devient à un moment donné franchement insupportable. Nous devons alors admettre qu'un changement est indispensable : « Je ne peux pas continuer un instant de plus comme cela, il faut que ça change ! » Une maladie peut également devenir l'occasion propice d'un changement, à condition que le malade soit prêt à réfléchir à ce qui lui arrive, à ce qu'il vit grâce à la maladie, s'il consent à dépasser le cadre purement matériel et la peur de se sentir coupable.

Apprendre un nouveau vocabulaire

Pourquoi bloquons-nous notre énergie créatrice ? La plupart des notions que nous nous sommes forgées du monde viennent d'un ensemble de références que nous avons acceptées psychologiquement, intégrées dans notre quotidien, et tenons pour définitives. Cela nous amène à les remettre rarement en question, même si elles ne nous correspondent plus. Ce « scénario de vie », selon la formule des praticiens de l'analyse transactionnelle, se construit très tôt et est en général acquis avant l'âge de sept ans. Il est stupéfiant de penser que les dés sont déjà « jetés » à sept ans ! Nous traversons tous des situations durant lesquelles nous savons que notre façon de réagir est directement liée à ce que nous avons connu quand nous étions petits. Notre passé résonne dans notre présent, nous reproduisons ce que nos parents et d'autres figures d'autorité nous ont transmis. Notre propre scénario se base donc sur un système de règles et de références élaboré pendant notre tendre enfance ; il restera notre fil d'Ariane pour le reste de notre existence, se traduisant par un code nous imposant ce qu'il faut faire, penser et sentir... et surtout ce qu'il ne faut pas faire, penser et sentir.

Nos actes et nos expériences sont animés par une même force, souvent inconsciente : tout ce que nous faisons est fondé sur notre envie d'*éviter la douleur* et de trouver le plaisir. Depuis notre enfance, nous avons appris expérimentalement à craindre la douleur, que nous commençons parfois à réprimer dès notre vie fœtale. Parvenus à l'âge adulte, ce mécanisme a été tellement intégré qu'il en est devenu tout à fait inconscient : nous emmurons nos blessures en bloquant l'expérience négative de la douleur, comme, par exemple, la peur ou la colère ; mais en même temps, nous nous interdisons de vivre l'expérience positive (principe de la dualité) que contient toute douleur, c'est-à-dire ses aspects physiques, émotionnels et psychiques.

Ainsi nous pouvons nous abstraire de la douleur physique en rétractant notre conscience du point du corps qui nous fait souffrir ; nous coupons court à notre angoisse en contractant nos muscles, en l'engloutissant dans l'océan sans fond de notre inconscient. Afin de garder notre souffrance bien enfouie et muette, nous multiplions les activités, nous nous agitons comme des pantins, nous nous éparpillons, travaillons trop, vivons mal. Nous gaspillons une énergie énorme pour tenter de noyer notre douleur, sans nous rendre compte que nous étouffons à la fois sa *sensation* et l'expression de ce que nous sommes à ce moment-là.

Nous avançons cahin-caha, pris entre nos résistances et notre adaptation à notre sécénario personnel, jusqu'à parvenir à un semblant d'équilibre conciliable avec notre système de croyances actuel. Bien entendu, il existe de nombreux degrés dans la douleur et le plaisir ; chaque jour nous confronte à une décision psychique consistant à choisir entre les deux. Nous pesons constamment nos actes et les répercussions qu'ils peuvent avoir sur notre existence, en essayant de « maîtriser » les forces de la douleur et du plaisir. Pourquoi nous est-il alors si difficile d'effectuer un changement dont nous connaissons la nécessité ? Nous savons qu'il nous faut réagir, sans nous résoudre à agir.

Notre système de croyances

Chaque fois que nous vivons une expérience, nous y associons une « image-conclusion » que notre esprit relie à l'émotion ressentie à cette occasion : les *associations émotionnelles* formées par notre système nerveux au cours des expériences douloureuses ou agréables s'avéreront déterminantes dans nos actes à venir. Comme nous l'avons vu, nos pensées, nos émotions et nos sentiments dialoguent constamment avec notre corps à travers les systèmes immunitaire, endocrinien et nerveux. Même si nous préférons croire être guidés par notre seul intellect, ce sont en réalité nos émotions qui remplissent ce rôle dans la plupart des cas.

Pour simplifier les choses, on peut comprendre les *sentiments* comme des pensées se dirigeant de l'intérieur vers l'extérieur, où elles sont transformées en *émotion*, réaction enregistrée par nos cinq sens au niveau du « corps » : ce qu'expriment les sentiments est enregistré par les émotions. Nos émotions refoulées se « stockent » malgré nous dans notre organisme où elles s'accumulent ; nous les portons chaque jour et, sans que nous le « sachions » consciemment, elles peuvent préparer le lit de la maladie. Les pensées et les sentiments étant indissociables de notre vie, ils ne sont donc ni bons ni mauvais, mais prennent leur signification ou leur sens dans une situation donnée. C'est alors qu'intervient la *croyance* proprement dite : elle répond en effet à notre besoin de nous orienter dans un monde construit à partir de modèles semblables, fonctionnant sur le mode analogique. Ces analogies ou ces similitudes, que nous reconnaissons comme familières et sécurisantes, dirigent toutes nos actions et finissent par déterminer notre qualité de vie. Ce ne sont pas les événements extérieurs concrets qui influencent notre existence, mais la *perception* que nous en avons : nous leur prêtons une signification et les interprétons en nous appuyant sur des références connues.

D'innombrables pensées et idées traversent sans arrêt notre esprit ; si elles se rattachent à des *expériences*, l'émotion ressentie face à elles les transformera en images-conclusions aussitôt enregistrées et référencées par notre cerveau. Chaque fois que cette expérience se représentera, le cortex activera la voie neuronale nous permettant de retrouver la référence initiale. Plus cette voie neuronale est stimulée, plus la référence en question prendra de l'importance : nous allons commencer à y *croire* et à lui donner une valeur essentielle. Chacun de nous possède de nombreux points de référence ; il s'agit avant tout des expériences personnelles vécues au jour le jour, qui portent déjà l'empreinte des informations-références fournies par les autres, provenant surtout de notre entourage familial, scolaire ou social. Mais parfois, nos références se fondent sur notre seule imagination ! Si nous imaginons une situation quelconque avec suffisamment de précision, notre cerveau enregistre l'information comme si nous vivions authentiquement cette situation : en effet, il n'établit pas de différence entre une situation imaginée et une situation réelle. Notre cerveau verra la situation imaginée comme si elle était réelle, même si ce n'est pas encore le cas : il suffit pour cela que notre émotion face à cette situation imaginaire soit suffisamment *intense*. Ce phénomène est à la base de la pratique de visualisation dont je parlerai plus loin. L'émotion spécifique accompagnant nos expériences influence certainement la puissance de nos croyances.

Nos croyances de référence expliquent que notre vie soit heureuse ou malheureuse : en effet la plupart de celles que nous avons acceptées sont limitatives. C'est-à-dire que face à un problème donné, elles nous empêchent de dépasser un cadre étroit, elles nous restreignent et nous freinent. Très souvent, nous les appliquons surtout à nous-mêmes, à ce que nous sommes, à ce que nous pensons de nous, à ce que nous pouvons être et faire : parce que nous n'avons pas réussi quelque chose autrefois, nous *croyons* être incapables de réussir dans le futur. Nous restons

« réalistes » et hésitons à aller plus loin de peur d'être déçus, et de nous décevoir nous-mêmes.

Si vous avez l'impression de tourner en rond comme un fauve dans sa cage, si vous pensez ne rien pouvoir faire pour vous sortir d'une situation, si vous avez tout essayé sans succès, alors réagissez… car cela ressemble bel et bien à une croyance limitative très forte ! N'oubliez jamais qu'en dernier ressort, c'est *vous* qui décidez d'accepter une croyance, ou au contraire de la remplacer par une nouvelle référence répondant mieux à ce que vous voulez être. Pour modifier une croyance et changer le système qui l'englobe, il faut commencer par reconnaître le nombre impressionnant des croyances limitatives qui nous cernent en tous domaines. Procédez avec sincérité à leur inventaire, examinez-les sous toutes les coutures : rappelez-vous, par exemple, en quoi les observations et critiques de vos parents ou de vos enseignants — faites peut-être à la légère — ont eu une influence puissante sur votre vie, votre comportement. C'est d'ailleurs en partie la « qualité » de ces diverses remarques qui fait diverger les attitudes des frères et sœurs face aux événements de l'existence.

Voici quelques exemples de l'influence possible de croyances a priori limitatives : en terminale S, j'avais un professeur de mathématiques « raide comme un clou », physiquement et psychiquement. Il n'avait aucun humour, était enfermé dans un système de croyances qui le rendait hautain, arrogant et misogyne. J'étais dans une classe de filles, mais depuis la troisième il existait parallèlement une classe de garçons, notre lycée souhaitant étudier et comparer nos résultats respectifs. Un jour, ce professeur a commencé à épiloguer sur son quotient intellectuel de 140 ; il nous a dit que nous étions toutes des nulles atteignant à peine la « moyenne », que nous étions absolument incapables de suivre un enseignement universitaire, même de premier cycle. J'ai retrouvé mes amies de classe dix ans plus tard, et nous avons tout de suite évoqué le charmant discours de ce professeur : impossible d'oublier de telles paroles ! Pourtant chacune d'entre nous les avait « travaillées » à sa manière, les trois quarts des élèves ayant accompli avec succès un cycle universitaire complet.

Je me souviens par ailleurs de deux garçons qui, à l'école primaire de notre village, avaient rapidement acquis la réputation que tout effort d'apprentissage leur était inutile, que « leur tête était vide et le resterait ! ». Ces enfants avaient probablement beaucoup souffert d'être étiquetés stupides, à la limite de la débilité ; ils se montraient tous deux assez violents avec les autres et jouaient aux durs en permanence. Il y a quelques années, en lisant le journal, j'ai eu le grand plaisir d'avoir des nouvelles de chacun d'eux. L'un avait repris la ferme viticole de ses parents en décidant de modifier l'exploitation et s'était passionné pour la fabrication de champagne, ce qui représentait une grande nouveauté au Luxembourg. Depuis qu'il s'est lancé, il reçoit sans cesse des premiers prix aux concours nationaux et internationaux, et ses clients viennent de loin pour lui acheter sa production. L'autre avait succédé à ses parents, qui étaient boulangers dans notre village et fabriquaient un pain médiocre. Grâce à sa ténacité, il a réussi à obtenir le titre de « meilleur pâtissier du Benelux ». Depuis dix ans, ces deux hommes ont su maintenir la qualité de leur travail, s'y investissant toujours avec passion et enthousiasme. Ils ont pris une superbe revanche sur leur enfance psychologiquement massacrée par des enseignants pleins de cruauté.

Nous connaissons presque tous de belles histoires de ce genre ; elles démontrent qu'il est toujours possible de dépasser une croyance limitative, aussi puissante soit-elle. Voilà quelque chose de rassérénant ! Pour cela il faut d'abord comprendre qu'elle nous a fait souffrir dans le passé, qu'elle le fait encore dans le présent, et que si nous ne la modifions pas, elle continuera dans l'avenir. Il faut ensuite trouver le moyen de mettre cette croyance en doute, par exemple à travers une nouvelle expérience suscitant une émotion différente de l'émotion initiale. Cette émotion neuve nous permet de modifier légèrement notre point de vue et notre perspective, de bousculer la croyance qui nous contraignait, puis de l'éliminer. Si nous sommes honnêtes avec nous-mêmes, nous pouvons nous souvenir de convictions que nous défendions bec et ongles il y a quelques années, et que nous évoquons aujourd'hui avec une certaine gêne…

En fait, nos nouvelles expériences déclenchent exceptionnellement un changement radical ; elles ne font bouger l'édifice que si elles nous obligent à remettre en cause nos croyances. Et comme nous avons beaucoup de mal à effectuer cette « révision mentale », la partie n'est pas gagnée d'avance, il faut s'y atteler. Si vous sentez intuitivement que certaines de vos croyances sont réductrices pour votre vie quotidienne, posez-vous ces quelques questions à leur sujet :

• En quoi cette croyance ne me convient-elle plus, en quoi est-elle absurde ou ridicule ?

• À quel moment ai-je adopté cette croyance, quelle expérience et quelle émotion y étaient associées ?

• Si cette croyance m'a été inculquée par quelqu'un, cette personne reste-t-elle une référence valable pour moi ?

• Que se passera-t-il si je ne me libère pas de cette croyance dans tous les domaines de ma vie ?

Vous vous apercevrez alors que la moindre modification dans votre façon d'*interpréter* une situation influencera vos décisions ! Croire fortement en un événement — bon ou mauvais — nous entraîne automatiquement à créer toutes les conditions pour qu'il survienne, car nous fabriquons le contexte de la réalisation de notre vie, le plus souvent de manière inconsciente. Nous suivons les caractéristiques de notre structure personnelle, c'est-à-dire notre manière de répondre aux événements, de vivre le bonheur et l'amour, mais aussi de provoquer la maladie et parfois l'accident. À ce propos, j'aimerais évoquer le travail passionnant de François Maillé [1], homéopathe psychothérapeute. Il y a une dizaine d'années, j'ai découvert son travail de recherche sur les psychotypologies homéopathiques, développé en collaboration avec le Dr Dominique Paulin. Son enseignement est devenu une aide précieuse dans chacune de mes consultations, car en quelques instants la personne que j'ai en face de moi me *parle* à travers son attitude physique et ses premières paroles, avant de m'exposer ses symptômes et ses craintes. Comme l'écrit François Maillé : « Terrains, énergie et structures vont se décliner en milliers de combinaisons possibles dont nous percevons chez chaque sujet des dominantes qui signent son rapport à lui-même et au monde. L'inné et l'acquis se développent mutuellement en une boucle continue que nous avons la liberté et le pouvoir de transformer, à condition d'en connaître les mécanismes profonds. » J'ai ainsi appris à reconnaître rapidement les structures d'adaptation dominantes de la personne qui me consulte, et je sais comment guider et accompagner la rencontre en tenant compte non seulement des

1. François Maillé, *Bio-Logique de nos différences*, Encre, Paris, 1996.

points forts, mais aussi des faiblesses de mon interlocuteur. En dix ans, j'ai pu vérifier à quel point ce modèle de terrains-structures est pertinent ; François Maillé est en train de le retravailler pour le rendre accessible à des non-homéopathes.

Il existe, bien sûr, d'autres études de modèles d'adaptation au monde ; mais à ma connaissance elles ne tiennent compte que des structures psychologiques de chaque individu et ignorent la plupart du temps ses caractéristiques physiques. Or notre corps fait partie de notre « carte d'identité », au même titre que nos sentiments et notre code génétique. À travers notre apparence physique, nous exposons qui nous sommes, nous donnons des indices sur la manière dont nous allons nous comporter face à une situation donnée, et dévoilons où se localise notre faiblesse. J'ai pu constater que nous ne sommes pas égaux devant les maladies : quand nous étions bébés chacun de nous possédait son terrain et sa pathologie de prédilection, par exemple otite pour les uns, bronchite pour les autres. Avec l'âge notre structure mentale s'installe tandis que notre structure physique se précise. Grâce à l'approche typologique et bio-logique de chaque personne, le regard du médecin s'ouvre, se rénove et lui évite alors de tomber dans le piège de la systématisation simpliste. Cela permet une véritable prise en compte de l'entité corps-esprit-âme et aide beaucoup à instaurer une prévention. Les masques tombent, la personne se révèle dans son individualité essentielle ; son corps et son esprit sont profondément en résonance l'un avec l'autre. Nous sommes définitivement différents et uniques !

Je voudrais illustrer cela avec l'exemple de Henri, professeur de sciences dans une grande école ; je le connaissais depuis peu, son ancien médecin traitant lui ayant donné mon adresse après son départ en retraite. Henri, la soixantaine, avait eu un double pontage coronarien quelques années auparavant et suivait un traitement à visées cardiologiques. Il travaillait énormément, son métier le passionnait… et il fumait deux paquets de cigarettes par jour. Dès notre premier rendez-vous il m'a annoncé la couleur : « Ce n'est pas la peine d'essayer de me faire arrêter de fumer. Je ne veux pas ! Je connais le risque et je l'accepte. » Je le voyais deux fois par an et il faisait une bronchite chaque hiver. J'appréciais cet homme cultivé, agréable, mais qui se livrait peu. Je savais qu'il vivait avec sa deuxième femme et leur fils adolescent, qu'il avait trois filles adultes de son premier mariage. Henri dormait mal « depuis toujours » ; autoritaire, irritable et irascible, il s'emportait pour un rien dans de grosses colères qui ne le soulageaient guère. Il ne parlait jamais des sentiments qui le préoccupaient et qu'il stockait au fond de lui-même ; en tant que scientifique de haut niveau, il était ou semblait hermétique à sa vie intérieure, qu'il ne parvenait pas à voir.

Juste avant Noël, il est venu me consulter pour sa « bronchite habituelle ». Ce jour-là je l'ai trouvé particulièrement épuisé, et même déprimé. Je lui ai prescrit un traitement pour sa bronchite et, bien que la médecine du travail lui ait fait pratiquer une radiographie pulmonaire quelques mois auparavant, je lui ai demandé d'en passer une autre à la fin de son traitement. Il était d'accord, me disant qu'il toussait depuis l'automne. Les nouveaux clichés ont mis en évidence une tumeur pulmonaire qu'il fallait opérer. Quand j'ai revu Henri pour en parler avec lui, il m'a déclaré : « Je sais que c'est un cancer ; s'il vous plaît, n'inquiétez pas ma femme. Je vais me faire opérer après le nouvel an, je veux être sur pied et avoir terminé les soins fin mars. Mais il n'est pas question que j'arrête mon travail pendant trois mois. » Henri a fait ce qu'il avait décidé : il a admis la gravité de sa maladie, y a répondu en s'engageant dans le traitement sans changer sa vie pour autant, du moins dans ses habitudes extérieures.

Je l'ai revu rapidement après l'opération, qui avait confirmé un cancer pulmonaire de mauvais pronostic. Henri était fatigué, ses séances quotidiennes de rééducation respiratoire et la radiothérapie l'épuisaient. Il avait arrêté de fumer du jour au lendemain ; un peu gêné, il m'a dit : « Je pensais que je n'y arriverais pas. Mais j'ai tellement peu de souffle que, tout simplement, je n'ai plus pu fumer. » Il avait repris ses activités à mi-temps. J'ai remarqué qu'il commençait à me parler de sa vie affective et familiale ; son fils de treize ans devenait difficile et faisait des « bêtises », Henri avouait avoir du mal à le cadrer. Il a poursuivi : « Mes filles croient que je ne les ai jamais aimées, car je n'étais pas assez présent et beaucoup trop autoritaire avec elles. Je ne m'intéressais qu'à leurs résultats scolaires, je n'ai jamais pris le temps de partager réellement quelque chose avec elles. Après le divorce d'avec ma première femme, je ne les ai pratiquement plus vues. Aujourd'hui je me rends compte qu'elles sont fragiles, malheureuses dans leurs vies, et voilà que ça recommence avec mon fils. J'aimerais tellement leur montrer à tous à quel point je les aime et qu'ils sont importants pour moi. »

Quelques semaines plus tard, Henri a pris rendez-vous avec moi pour lui et son fils. Cela a été une rencontre extraordinaire ; cet homme habituellement réservé et froid a demandé à son fils comment il pouvait l'aider à être bien dans sa peau et heureux de vivre. Il lui a dit qu'il l'aimait, s'excusant de son peu de disponibilité. Henri allait de mieux en mieux, aussi bien physiquement que moralement. Ses examens de contrôle sont restés normaux, et un nouvel équilibre a vu le jour dans sa vie familiale. Sa maladie l'a confronté à sa condition de mortel, qu'il a regardée en face, et il en a profité pour « mettre de l'ordre dans ses affaires privées ». Il a pu dire ainsi à ses filles à quel point il aimerait tenir son rôle de grand-père, qu'il souhaitait les recevoir régulièrement, elles et leurs familles, et qu'il leur offrait son soutien inconditionnel face aux aléas de la vie. Henri était complètement transformé, ce qui a mobilisé la dynamique et les réactions des nombreux membres de sa famille. Bien sûr, il traversait des moments où il avait peur de mourir, mais il s'est occupé activement de « guérir sa vie », de dire aux siens son amour avec sincérité. Aux dernières nouvelles, cinq ans après l'opération, son corps suit son désir de guérison ; malheureusement le pneumologue auquel je l'avais adressé — et que j'appréciais beaucoup pour sa présence chaleureuse — est mort brutalement d'une crise cardiaque, dans l'hôpital où il exerçait. Henri en a été très affecté, car il s'agissait d'un homme jeune qui, comme le déplorait Henri, « n'a pas eu le temps de régler et de terminer ses histoires ».

La maladie a représenté pour Henri l'occasion de prendre conscience que nous avons *tous* besoin de recevoir et de donner de l'amour. Le bienfait a été immense pour toute la famille, puisque une réparation a finalement pu se faire quand Henri a dit les choses essentielles, demandé pardon pour les torts causés et les erreurs commises. J'ajouterai qu'Henri ayant appris la méditation, il exprimait ses sentiments autrement que par la colère, qui lui avait servi si longtemps de paratonnerre. Sa tension artérielle s'est normalisée et il a pu considérablement alléger son traitement cardiaque. N'est-ce pas une belle illustration du fait que guérir une maladie signifie aussi guérir sa vie ?

« Les choses ne changent pas, c'est nous qui changeons ! » (H.D. Thoreau)

Nous sommes les seuls responsables de tout changement, et à l'origine de notre propre transformation. Changer n'est presque jamais une question de faculté mais bien de motivation : il ne s'agit pas de se demander si l'on *peut* changer, mais plutôt si l'on *veut* changer. Nous avons vu que l'être humain est un animal routinier ; notre résistance au changement est énorme, tout comme les forces conscientes ou inconscientes que nous déployons pour l'éviter. Chez la plupart des gens, le déclenchement d'un mouvement de transformation est dû à la douleur — surtout intérieure —, devenue insupportable : quand la limite du tolérable est franchie et surtout reconnue, on peut alors adopter d'autres perspectives et attitudes.

Après de longues années de recherche, Paul Watzlawick et l'École de Palo Alto ont introduit la notion de *changement superficiel* — niveau 1 —, et de *changement profond et réel* — niveau 2 —, ce dernier étant beaucoup plus rare et difficile à réaliser : « L'un prend place à l'intérieur d'un système donné qui, lui, reste inchangé, l'autre modifie le système lui-même [1] », note Paul Watzlawick. La peur du changement correspond presque toujours à celle de l'échec ; elle fait partie de la peur de la mort, se rencontre dans tous les milieux sociologiques et face à toutes les situations. Nos efforts pour y résister sont à la hauteur de l'enjeu.

Le changement de niveau 1 concerne les sphères que l'on pourrait appeler « extérieures » ; il permet, par exemple, de savoir saisir une opportunité de changement professionnel ou de déménagement. Ces événements entraînent parfois une modification d'attitude ou de comportement, avec la mise en place de nouvelles capacités ou aptitudes découvertes à cette occasion ; des aspirations neuves peuvent en découler.

Mais pour instaurer un changement de niveau 2, « il faut

1. Paul Watzlawick, *Changements*, Seuil, « Points », Paris, 1975, p. 28.

savoir produire les règles qui permettraient de changer les règles du jeu et engendrer ainsi, de l'intérieur, les conditions de son propre changement[1] ». Changer les règles du *jeu intérieur* consiste à remettre en question notre système de références, de valeurs, de croyances et de convictions ; la conviction correspond à une idée accompagnée d'un puissant sentiment émotif et d'une certitude solide. Les croyances que nous avons développées sur la vie et sur nous-mêmes, sur notre identité, sont à la base du changement de niveau 2.

Nous retrouvons ici la notion essentielle de transformation personnelle : parvenus à l'âge adulte, nous avons la possibilité de continuer un processus de croissance, qui nous motive pour nous réaliser et pour développer notre autonomie authentique. Nous devons pour cela faire confiance à notre créativité, c'est-à-dire prendre le risque de tracer notre route hors des sentiers battus, en nous référant à notre propre « loi » intérieure : en effet, j'ai souvent été frappée de voir beaucoup de gens stagner dans le « mal vivre » malgré un travail analytique commencé depuis plusieurs années. Il est indispensable de s'occuper de ses anciennes blessures en les élaborant et en les guérissant, sinon il ne peut y avoir de véritable transformation de notre scénario de vie. Ce concept permet d'expliquer une bonne partie de notre résistance à la transformation, puisque nous élaborons dès notre enfance un carcan de comportements et de contraintes, à la source de nos névroses d'adultes : répétitions, projections inconscientes, comportements dommageables ou inadaptés, etc. Pour que le vrai changement de niveau 2 — profond, réel et durable — ait la possibilité de se produire, il faut fréquemment qu'un élément imprévisible survienne : après un long (et ardu) travail mental et émotionnel, cet élément nous apparaît alors comme une illumination soudaine, permettant d'amorcer l'étape de développement personnel.

Mais nous franchissons rarement ce palier, car nos recherches sur le *pourquoi* de notre vie, sur la compréhension de nos blessures anciennes, ne nous permet pas forcément de les dépasser ni de les intégrer une fois pour toutes dans notre histoire. En parallèle, nous devons surtout développer le *comment*, en apprenant à nous situer et évoluer dans ce nouvel espace de liberté

1. *Ibid.*, p. 40.

qui nous soulagera de nos fardeaux. Malheureusement, la démarche analytique déprécie souvent ce *comment* en donnant la priorité au *pourquoi*, pourtant peu favorable à la dynamique du changement. Or nous avons besoin de tenir compte du *pourquoi* et du *comment*, l'un ne pouvant exister sans l'autre : savoir accueillir chaque nouvelle journée, en reconnaissant et en acceptant le chemin parcouru, fait partie de notre processus d'apprentissage et de développement adulte.

Quand on s'est noyé pendant de nombreuses années dans un brouillard de douleur psychique intense ou la confusion de ses repères, il faut (ré)apprendre à vivre dans le présent du quotidien *adulte*. Faute de quoi notre « enfant intérieur » reste bloqué aux temps de ses blessures ; il n'a pas seulement refoulé sa douleur mais aussi sa joie, sa créativité et son inspiration. Nous portons *tous* cette blessure en nous, elle est le lot commun de l'humain et en quelque sorte nous éduque. Quand nous aurons compris et ressenti le *pourquoi* de notre souffrance, cette partie de nous-mêmes enfouie, restée « petite » et si vulnérable, alors nous pourrons aller vers notre épanouissement, grandir en prenant soin du *comment* et apprendre ainsi qui nous sommes vraiment : le développement personnel est complémentaire et différent de la psychothérapie ou de la psychanalyse. Avec la vogue actuelle du Nouvel Âge, on observe également le phénomène inverse, celui de la « pensée magique » : là, il s'agit de croire en une intervention miraculeuse extérieure susceptible de résoudre nos problèmes d'un coup de baguette. Obtenir tout, tout de suite et sans efforts est une demande avide qui correspond à l'attitude puérile de notre enfant intérieur blessé. Mais nous n'atteindrons le véritable changement de niveau 2 que si nous sommes capables de laisser nos anciennes blessures derrière nous pour développer enfin notre individualité intégrale.

L'ouverture spirituelle est un aspect fondamental émergeant souvent de cette démarche personnelle. J'ai dit précédemment que notre société perçoit le seul mot « spirituel » comme suspect et gênant, l'amalgame entre spiritualité et religiosité étant constant. On constate pourtant que très peu de personnes ne croient rigoureusement en rien. D'autre part, depuis quelques décennies, les voies traditionnelles de la Connaissance nous sont révélées et sont mises à notre portée : bouddhisme tibétain, hindouisme, cabale, soufisme ou zen, tous rencontrent un succès grandissant auprès d'un vaste public en quête de sens. Bien entendu, cette connaissance ne s'acquiert pas uniquement dans les livres, mais un livre peut représenter l'étincelle suscitant le feu. Là encore, le Nouvel Âge fait que beaucoup de gens passent d'une « technique » à l'autre, pour les abandonner successivement dès la première difficulté : ce comportement reflète le principe du moindre effort, si prisé dans notre société. Chacun de nous est confronté à la difficulté de s'engager et de persévérer ; il nous faut accepter l'idée que le chemin parcouru est l'essentiel, qu'il en existe autant que de gens sur terre, l'issue étant la même pour tous : le domaine inconnu et mystérieux de notre mort. Selon moi, s'ouvrir à sa dimension spirituelle signifie reconnaître le processus universel qui nous relie à *tout* dans le phénomène de la vie ; notre noyau profond et notre intuition ne sont rien d'autre que ce sentiment familier d'appartenance au tout. L'espace que nous offre la méditation est celui de la conscience de nous fondre dans le tout, d'aller à la rencontre de notre noyau intérieur sacré.

Il a quelques années, j'ai eu l'occasion de rencontrer un jeune homme qui enseignait le yoga. Je connaissais sa femme depuis quelque temps et, à sa demande, je l'ai suivie pendant l'attente de leur premier enfant ; celui-ci s'est fait sa place rapidement (trop ?), dès les premiers mois de leur histoire d'amour, mais ils en étaient tous deux très heureux. Le futur père n'accompagnait cependant jamais sa femme aux rendez-vous, ce dont elle cherchait toujours à l'excuser en disant qu'il s'agissait d'un être exceptionnel : il méditait au moins six heures par jour et n'avait donc pas de temps à perdre avec des histoires bassement terrestres. Il avait déjà passé plusieurs années dans un ashram en Inde, et y retournait régulièrement pour suivre l'enseignement de son maître. Par manque d'argent, le couple vivait depuis toujours chez le père du jeune homme.

Peu de temps après la naissance du bébé, la maman m'a téléphoné, en larmes ; son compagnon avait décidé de faire chambre à part car les réveils et tétées nocturnes le dérangeaient trop, il n'arrivait plus à se concentrer sur sa vie intérieure. Je lui ai proposé de venir avec son ami et leur bébé, pour essayer de voir comment dénouer cela, tout en les confirmant dans leur nouvelle et difficile fonction de parents. La jeune femme m'a répondu avoir déjà évoqué cette possibilité avec son compagnon : il avait refusé en affirmant que je ne pouvais rien comprendre à la situation puisque je n'étais pas « initiée ». J'avoue en être restée stupéfaite ! Puis je lui ai dit qu'il était normal de se sentir secoué par l'arrivée d'un enfant, que selon moi celui-ci portait toute la sagesse universelle, que sa venue pouvait représenter une expérience essentielle et enrichissante — bien que fatigante —, à condition de tenir compte de quelques petites choses, d'apprendre à la gérer. Quelques jours plus tard, j'ai reçu un autre appel de la jeune femme : « Nous sommes à Ibiza où nous passerons l'hiver et le printemps. Le bébé a de la fièvre, que dois-je faire ? Mon ami pense que les médecins sont tous des imbéciles et qu'il peut pratiquer lui-même un massage de guérison. Je crois que nous allons traverser une période difficile, car il a loué une maison sans chauffage ni électricité, et l'eau vient d'un puits à côté de la maison… Le village est à huit kilomètres d'ici et nous avons seulement un vélo. Comment vais-je pouvoir me débrouiller ? » J'étais très embarrassée pour elle, car dans mon for intérieur je pensais que son ami faisait vraiment tout pour qu'elle parte. Le bébé présentant uniquement les signes d'une simple rhinopharyngite, je me suis permis de donner quelques conseils à la maman et j'ai raccroché.

L'histoire de ce jeune homme illustre parfaitement une souffrance non digérée, camouflée dans une pratique d'éveil qui n'a jamais pu dépasser le stade de la technique corporelle. Il avait développé sa quête spirituelle en imitant son « père spirituel », un yogi fameux. Son père biologique, un artiste mondialement connu, avait divorcé de sa mère quand il était tout petit. En retournant vivre chez son père — qu'il revoyait depuis peu — pendant la grossesse de sa compagne, ce jeune homme essayait d'une certaine manière de revenir en arrière, de remonter le temps. Mais il n'avait jamais pu aborder sa blessure, il était resté « tout bébé » dans beaucoup de domaines. Sa pratique du yoga lui a permis de masquer sa vulnérabilité en affirmant superbement : « Je sais, je suis dans la connaissance. » Cependant l'arrivée de l'amour dans son existence l'a paniqué ; en réalité, pendant toutes ces années, il n'avait connu qu'un changement très superficiel, de niveau 1.

Je remercie mon ami Christophe Evaristo Vandernotte d'avoir mis à ma disposition le schéma suivant, qu'il a élaboré.

LES DIFFÉRENTS PÔLES DU CHANGEMENT

Identité Croyances envers soi Valeurs, convictions Croyances sur la vie	*Changement niveau 2*
Aptitudes, capacités Aspirations Comportement, attitudes Environnement, opportunités	*Changement niveau 1*

RÉGIME DE SANTÉ

Le régime qui guérit

La nourriture est une des bases de l'existence ; manger permet de vivre, mais se nourrir fait bien davantage qu'assurer notre survie, car le rite convivial du repas est essentiel dans notre société d'abondance. Après une journée de travail, se retrouver en famille ou entre amis pour partager un repas préparé avec attention représente l'un de nos moments de plaisir et de détente favoris.

Je pense que notre mode de vie actuel influence largement le risque de tomber malade et intervient sûrement dans notre compétence d'autoguérison. Malheureusement, notre alimentation d'aujourd'hui donne un exemple souvent raté de l'adaptation humaine : nous mangeons trop, et consommons trop d'aliments ne convenant pas à notre corps. Il nous faut choisir avec soin ce que nous mangeons et buvons ; sans grands efforts, il est possible de réellement contrôler la qualité et l'équilibre de notre alimentation. Mais aucun accord n'a été trouvé sur ce qui rendrait un régime alimentaire bon ou néfaste pour la santé, les avis divergent. Bien qu'il ne soit pas certain que nous vivrons plus longtemps si nous observons un régime « parfait », tout pousse à penser que notre alimentation est déterminante au moins pour la qualité de notre vie. On publie de nombreux livres sur les « régimes sains », ils se suivent et ne se ressemblent pas : il existe des modes de régimes, dont la plupart, comme les collections de prêt-à-porter, disparaissent assez rapidement. Les véritables experts en la matière ne parviennent pas à se mettre d'accord : certains pensent que manger très peu de graisses est la clef de la santé, d'autres affirment que cela nous fait gagner au plus quelques semaines de vie. On note le même désaccord au sujet des bienfaits de l'alimentation végétarienne : plusieurs études ont montré que, dans une population végétarienne, l'incidence des maladies cardio-vasculaires et du cancer est plus basse que dans une population « omnivore ». Mais certains médecins considèrent que ce résultat est en réalité lié au fait que les personnes végétariennes sont en général bien informées sur leur santé, et attentives à l'ensemble de leur qualité de vie. Pour d'autres médecins, les aliments à base animale sont dangereux ; d'autres encore disent que si les non-végétariens mangeaient — comme les végétariens — moins de graisses et davantage de fibres, il n'y aurait plus aucune différence entre les deux types de population en terme de morbidité.

Je ne tiens pas à entrer dans les polémiques des différentes écoles de nutrition, car je pense que manger et boire doit avant tout rester un plaisir sain, sensoriel et convivial, avec à la clef l'idée de la recherche d'un équilibre. Le jour où j'ai été invitée pour la première fois à dîner chez un ami acupuncteur, j'ai été étonnée de trouver sur la table un délicieux cochon de lait rôti, accompagné d'un excellent gratin dauphinois et d'une appétissante salade verte. Cela se passait il y a quelques années, et à l'époque je me demandais encore s'il me fallait devenir végétarienne pour pouvoir exercer la médecine globale. Après ce repas mémorable, mon ami m'a expliqué que dans la perspective de la médecine chinoise, on peut *manger de tout*, à condition de choisir des aliments d'une qualité irréprochable et surtout dépourvus de résidus de toxines : le cochon de lait, les pommes de terre et la salade provenaient donc d'une ferme biologique bretonne.

Si nous ne le surchargeons pas, notre système digestif est apte à digérer une nourriture variée. Depuis ce repas chez mon ami acupuncteur, je me suis facilité la vie — surtout dans ma tête — et m'autorise à manger ce qui me fait plaisir tout en veillant à quelques règles simples, pratiques, que je souhaite vous exposer brièvement. Beaucoup d'entre vous les connaissent, mais on ne répète jamais assez les choses essentielles :

• Prenez le temps de manger : asseyez-vous si possible dans un endroit calme, prenez plaisir à déguster et savourer chaque aliment ; restez assis encore cinq minutes après avoir terminé le repas, pour vous relaxer avant de reprendre vos activités.

• Écoutez votre sensation de faim : ne mangez pas si vous n'avez pas vraiment faim ; ne sautez jamais un repas sous prétexte que vous êtes trop occupé.

• Ne mangez pas trop, laissez toujours un petit peu de place dans votre estomac.

• Essayez de prendre votre repas le plus copieux au déjeuner, et dînez légèrement le soir. Si votre vie familiale et sociale fait que le soir est le seul moment de la journée où il soit possible de partager un repas avec vos proches, arrangez-vous pour dîner le plus tôt possible : en effet la digestion est ralentie la nuit, de telle sorte qu'un dîner trop copieux et pris tard le soir risque de vous empêcher de bien dormir.

Quelques idées générales

Le nombre de calories

Nous sommes sans cesse tentés par la grande variété et l'abondance des aliments ; pour beaucoup d'entre nous, manger ne consiste pas seulement à satisfaire notre faim physique, mais sert également à soulager notre anxiété, notre ennui, ou vise à remplir notre vide intérieur. En général nous mangeons trop, la qualité de nos aliments restant médiocre et nos repas monotones.

Cette suralimentation commence avec les repas des nourrissons, que l'on a tendance à trop nourrir ; ensuite, nous gardons en tête qu'« il faut manger pour garder des forces » : plusieurs études montrent qu'au contraire une consommation de calories plus faible que la moyenne habituellement recommandée semble augmenter la longévité, et surtout susciter un taux de maladies plus faible. Quand j'étais petite, je vivais avec mes parents dans la campagne luxembourgeoise ; nous allions régulièrement rendre visite, dans leurs fermes, à quelques oncles et tantes âgés. Tous ont atteint les quatre-vingt-dix ans et sont restés en bonne santé. Je me souviens avoir entendu dire à leur propos : « C'est normal qu'ils vivent si vieux : une tartine de confiture le matin, une autre le soir, à midi une soupe de légumes, et le dimanche un peu de viande. » Un tel régime alimentaire est peu commun de nos jours…

Puisque nous mangeons trop et mal, comment faire pour manger moins et mieux ? Il existe deux possibilités simples et efficaces : la première consiste à diminuer l'apport calorique de chaque repas, sans beaucoup en modifier ni le contenu, ni l'attrait ; la deuxième est de programmer assez régulièrement un jour de jeûne ou de quasi-jeûne. Vous pouvez réduire la teneur en calories de vos repas tout en mangeant bien et plus léger : le moyen le plus simple est de réduire leur contenu en graisses, qui procurent deux fois plus de calories que les protéines et les hydrates de carbone ; une bonne habitude à prendre en cuisinant est d'utiliser les graisses avec parcimonie.

En ce qui concerne le jeûne, je suis plutôt favorable à une journée de quasi-jeûne ; en effet, le jeûne total représente une source de stress pour le corps, qui l'interprète comme une incitation à augmenter ses réserves de graisse plutôt qu'à utiliser les anciennes. Le matin, préparez-vous un bouillon de légumes, que vous consommerez tout au long de la journée. À la place de ce bouillon, vous pouvez aussi ne boire que de l'eau — tiède de préférence —, ou des tisanes, avec ou sans citron. Mais si vous êtes très mince et frileux, il vaut mieux boire des jus de fruits fraîchement pressés, dilués dans de l'eau.

Cette journée de quasi-jeûne est un bon exercice pour se connaître soi-même, on a l'impression de faire quelque chose d'extrêmement sain, ce qui est toujours excellent pour le moral.

Cette pratique permet au système digestif de récupérer, de se reposer. Et quel plaisir, le lendemain, de redécouvrir les aliments, de les savourer en les consommant avec conscience !

Les graisses

Les conséquences néfastes pour l'organisme de la consommation de graisses sont aujourd'hui bien connues. Manger trop de « mauvaises graisses » peut sérieusement menacer notre faculté d'autoguérison, et représente peut-être la pire des erreurs d'ordre alimentaire que nous puissions commettre. De nombreuses études montrent que la diminution de la consommation de graisses peut minimiser le risque de développer des maladies dégénératives comme l'hypertension artérielle, la coronarite, les accidents vasculaires cérébraux, l'ostéoporose, le diabète, les calculs vésiculaires, et probablement les cancers du côlon, du sein et de la prostate [1]. En diminuant le nombre quotidien de calories et le taux de graisses, nous réduisons en même temps la production de radicaux libres, des molécules qui endommagent nos cellules, accélèrent le processus de vieillissement et interviennent dans les maladies énumérées ci-dessus.

Parmi les graisses — qui sont des mélanges d'acides gras —, il faut distinguer les acides gras *saturés* des acides gras *non saturés*, ou *polyinsaturés*. Schématiquement, les graisses composées d'acides gras saturés restent solides à température ambiante et sont la plupart du temps d'origine animale. Les huiles végétales polyinsaturées restent liquides à température ambiante : plus leur température de solidification est basse, plus la graisse est polyinsaturée. Par exemple, les huiles de soja, de sésame, de maïs, de tournesol, sont toutes des corps gras polyinsaturés. Entre les saturés et les polyinsaturés, il existe aussi des huiles végétales composées surtout d'acides gras *monoinsaturés*, comme, par exemple, les huiles d'olive et d'arachide.

L'opinion la plus courante concernant les graisses veut que pour préserver notre état de santé, il vaut mieux limiter leur consommation et surtout celle de graisses saturées d'origine

---

1. Le sujet étant très vaste et les références nombreuses, je cite la « bible » de référence : *Fats and Oils*, Vancouver, B.C., Alive Books.

animale. Mais nous pouvons élargir cette vision et aller plus loin. Les dangers évidents d'une forte consommation de graisses animales sont indéniables et désormais connus du grand public : « La mauvaise graisse donne du mauvais cholestérol. » En effet, une forte consommation de graisses saturées stimule la production par le foie de LDL-cholestérol (mauvais cholestérol), qui s'accumule dans l'organisme et va se déposer sur les parois artérielles : cette infiltration des parois vasculaires constitue l'artériosclérose, provoquant des complications cardiaques à plus ou moins long terme, en particulier l'obstruction des coronaires et donc une insuffisance cardiaque. En rétrécissant le calibre des artères et donc en réduisant le flux sanguin, la surcharge de LDL-cholestérol diminue directement la capacité d'autoguérison.

À propos de la teneur totale en graisses dans le régime alimentaire, il est difficile de déterminer le taux critique à ne pas dépasser. Les graisses donnent de la saveur et du liant aux aliments : il n'est donc pas simple d'obtenir d'une personne qu'elle suive un régime très pauvre en graisses, apportant environ 10 % des calories totales. Il me semble raisonnable d'adopter un taux de l'ordre de 20 % (sachant qu'une alimentation occidentale « normale » peut comporter 40 % de graisses), en évitant surtout les graisses animales. Les principales sources de ces graisses sont les viandes de bœuf, de porc, de mouton, et les volailles ; pour les volailles, la graisse s'accumulant dans leur peau, il suffit de l'ôter pour consommer ainsi une viande beaucoup plus maigre. L'ensemble des produits laitiers — surtout ceux à base de lait de vache — appartient à la catégorie des graisses animales, et la consommation de fromages, crème fraîche, beurre et lait entier est très importante en France.

À côté de ces deux familles de lipides naturels, on trouve des graisses saturées artificielles, la plus connue étant la margarine. Pour obtenir ce type de produits « travaillés », on sature artificiellement des huiles végétales liquides avec de l'hydrogène afin de leur donner une consistance semi-solide ou solide à température ambiante, ce qui augmente leur durée de conservation. La margarine a connu son heure de gloire lorsque les fabricants ont tenté de lui faire prendre la place du beurre en la présentant comme un produit dérivé végétal et « donc » bien plus sain. En fait, on sait aujourd'hui que *toutes* les graisses saturées font courir un risque à l'appareil cardio-vasculaire, et que la qualité de l'huile végétale utilisée avant saturation artificielle n'importe pas.

Bien qu'elles soient végétales, les huiles polyinsaturées (comme l'huile de maïs et de tournesol) doivent s'employer avec réserve : en effet, elles sont chimiquement instables et contiennent des acides gras dont les terminaisons hydrogène peuvent se combiner avec des atomes d'oxygène, produisant ainsi des composés toxiques — des radicaux libres — susceptibles d'endommager nos membranes cellulaires et notre ADN, et de faciliter des processus dégénératifs, inflammatoires, voire cancéreux.

D'autre part, si l'on chauffe ou traite chimiquement des acides gras polyinsaturés, ils se déforment et passent d'une forme dite « cis » à une forme dite « trans » ; ces nouveaux acides gras trans restent encore mystérieux. Notre corps sait reconnaître et utiliser les acides gras cis pour construire ses membranes cellulaires et participer à l'élaboration de certaines hormones ; en revanche nous ignorons ce qu'il fait des acides gras trans et comment il les emploie, ce qui permet de penser à un risque de membranes cellulaires défectueuses. Ces acides gras trans sont très rares dans la nature, et ne se rencontrent en général qu'après des manipulations physiques ou chimiques inhabituelles : il me semble donc préférable d'éviter leur consommation si l'on veut préserver le bon équilibre du corps et respecter sa faculté d'autoguérison. Il suffit pour cela de ne pas utiliser de margarines, ni de produits contenant des « huiles partiellement hydrogénées », dont la présence est — en principe — mentionnée sur les étiquettes : or *beaucoup* de produits en contiennent. Toutes les huiles végétales polyinsaturées vendues dans le commerce (maïs, tournesol, soja, colza, sésame) sont extraites en employant la chaleur et quelquefois des solvants : ces procédés favorisent les formes trans. Depuis peu, on trouve dans les supermarchés des huiles végétales (de tournesol ou d'autres végétaux plus rares) de *première pression à froid*, ce qui est un premier pas encourageant vers une prise en compte de la toxicité des formes trans. Mais lisez toujours avec soin les étiquettes !

Alors quelles huiles doit-on consommer ? Heureusement, le choix est d'autant plus facile qu'il est réduit : il reste les huiles végétales monoinsaturées comme l'huile d'olive ou d'arachide, qui n'exposent ni au risque cardio-vasculaire des lipides saturés, ni au risque de maladies dégénératives et de cancer des graisses polyinsaturées. Cependant, ces huiles contiennent encore 14 % de lipides saturés ! Dans cette catégorie d'huiles monoinsaturées, l'huile d'olive remporte la médaille, très loin devant les autres. Depuis les nombreuses publications sur la diète méditerranéenne, presque tout le monde a entendu parler des effets bienfaisants de l'huile d'olive sur la santé ; il semble que son acide gras prépondérant, l'acide oléique, soit « fait » pour s'entendre au mieux avec notre corps. Remplacer les graisses saturées par de l'huile d'olive fait baisser le taux de mauvais cholestérol (LDL), tandis que les huiles polyinsaturées provoquent une baisse des deux formes de cholestérol, le bon et le mauvais.

L'huile d'olive s'emploie depuis des millénaires. Le régime alimentaire méditerranéen se compose de beaucoup de fruits et légumes, de pain complet, de poisson, et de peu de viande ; toute la cuisine se fait à l'huile d'olive, à l'exclusion des autres graisses. Cette large utilisation d'huile d'olive semble à la base du bénéfice santé constaté dans les populations du Bassin méditerranéen : l'incidence des maladies cardio-vasculaires y est peu élevée, alors qu'on aurait pu attendre le contraire compte tenu de la consommation *totale* de lipides ; de même le taux des maladies dégénératives et cancéreuses est plus bas que dans beaucoup d'autres populations.

L'huile d'olive est délicieuse, la meilleure qualité étant celle dite « extra-vierge » ou de première pression à froid : cela signifie qu'on l'extrait par pression légère, sans intervention ni de chaleur ni de solvants ; on la trouve aujourd'hui dans tous les supermarchés à un prix abordable. Comme j'aime beaucoup cuisiner et préparer de bons repas, elle a toujours une place d'honneur chez moi. Qu'y a-t-il de meilleur que des légumes nouveaux, cuits brièvement à la vapeur puis arrosés d'un filet d'huile d'olive et éventuellement d'un peu de citron ? J'ai découvert à Majorque le *pa amb oli* (pain à l'huile) : il s'agit de pain noir sans sel, tartiné de pulpe de tomate crue, d'un peu d'huile d'olive et de jambon *serrano* ou de fromage ; cela constitue le casse-croûte de dix heures, ce moment sacré de la matinée où mieux vaut aller directement au bistrot si l'on recherche un interlocuteur d'une quelconque administration ! Le pa amb oli fait partie de l'art de vivre pratiqué aux Baléares. L'un de mes plus grands plaisirs est d'aller chercher mon huile d'olive directement à la ferme, de la goûter, de comparer. Au début, son goût plutôt prononcé peut ne pas être apprécié par tout le monde. Mais essayez-en plusieurs, vous remarquerez entre elles des différences surprenantes et trouverez sûrement celle qui vous convient. Il existe maintenant des clubs d'aficionados d'huile d'olive : comme pour les bons vins, il faut s'y connaître ! Si le seul changement que vous apportez dans vos habitudes alimentaires consiste à remplacer le beurre et la margarine par de l'huile d'olive, vous aurez déjà fait un grand pas en avant sur le chemin de la création de votre santé.

Quant à l'huile d'arachide (la préférée de la cuisine chinoise), elle comporte beaucoup plus d'acides gras polyinsaturés que l'huile d'olive et peut aussi contenir des toxines ; son intérêt me semble donc limité par rapport à l'huile d'olive.

Une autre catégorie d'acides gras — dont vous avez peut être entendu parler — sont les acides gras oméga 3, que l'on trouve dans certains poissons et quelques plantes. Ces oméga 3 semblent très bénéfiques pour notre santé, car ce sont des acides gras polyinsaturés possédant des propriétés spécifiques : tout porte à penser qu'ils réduisent les phénomènes inflammatoires, préviennent les troubles de la coagulation sanguine et protègent peut-être les cellules et les tissus des processus dégénératifs et cancéreux [1].

Vous pouvez enrichir votre alimentation en oméga 3 en mangeant du poisson deux à trois fois par semaine : il faut prendre du saumon, des sardines, des harengs, du maquereau et du thon, poissons des mers froides, plus gras que ceux des mers du Sud. S'il n'existe pas un bon poissonnier près de chez vous, il sera plus difficile, mais pas impossible, de suivre ce type de régime. On peut bien entendu utiliser des capsules d'huile de poisson, avec cette réserve que, là encore, on n'est jamais assuré de l'absence de toxines.

Les plantes riches en oméga 3 sont le lin et le chanvre. On trouve facilement des graines de lin dans les magasins de produits

---

1. A. Leaf, « Cardiovascular Effects of Omega 3 F.A. », *New England Journal of Medicine*, 318 (1988), p. 549-557. R.A. Karmali, « Omega 3 Fatty Acids and Cancer », *Journal of Internal Medicine*, 225 (1989), p. 197-200.

diététiques ; après avoir moulu les graines dans un moulin à café, parsemez-en une cuillerée à soupe sur les salades, les crudités et autres aliments. Vous pouvez également prendre des capsules d'huile de lin (en pharmacie ou magasin de diététique).

Les protéines

Les protéines possèdent avant tout une fonction de construction et de réparation cellulaire. Il s'agit de molécules complexes, constituées d'une suite d'acides aminés dont certains sont essentiels et que le corps ne sait pas fabriquer : leur apport est donc indispensable à l'organisme et nécessairement d'ordre alimentaire. Dans les sociétés occidentales, on ne voit quasiment plus de personnes souffrant de carence protéique ; au contraire la surconsommation protéique est devenue une règle. Les protéines sont généralement d'origine animale (viandes, volailles, poissons, produits laitiers) ou végétale (légumes secs, céréales, noisettes ou amandes, etc.). Mais les protéines animales étant plus concentrées que les végétales, il faut donc manger, par exemple, beaucoup de lentilles pour avoir l'équivalent protéique d'un steak : cette donnée constitue la principale différence entre les deux sources possibles de protéines.

Si vous consommez une quantité de protéines supérieure à celle dont votre corps a besoin pour procéder à son travail de réparation, le surplus est utilisé comme source énergétique. Cependant, comme ce sont des molécules longues et compliquées, leur digestion et leur métabolisme demandent davantage de travail que pour les hydrates de carbone et les lipides. Cela signifie que si vous mangez beaucoup de protéines, vous faites trop travailler votre système digestif et qu'il lui reste moins d'énergie disponible pour d'autres activités.

Les hydrates de carbone et les lipides sont métabolisés en dioxyde de carbone et en eau, mais les protéines laissent des résidus d'azote, qui peuvent être hautement toxiques : le foie les transforme en urée, dont l'excès est également toxique et doit être éliminé par les reins. Ainsi, dans une alimentation riche en protéines, le foie et les reins sont monopolisés par le métabolisme protéique et ne sont plus disponibles pour, par exemple, épauler le processus de guérison. Ces résidus azotés peuvent par ailleurs stimuler le système immunitaire (en l'irritant) et augmenter le risque d'allergie ou de réactions auto-immunes. Il est donc préférable de manger juste la quantité de protéines nécessaire pour assurer la réparation et la croissance du corps, évitant ainsi que leur excès se transforme en source d'énergie.

De quelle quantité de protéines avons-nous besoin ?

Selon le consensus international, 60 grammes par jour suffisent chez l'adulte ; cela correspond à un repas comportant (au choix) de la viande rouge, de la volaille, du poisson, des œufs ou du tofu (pâté de soja). Si nous gardons à l'esprit la protection de notre santé à long terme et de notre potentiel de guérison, il me semble important de choisir quelle « famille » de protéines nous allons manger. La viande et la graisse des animaux d'élevage sont souvent imprégnées de toxines provenant de l'environnement, dont la concentration plus ou moins importante dépasse toujours celle constatée dans les céréales. Les techniques d'élevage y ajoutent encore d'autres substances malsaines, comme des antibiotiques et des hormones. Il y a quelque temps, on a assisté à une polémique autour de l'utilisation excessive et abusive d'antibiotiques par les éleveurs, et nous nous souvenons tous des scandales déclenchés par l'emploi d'hormones. L'extension de la maladie dite de la « vache folle » a montré récemment le peu de compétence et d'efficacité de notre système d'information, et la lenteur de la prise en compte de ce problème majeur au niveau décisionnel des gouvernements.

Comment se protéger ? La seule possibilité est de limiter la consommation de viande, et de choisir si possible des viandes provenant d'élevages bio-organiques. Mais je vous en prie, n'insistez pas pour que vos enfants mangent de la viande chaque jour, offrez-leur d'autres sources de protéines. Compte tenu de la pollution croissante dans laquelle nous vivons, essayez (sans dramatiser) de les sensibiliser à la présence de toxines invisibles, et apprenez-leur — en leur donnant l'exemple ! — à se montrer exigeants dans le choix de leurs aliments. Ces conseils valent pour toutes les catégories de viandes, il n'y en a pas de meilleures que d'autres et tout dépend de leur provenance. Choisir une bonne viande est de plus en plus une question de confiance envers son boucher : il faut le questionner… et obtenir des réponses.

Le problème n'est pas le même pour le poisson, qui apparaît sans nul doute comme une source protéique saine. Cependant, les poissons diffèrent les uns des autres, et il faut se demander où ils se positionnent dans la chaîne alimentaire. Si un poisson vit près des côtes, son risque d'exposition aux toxines déversées par les fleuves dans les eaux du littoral est élevé ; ainsi le thon et les soles sont les poissons de consommation courante les plus contaminés. Néanmoins, les populations consommant beaucoup de poisson restent de loin parmi les plus saines ; on ignore si ce phénomène est lié à la présence d'acides gras oméga 3 — puisque tous les poissons n'en contiennent pas —, ou s'il est dû au fait que ces populations mangent nécessairement moins de viande. De toute manière, la consommation régulière de poisson doit être vivement encouragée.

Les produits laitiers se caractérisent par une forte teneur en acides gras saturés ; il vaut mieux choisir ceux préparés à partir de lait demi-écrémé ou écrémé. De plus en plus d'articles médicaux concernent les intolérances digestives et les troubles immunitaires liés au lait. Dans ma pratique, j'ai été étonnée par le nombre de bébés présentant une intolérance aux protéines de lait de vache, intolérance devenue vraiment fréquente. Il faut penser une fois encore aux toxines, aux traces d'antibiotiques et d'hormones présentes dans ces aliments dont les enfants raffolent. Je me permets d'insister : contrôlez l'origine de vos produits laitiers et soyez exigeant. J'ai pu remarquer les « miracles » obtenus dans des problèmes d'eczéma, d'asthme, de bronchite, d'otite, de sinusite et de rhino-pharyngite récidivante, en conseillant simplement d'éliminer *tout* produit laitier pendant quelques mois. D'autre part, une alimentation trop riche en produits laitiers a été mise en cause aussi bien dans les cancers du sein que dans ceux de l'ovaire [1].

Il reste enfin les œufs, dont le blanc représente une excellente source de protéines ; le jaune est riche en cholestérol. Là encore, afin d'éviter les résidus toxiques d'hormones et d'antibiotiques et compte tenu des conditions atroces d'élevage de masse des volailles, achetez uniquement des œufs provenant d'élevages en

1. D. Cramer and Co., « Galactose comsuption and metabolism in Relation to the risk of Ovarian Cancer », *Lancet*, 8 juillet 1989.

plein air, de préférence biologiques. Ces œufs ont bien meilleur goût que les autres — ce qui déjà vous récompense de vos efforts —, et vous ne participerez pas à l'expansion des élevages de masse.

Venons-en maintenant aux sources végétales de protéines, en premier lieu aux céréales et aux légumes secs qui constituent un bon apport protéique... à condition de ne pas être chargés en résidus de pesticides : choisissez si possible des produits de l'agriculture biologique. Leur rôle capital dans l'alimentation résulte aussi de leur richesse en fibres et sels minéraux. Les graines (tournesol, noisettes, etc.) sont également riches en protéines, mais on doit en consommer peu car elles sont très grasses. En Inde et en Italie, la cuisine traditionnelle les combine à des légumes verts et à des féculents — pommes de terre, pâtes, riz, blé —, mélange étonnant à première vue, mais intéressant à découvrir !

Le soja et l'ensemble de ses dérivés, très populaires dans toute l'Asie en raison de leur richesse protéique, font une percée méritée en Europe et aux États-Unis. Il existe maintenant une variété impressionnante de produits à base de soja, que l'on trouve dans les épiceries asiatiques, dans les magasins de produits diététiques et même dans les supermarchés, dont les rayons « diététiques » sont de mieux en mieux fournis.

Si leur goût caractéristique ne plaît pas à tout le monde, en général les enfants les aiment beaucoup. Comme pour tous les aliments nouveaux, il s'agit d'une question d'habitude : par exemple, goûter pour la première fois à un plat de sushi déclenche une appréhension, voire une répulsion à l'idée d'avaler du poisson cru. Puis la découverte d'une saveur qui n'a pas grand-chose à voir avec celle du poisson cuisiné fait que l'on devient facilement « accro » (c'est mon cas !).

On sait maintenant que les produits à base de soja contiennent des phyto-œstrogènes (œstrogènes végétaux !) ; selon de nombreuses études, ils confèrent une capacité de protection contre certaines maladies dépendant des œstrogènes humains, comme les cancers de la prostate et du sein, l'endométriose, les maladies fibro-kystiques de l'utérus et du sein[1]. Dans ma pratique, j'ai constaté que la consommation régulière de soja apporte un réel soulagement aux femmes souffrant de « bouffées de chaleur », ces désagréables manifestations de la ménopause. À part le soja et ses dérivés, les autres aliments riches en phyto-œstrogènes sont les cacahuètes, les noix de cajou, le maïs, le blé, les pommes et les amandes.

Il me semble important d'évoquer brièvement l'ostéoporose, qui s'accentue souvent à la ménopause. Il est maintenant admis qu'une alimentation riche en graisses et en protéines est un facteur favorisant d'ostéoporose, surtout chez les femmes faisant peu d'exercice et présentant un surpoids, même léger. L'ostéoporose est due à de multiples facteurs, et la réduire à un problème de calcium semble décidément trop simpliste, d'autant que l'apport de calcium ne règle pas la question.

Nous voilà au terme de ce long développement au sujet des protéines, qui ne donne pas vraiment envie d'en consommer trop (surtout les protéines animales !) ni à l'aveuglette. Si nous devenons *tous* plus exigeants sur la qualité de nos aliments, dont dépend notre potentiel de santé, les producteurs seront alors obligés d'en tenir compte, de signer une charte dans laquelle ils s'engageront à éliminer les pesticides, les hormones et les antibiotiques de leurs élevages. Mais cela nécessite une prise de conscience générale quant aux dangers présentés par une alimentation « trafiquée ».

Fruits et légumes

Consommer des fruits mûrs et des légumes de bonne qualité est l'une des meilleures manières de nous nourrir correctement et de prendre soin de notre organisme. Qui peut résister au plaisir de déguster une poire d'automne, de préparer des crudités aux couleurs attrayantes et de choisir un bon assaisonnement (à l'huile d'olive bien entendu !) ? Beaucoup de personnes renoncent

1. H. Aldercreutz and Co., « Dietary Phyto-ostrogens and the menopause in Japan », *Lancet*, vol. 339 (1992), p. 1233 ; Cassidy and Co., « Biological effects of a diet of soy protein rich in Isoflavones on the menstrual cycle », *American Journal of Clinical Nutrition*, 60 (1994), p. 333-340.

cependant à préparer des légumes, pour la seule raison qu'elles ignorent comment les cuisiner, trouvent cela compliqué et fastidieux, ne les aiment pas ou pensent ne pas les aimer. Par rapport aux légumes « obligés », notre enfance nous a souvent marqués, et l'injonction habituelle « Mange ta soupe ! » en a dégoûté plus d'un.

Il faut reconnaître que les fruits et légumes vendus dans les grandes villes offrent peu d'attrait ; on les récolte souvent quand ils sont encore « verts » — pour (théoriquement) mûrir pendant leur transport —, puis ils transitent dans différents lieux de stockage avant d'arriver sur les étalages. Il s'agit généralement de variétés à fort rendement, résistantes aux conditions de transport. Seul compte leur aspect, leur goût et leur saveur deviennent secondaires.

On sait aujourd'hui qu'une consommation quotidienne de fruits et légumes est indispensable si nous voulons nous protéger le mieux possible contre les maladies cardio-vasculaires et les cancers, stimuler notre activité immunitaire et surtout nous sentir pleins d'énergie. Choisissez des produits frais plutôt que ceux en boîte, surgelés ou séchés. Mais si votre congélateur est rempli à ras bord, n'hésitez pas ; mieux vaut manger des légumes surgelés que pas de légumes du tout !

Comme on sait de mieux en mieux isoler les substances disposant de propriétés protectrices, leur utilisation sous forme de compléments alimentaires (vitamines et autres) tend à se répandre : cette démarche est devenue très courante aux États-Unis, mais je ne suis pas sûre qu'il soit judicieux de la généraliser. Pendant mes études de médecine, j'ai partagé un appartement avec trois étudiants : deux étaient italiens et l'autre américaine ; cette jeune danseuse de claquettes s'appelait Revah, elle était venue à Paris pour oublier un chagrin d'amour. Les Italiens et moi adorions cuisiner, nous y passions beaucoup de temps. Pour nous soutenir moralement et parce que c'était plus économique, nous nous retrouvions tous les soirs pour le dîner, que nous préparions à tour de rôle. J'ai découvert ainsi les merveilleuses pâtes italiennes — toujours renouvelées grâce à une multitude de sauces aux légumes —, dont je ne me suis depuis jamais lassée. Revah s'étonnait de voir à quel point il était important pour nous de préparer soigneusement ce repas et de le partager : c'était un moment de réelle convivialité et d'amitié. Chaque matin, au petit déjeuner, nous voyions Revah face à une douzaine de flacons contenant des pilules de toutes les couleurs, ses « vitamines » : il s'agissait de son rituel matinal. Puis un jour, elle nous a demandé : « Mais où est-ce que vous achetez ces pâtes ? J'ai regardé dans le magasin et il n'y en avait que des "dures"... » Nous avons d'abord pensé qu'elle plaisantait, mais elle ignorait vraiment qu'il fallait faire cuire les pâtes dans de l'eau : elle n'avait jamais vu préparer des pâtes de sa vie et ne savait donc pas du tout comment s'y prendre. Sa mère détestait cuisiner, et toute la famille allait *chaque* jour au restaurant, midi et soir ! Revah a commencé illico son éducation culinaire, et quinze jours plus tard ses flacons de vitamines avaient disparu.

Pour en revenir aux suppléments alimentaires, on sait que le bêtacarotène (un précurseur hydrosoluble de la vitamine A) est effectivement préventif contre le cancer si nous le consommons dans notre alimentation [1]. En revanche son efficacité est beaucoup plus douteuse quand il est absorbé sous forme de pilule-supplément, ce que font actuellement des millions de personnes à travers le monde, après avoir entendu parler de son action antioxydante et de son possible effet préventif vis-à-vis du cancer. Les radicaux libres oxydants sont des molécules provenant en partie du métabolisme normal ; elles sont aussi — et surtout — produites en réaction à l'exposition aux rayons solaires, aux rayons X, à la pollution de l'air et à notre alimentation. Elles endommagent les cellules, accélèrent le processus de vieillissement, augmentent le risque de maladies dégénératives et inflammatoires.

Le bêta-carotène est présent à l'état naturel dans les fruits et légumes à peau jaune, orange ou rouge. Parmi les fruits, citons les abricots, les pêches, les melons, et, pour les légumes les tomates, les potirons ainsi que des légumes vert foncé, comme les brocolis ou les épinards. Il serait certainement sage que les gens mangeant peu de fruits et légumes augmentent leur consommation d'aliments naturellement riches en bêtacarotène ; s'ils n'y parviennent

1. M. Alexander and Co., « Oral B Carotene can increase the number of OK T4 + Celles in human Blood », *Immunology Letters*, vol. 9 (1985), p. 221-224 ; Willet et Macmahon, « Diet and cancer, an overview », *New England Journal of Medicine*, vol. 310, 11 (1984), p. 697-703.

pas, on peut cependant leur conseiller d'en prendre sous forme de supplément alimentaire.

Si vous manquez d'idées sur la manière de préparer les légumes de façon originale, allez faire un tour en librairie. L'édition du livre culinaire étant en pleine « explosion », vous découvrirez des ouvrages extraordinaires sur l'art de faire une cuisine saine, légère, savoureuse et... rapide, ce qui n'est pas négligeable !

En conclusion, j'insiste une fois encore sur la nécessité d'acheter des fruits et légumes de qualité, dont vous connaissez la provenance : il est important qu'ils ne contiennent pas de résidus de pesticides et d'autres toxines, dont je parlerai plus loin.

Les fibres

Les fibres sont les résidus non digestibles des végétaux que nous mangeons : fruits, légumes et céréales complètes. Elles assurent notre équilibre digestif et participent au maintien de notre santé ; les populations consommant très peu de fruits et légumes ont un taux élevé de cancer du côlon, et vice versa. Beaucoup d'anthropologues pensent que nos ancêtres étaient végétariens, car le dessin de nos dents ainsi que la longueur de notre tube digestif sont parfaitement adaptés à l'ingestion et à la digestion lente de plantes riches en fibres. Comment ces aliments riches en fibres aident-ils à réduire l'incidence du cancer du côlon ? Probablement parce qu'ils raccourcissent le temps de digestion des aliments d'origine animale, et favorisent l'élimination rapide des déchets toxiques qui séjournent donc moins longtemps au niveau du côlon.

Pour conclure ce chapitre sur le régime de santé, voici d'autres conseils d'ordre général :

1. Essayez d'éliminer le plus possible le sucre raffiné (blanc) de votre alimentation.

Il se révèle fréquemment comme facteur déclenchant de mycoses à répétition ; de même les états de grande fatigue sont souvent liés à sa consommation régulière. En raison de son rôle avéré dans la formation des caries dentaires, il vaut mieux ne pas habituer les enfants au goût sucré. Si vous avez besoin de goût sucré, choisissez plutôt le miel.

2. Buvez de l'eau, de préférence à température ambiante : un grand verre plusieurs fois par jour.

3 Prenez du plaisir lorsque vous mangez ! Un bon repas partagé avec des amis vaut mieux que n'importe quel repas parfait pour votre santé, mais absorbé dans la solitude !

Résumé

— *Essayez de diminuer l'apport calorique*, soit en diminuant les graisses à chaque repas et en augmentant les légumes pour diminuer la sensation de faim, soit en observant un jour de demi-jeûne par semaine.

— *Diminuez de manière importante votre consommation de graisses saturées animales* : réservez le beurre aux occasions exceptionnelles — comme la pâtisserie maison —, et éliminez définitivement la margarine et les produits à base d'huiles hydrogénées. Rappelez-vous qu'un gramme de graisse contient deux fois plus de calories qu'un gramme d'hydrates de carbone ; chacune d'entre elles est beaucoup plus difficile à brûler que la même calorie provenant d'hydrates de carbone.

— *Utilisez exclusivement une huile d'olive extra-vierge* de bonne qualité, et abandonnez les huiles polyinsaturées.

— *Évitez toutes les huiles chauffées, trafiquées*, à cause des formes *trans* qu'elles contiennent.

— *Mangez moins de protéines.*

— *Diminuez fortement les protéines animales, préférez les protéines de poisson et de soja* en raison de l'effet positif des oméga 3 qu'elles contiennent.

— *Mangez tous les jours deux fruits et deux légumes*, crus et cuits.

— *Mangez davantage de céréales* sous toutes leurs formes.

— *Réduisez votre consommation de sucre blanc.*

— *Limitez votre consommation de café* à deux tasses par jour.

Et ne désespérez pas, car il reste beaucoup de possibilités de manger très bien tout en respectant ces quelques conseils.

ATTENTION AUX TOXINES

Notre compétence d'autoguérison ne peut pleinement s'exercer que si les différentes composantes du système de guérison sont efficaces. Quand une ou plusieurs d'entre elles ne sont pas disponibles ou ne fonctionnent pas, l'ensemble du système en souffre. Le principal danger provient de la surcharge toxique émanant de la multitude de substances nocives qui nous entourent ; à la longue, elles s'opposent à la bonne activité de ce système. Il existe un décalage non négligeable entre l'état d'alerte ressenti par une partie de la population, et l'opinion « officielle » des scientifiques, des industriels et des gouvernements, qui ont une forte tendance à sous-évaluer et minimiser l'exposition toxique quotidienne. La vérité se situe probablement entre les deux, mais pour ceux qui commencent à prendre conscience de leur responsabilité personnelle face à leur santé, il est nécessaire d'y réfléchir en profondeur.

Le tabac

En Espagne, 40 % des femmes fument ; ce taux est le plus élevé d'Europe et entraîne comme première cause de mortalité féminine le cancer du poumon : il devance le cancer du sein, encore en tête dans les autres pays occidentaux. On voit couramment en Espagne des gens allumer des cigarettes jusque dans les supermarchés ! Dans presque tous les bureaux, on est « accueilli » par d'épais nuages de fumée, notre interlocuteur ayant un cendrier bien rempli posé devant lui... On observe heureusement dans les autres pays de l'Union européenne une légère diminution du tabagisme, mais le nombre de fumeurs reste constant. Bien que la plupart d'entre eux sachent qu'ils courent un risque plus grand de développer des maladies, ils continuent de penser qu'elles n'arrivent qu'aux autres. Parmi les toxines absorbées directement, le tabac — fumé activement, ou passivement en côtoyant des fumeurs — est la première cause de morbidité et de mortalité.

Fumer entraîne des carences en vitamines A, C et bêtacarotène, des anti-oxydants naturels optimisant le fonctionnement et les réparations cellulaires. La lutte contre le tabagisme doit rester une préoccupation primordiale de toute politique de santé. Il faut savoir que le groupe le plus exposé actuellement est celui des adolescentes : elles sont de plus en plus nombreuses à fumer et commencent de plus en plus jeunes, avec des conséquences dramatiques pour leur santé future.

Il existe aujourd'hui des aides efficaces pour arrêter de fumer. Adressez-vous à des groupes de soutien et de prise en charge antitabac, présents dans de nombreux hôpitaux et dans le privé. Ils proposent des programmes de sevrage durant plusieurs semaines ou plusieurs mois, temps nécessaire pour dépasser la dépendance physiologique et psychologique. Comme dans toute dépendance, votre motivation d'arrêter est essentielle, elle compte avant tout. Le groupe vous offre le soutien indispensable pour tenir bon la route, et vous sentir moins seul dans votre démarche. Demandez-vous consciemment *pourquoi* vous fumez et dans quelles circonstances ; avant d'allumer une cigarette, essayez d'analyser s'il s'agit d'un geste quasi automatique qui vous apporte un apaisement, une occupation, ou toute autre sensation.

L'alcool

On peut se poser les mêmes questions à propos de l'alcool : pourquoi, quand et comment avons-nous envie d'en boire ? L'alcool représente aussi un réel facteur de risque pour notre santé, mais ce danger reste minimisé dans la culture française. On sait qu'il est habituel de prendre un ou deux apéritifs, puis d'accompagner un repas digne de ce nom d'au moins un verre de vin. Nous devrions prendre conscience que le « trop » peut être rapidement atteint avec l'alcool, et qu'il est facile de glisser sur la pente d'une consommation régulière excessive. Nous devons oser remettre en question ces habitudes d'alcoolisme social ou « mondain », savoir refuser le verre que l'on nous propose, si nous n'en avons pas envie. Tant pis si on nous regarde de travers ! Si vous avez un problème de santé à résoudre, sachez que l'alcool n'est *jamais* conseillé et que — tout comme le tabac — il faut l'exclure de tout régime diététique sérieux. Si vous êtes en bonne santé et ne souhaitez pas vous priver d'alcool, faites-vous le plaisir de vous offrir un *très bon* vin... de temps en temps.

L'environnement et ses toxines

La plupart des toxines auxquelles nous sommes exposés chaque jour sont véhiculées par l'air que nous respirons, la nourriture que nous mangeons et l'eau que nous buvons. Comment nous protéger ? Notre corps est apte à réagir contre certains toxiques naturels que l'on trouve, par exemple, dans les pommes de terre, les tomates, le céleri, les arachides et certains champignons ; il a appris à s'en défendre et s'est probablement adapté à leur présence. Notre système de défense antitoxines dépend du bon fonctionnement de quatre groupes d'organes : le système urinaire, l'appareil digestif, l'arbre respiratoire et la peau. Ces organes nous permettent d'éliminer les déchets métaboliques dans les urines, les selles, la transpiration et l'air expiré. Le foie s'occupe de la détoxification de la plupart des composants chimiques ; il essaye de les transformer en des composants plus petits et plus simples, qui pourront ensuite emprunter l'un des quatre chemins de sortie. Pour maintenir notre capacité d'élimination, nous devons boire suffisamment d'eau (au moins un litre par jour) afin d'aider les reins à sécréter l'urine, manger assez de fibres pour faciliter le métabolisme digestif, respirer à pleins poumons et transpirer régulièrement en faisant de l'exercice physique ou en allant au sauna, au hammam...

Nous disposons actuellement d'une législation qui a mis en place une médecine du travail, dont l'une des principales missions consiste à étudier les possibles effets secondaires des toxiques présents sur les lieux de travail. Mais en dehors de ce cadre professionnel et en ce qui concerne les autres toxines, il est recommandé de s'informer soi-même auprès d'un service de protection de l'environnement, ou d'un groupe de défense contre les toxines environnantes.

La pollution atmosphérique

Respirer de l'air non pollué est devenu une rareté en cette fin de siècle ; à Paris et dans les grandes villes de province, l'augmentation de la pollution — avec des pics d'alerte de plus en plus fréquents et importants — est désormais reconnue. Les jours d'alerte, les autorités conseillent aux parents de ne pas sortir leurs enfants des appartements, et aux personnes âgées ou souffrant de problèmes respiratoires de rester chez elles. Les services d'urgence des hôpitaux sont alors débordés ; depuis plusieurs années, les bébés des grandes agglomérations souffrent en hiver d'une bronchiolite épidémique, très pénible et fatigante pour les enfants, très angoissante pour leurs parents. À Paris, pendant les dix premières années de ma pratique, je ne voyais que quelques enfants atteints de cette pathologie. Ce n'est plus le cas aujourd'hui avec l'épidémie observée ces dernières années, à laquelle pratiquement aucun enfant n'échappe. Mais que faire ? L'essentiel de la pollution urbaine provient de la circulation automobile, et la majorité des personnes vivant dans des quartiers pollués n'a pas la possibilité d'emménager dans un quartier moins pollué. Se promener aussi souvent que possible dans un parc ou une forêt peut sembler réconfortant, car nous avons l'impression de mieux respirer. Pourtant, les mesures du taux de pollution effectuées en région parisienne montrent qu'elle est élevée même au-dessus de forêts, comme, par exemple, celles de Fontainebleau ou de Sénart. Pour améliorer cette situation, il faudrait que chaque personne se sente concernée par la question de la pollution, et réfléchisse seule — et avec ses proches, ses voisins, ses collègues de travail — aux moyens de ne pas utiliser trop souvent sa voiture : « covoiturage », transports urbains, marche, vélo, rollers… Je reste optimiste — certains diront naïve ! —, car beaucoup de gens rouspètent à cause des voitures, tout en continuant à penser que leur voisin en a moins besoin qu'eux…

En ce qui concerne les toxines présentes à l'intérieur des maisons et appartements, la chasse est ouverte ! Certaines peintures anciennes sont aujourd'hui reconnues comme toxiques, certains vernis peuvent provoquer des émanations de gaz toxiques, les colles des moquettes sont mises en cause, sans parler des gaz provenant des chauffe-eau défectueux. Chez les personnes travaillant dans des immeubles de bureaux climatisés, on a vu apparaître de nouveaux symptômes physiques qui semblent liés à l'inhalation de toxines contenues dans l'air qui circule en vase clos. Il existe maintenant des filtres à air que l'on installe à l'intérieur des systèmes de ventilation, ou que l'on pose seulement dans les pièces où l'on passe le plus de temps ; ces filtres se révèlent particulièrement utiles pour les personnes souffrant de problèmes respiratoires ; elles en ressentiront souvent un soulagement.

Les antioxydants

Un moyen de protection en vogue actuellement consiste à prendre des antioxydants sous forme de comprimés ; ces compléments nutritionnels protègent les tissus en bloquant le mode d'action dangereux des substances toxiques. La protection la plus simple et la plus recommandable se trouve cependant dans l'alimentation : manger chaque jour des fruits et des légumes, avoir une alimentation équilibrée composée de produits variés et de bonne qualité, en réservant les antioxydants en comprimés (les plus connus sont la vitamine C, la vitamine E, le sélénium et le bêta-carotène) aux situations où ce bon équilibre alimentaire ne peut être garanti. Si nous repensons à l'histoire de Revah, représentative d'un certain mode de vie américain, il me semble important, là encore, de rechercher d'abord un équilibre alimentaire — nécessitant une *culture* culinaire et diététique —, avant de se tourner vers les compléments nutrithérapiques. En revanche si une personne est déjà malade, je pense préférable d'augmenter les apports d'antioxydants, en dépassant ce que l'alimentation fournit : dans ces situations le recours aux compléments est justifié.

La vitamine C

Vous pouvez prendre de 500 à 2 000 milligrammes deux à trois fois par jour. Les comprimés à croquer sont agréables, faciles à avaler et souvent bons au goût. Si votre estomac les supportent mal, choisissez une autre forme de vitamine C, non acide ou tamponnée ; si vos selles deviennent liquides, diminuez tout simplement la dose. Il vaut mieux répartir la vitamine C en deux ou trois prises quotidiennes, mais en oublier une de temps en temps n'a rien de « grave ». Lorsque l'on mange peu de fruits et légumes, la supplémentation en vitamine C me paraît une bonne protection, d'autant qu'elle n'est pas toxique.

La vitamine E

Cette puissante molécule antioxydante est non toxique. Bien que la vitamine E soit naturellement présente dans les céréales, il est quasiment impossible d'en absorber suffisamment grâce à notre alimentation : il faut donc avoir recours aux compléments nutritionnels pharmaceutiques. Les doses recommandées sont de 400 UI (unités internationales) pour les personnes de moins de quarante ans, et de 800 UI pour celles de plus de quarante ans. Cette vitamine n'étant soluble que dans les graisses, il est important de la prendre pendant les repas pour qu'elle soit assimilée par l'organisme. Il vaut mieux utiliser une forme naturelle de vitamine E (d-alpha-tocophérol), plutôt qu'une forme synthétique (dl-alpha-tocophérol) : choisissez de préférence celle mélangée aux autres tocophérols présents dans les plantes.

Le sélénium

Cet oligoélément minéral possède des propriétés antioxydantes et anticancer. Le sélénium et la vitamine E potentialisent mutuellement leur absorption, on peut donc les prendre en même temps. Mais comme la vitamine C risque d'empêcher l'assimilation du sélénium, il est préférable de la prendre séparément. Je conseille de fortes doses de sélénium, de l'ordre de 150 à 250 microgrammes par jour. La dose de 250 microgrammes est plus appropriée pour une personne présentant un risque accru de cancer, sans dépasser une dose maximale de 300 microgrammes.

Le bêtacarotène

J'espère que nous aurons bientôt la possibilité de trouver des suppléments de carotènes naturels mélangés, probablement plus efficaces en matière de protection. En attendant la commercialisation de ces mélanges, consommez des fruits et des légumes à peau jaune ou orange, des tomates, des salades et des légumes aux feuilles vert foncé. Au petit déjeuner, vous pouvez prendre un supplément de 25 000 UI, sous une forme naturelle, comme, par exemple, le bêtacarotène obtenu à partir d'algues marines.

Pour résumer, voici une formule simple, qui n'est pas trop chère et pourra vous aider à atténuer les effets dangereux des toxines environnantes.

Au petit déjeuner

— 500 à 2 000 milligrammes de vitamine C ;
— 25 000 UI de bêta-carotène naturel.

Au déjeuner

— 400 à 800 UI de vitamine E naturelle ;
— 150 à 250 microgrammes de sélénium.

Au dîner

— 500 à 2 000 milligrammes de vitamine C.

Le problème de l'eau contaminée

Il est beaucoup plus facile de contrôler la qualité de l'eau que nous buvons que celle de l'air que nous respirons. L'eau en bouteille est disponible absolument partout ; on trouve aussi des filtres à eau, simples d'utilisation et peu coûteux. Les pouvoirs publics veillent de près à désinfecter l'eau que nous buvons, mais ils ignorent largement le problème de la contamination toxique, due en grande partie au chlore utilisé pour cette désinfection. La contamination de l'eau peut également provenir de déchets industriels infiltrant les nappes phréatiques, des pluies acides, de produits chimiques utilisés en agriculture, ou encore de traces de métaux et de plastique provenant de l'usure de tuyaux. Vous devez savoir d'où vient l'eau que vous recevez à votre domicile et ce qu'elle est susceptible de contenir : en cas de doute, faites pratiquer une analyse en vous adressant à votre mairie. Contrairement à ce que l'on croit souvent, l'eau minérale — ou de source — en bouteille n'est pas forcément meilleure que celle du robinet, car tout dépend de son origine et des manipulations qu'on lui a fait subir. Fiez-vous à votre goût et lisez soigneusement les étiquettes. Si vous optez pour l'eau en bouteille, préférez les bouteilles en verre ou en plastique dur transparent, les autres risquant d'être contaminées par des particules de plastique mou. Si vous restez fidèles à l'eau du robinet (beaucoup moins chère au litre que l'eau en bouteille), il est facile et économique de la filtrer à l'aide d'une membrane semi-perméable, vendue en droguerie : elle forme une barrière s'opposant aux molécules contaminantes, et permet d'obtenir une eau potable de bonne qualité.

Les toxines dans notre alimentation

Les fruits et légumes sont en général traités avec des produits chimiques variés, comme les pesticides, les fongicides ou les engrais : la réglementation sanitaire a instauré un taux officiel « acceptable » de résidus. Hélas ! beaucoup de ces produits ne peuvent être éliminés par simple lavage car ils ont pénétré à l'intérieur des aliments, ou adhèrent à leur surface. Ces résidus toxiques représentent un réel danger de santé publique et je déplore que ce problème ne soit pas mieux reconnu et combattu officiellement : l'augmentation spectaculaire des cas d'allergies et de maladies autoimmunes est probablement la conséquence d'une surcharge toxique provenant d'aliments contaminés. Les personnes souffrant de ces pénibles maladies ont intérêt à acheter des produits biologiques, qui restent malheureusement encore très chers et difficiles à trouver dans le commerce de proximité ou les grandes surfaces. Voici la liste des fruits et légumes les plus exposés à une contamination toxique : pommes, pêches, oranges, fraises, raisins, pommes de terre, carottes, laitues, haricots verts et blé. Essayez de les choisir en fonction de leur provenance ! Les consommateurs deviennent de mieux en mieux informés et donc exigeants quant à la qualité de leurs aliments. Comme la demande augmente, la production de produits biologiques va certainement suivre ; nous devrions bientôt trouver plus facilement dans le commerce des aliments de bonne qualité à des prix accessibles.

Une autre source de toxines est constituée par les additifs présents dans les aliments en conserve ; en lisant de près les étiquettes informatives, on se rend compte de leur omniprésence. Les aliments à éviter sont ceux contenant des colorants artificiels et des édulcorants artificiels (dits « faux sucre »...) comme l'aspartame et la saccharine. Enfin, les aliments précuisinés contiennent en général beaucoup trop de sel, de graisses, ainsi que des conservateurs et des arômes artificiels. Je vous conseille de n'acheter que des conserves ou aliments précuisinés garantis sans adjonction de produits artificiels.

En pratique

— Réduisez votre consommation de produits d'origine animale, choisissez des viandes et volailles garanties sans hormones ni antibiotiques.

— Variez vos repas et vos menus.

— Rincez toujours à l'eau les fruits et légumes (vous pouvez aussi les brosser), même si cela n'enlève que peu de toxines.

— Pelez les fruits et légumes ne provenant pas d'une culture biologique.

— Informez-vous sur les coopératives et marchés biologiques situés près de chez vous, et suggérez à vos commerçants habituels de s'approvisionner en produits biologiques.

— Réduisez votre consommation d'aliments en conserve ou précuisinés, évitez ceux contenant des colorants et édulcorants artificiels.

Mais il ne faut pas non plus céder à la panique et voir des poisons partout !... Fiez-vous à votre bon sens, et informez-vous mieux.

Les formes d'énergies toxiques

Nous vivons dans un champ de radiation naturelle, provenant de l'espace extraterrestre, du Soleil et de la Terre elle-même, l'activité humaine ayant ajouté beaucoup de pollution électromagnétique dont on ne connaît pas encore les effets à long terme. À l'une des extrémités de ce spectre électromagnétique, on trouve les radiations à ondes courtes — comme l'énergie nucléaire et les rayons X —, qui déplacent des électrons en dehors de leur orbite et créent ainsi des particules *chargées* ou *ionisées*. Les dangers des radiations ionisantes sont parfaitement connus : à hautes doses, elles peuvent tuer, et provoquer des mutations dans l'ADN. Ces mutations endommagent notre capital génétique et notre système immunitaire, et risquent de provoquer des cancers des années plus tard. Vous pouvez vous protéger de ce type de radiations en ne travaillant pas ou en ne vivant pas près d'une source de radiations ionisantes (telle qu'une centrale nucléaire), et en refusant des radiographies au cas où elles ne sont pas absolument indispensables : il faut savoir en effet que les doses de rayons reçues se cumulent et s'additionnent. C'est ce total cumulé qui constitue une menace de mutation de l'ADN ; manger beaucoup de fruits et légumes, prendre des antioxydants peuvent bloquer les réactions chimiques transmises aux gènes par les rayons. Les rayons ultraviolets (UV) du Soleil ne sont pas ionisants, il s'agit d'ondes plus longues et moins puissantes ; dans le spectre des radiations électromagnétiques, elles viennent tout de suite après le violet visible. Ces rayons sont pourtant assez puissants pour endommager l'ADN dans les cellules de notre peau, et l'augmentation alarmante des cancers cutanés est désormais bien connue. La pollution atmosphérique semble une des causes principales de l'affaiblissement de la couche d'ozone qui nous protège de la radiation solaire, actuellement beaucoup plus intense qu'il y encore quelques années seulement. Ce fait est une raison suffisante pour ne pas s'exposer au soleil aux heures les plus chaudes ; il faut porter des vêtements protecteurs et utiliser des produits filtrants les radiations solaires. Protégez de même les bébés et les enfants, évitez-leur absolument d'attraper ce qu'on appelle des « coups de soleil », potentiellement dangereux pour leur santé future. Et fuyez les cabines de bronzage : vous pensez peut-être qu'on y utilise de « bonnes » radiations ultraviolettes… qui n'existent pas ! En effet, *toutes* les radiations ultraviolettes sont néfastes, elles risquent de faciliter le développement d'une cataracte et une dégénérescence maculaire, deux causes principales de perte de la vision chez les personnes âgées. Vous pouvez vous protéger de ces affections oculaires en portant des lunettes de soleil anti-UV, et en prenant éventuellement des antioxydants. De l'autre côté du spectre électromagnétique (au-delà du rouge), on trouve des radiations encore plus longues, utilisées dans les fours à micro-ondes. Ces ondes sont très controversées ; elles « secouent » les molécules végétales et animales, cette agitation produisant de la chaleur. Personnellement, je ne recommande pas l'utilisation des fours à micro-ondes car je pense qu'ils altèrent l'énergie basique des aliments. On ignore encore ce que devient la stucture moléculaire essentielle des aliments passés au four à micro-ondes, mais l'idée de cette importante agitation énergétique moléculaire me déplaît fortement et je m'en méfie. Quand on sait le temps qu'il a fallu à notre organisme pour s'adapter à l'énergie des aliments, peut-on se permettre de prendre le risque de casser cette adaptation ? Enfin, il existe des champs électromagnétiques à l'intérieur même de votre domicile : si vous dormez avec un réveille-matin électrique près de votre tête, enlevez-le ou éloignez-le car il crée un champ électrique trop proche de votre corps. De même, si vous travaillez beaucoup sur ordinateur, offrez-vous un écran protecteur des radiations électromagnétiques.

Tout cela semble plutôt décourageant, j'en conviens volontiers ; je crains cependant que ce ne soit *réaliste*. Mais même si vous ne suivez que quelques-uns des conseils figurant dans ce chapitre, vous aurez alors commencé à protéger votre système d'autoguérison.

MOUVEMENT, REPOS

L'exercice physique

J'avoue que jusqu'à une époque assez récente, j'ai *détesté* faire de la gymnastique ou toute autre forme d'exercice physique. J'ai pourtant commencé car je sentais qu'il n'est jamais trop tard pour s'y mettre. J'ai appris il y a quelques années comment dépasser cette inhibition, même si j'ai cru mourir au début ! Au lycée, l'un de nos professeurs d'éducation physique nous répétait — mes amies et moi essayant régulièrement de « sécher » ses cours — : « Vous ne voulez faire aucun effort, tout vous semble difficile, voire inutile, mais je vous dis une seule chose : vous me remercierez quand vous aurez quarante ans ! » Nous avions alors quinze ou seize ans et, bien entendu, nous ne comprenions pas du tout ce qu'il voulait dire. Or l'exercice permet de vieillir moins vite, stimule le potentiel de santé et d'autoguérison ; nous devons absolument prendre soin de notre corps et l'entretenir, grâce à notre alimentation et en donnant du mouvement à notre vie sédentaire : il faut bouger son corps… et sa tête ! Un exercice *régulier*, pratiqué deux ou trois fois par semaine, est *nécessaire* pour maintenir l'élasticité et la souplesse du corps. Il n'y a pas d'âge pour commencer, ou plutôt il n'y a pas d'excuse pour ne pas commencer… Mon ancien associé parisien organisait des cours de gymnastique pour des personnes âgées, qu'il aidait ainsi à retrouver une meilleure liberté de mouvement, davantage d'autonomie et d'indépendance. Ces personnes étaient presque toutes octogénaires et ressentaient un mieux-être impressionnant. On raconte même que des grands-mères de quatre-vingts ans obtiennent leur ceinture noire de karaté en deux ans ! Notre société assimile trop souvent les modifications physiques au vieillissement ; mais perdre de la masse musculaire et grossir n'ont rien d'inéluctable si nous nous arrangeons pour ne pas en favoriser le processus. Notre sédentarité devient encore plus redoutable quand elle s'accompagne de la certitude que vieillir équivaut à s'affaiblir, et cette croyance en piège plus d'un…

Au début d'un nouvel exercice, nous retrouvons notre résistance naturelle à toute forme de changement. Notre corps nous demande avec insistance de revenir à la case départ, en lançant ses signaux physiques de détresse : courbatures, douleurs, essoufflement, parfois sensation d'oppression thoracique. Ces signaux sont semblables à des sirènes nous incitant à abandonner, à nous résigner ; nous pouvons pourtant progresser en respectant notre rythme, et faire petit à petit reculer nos limites physiques. Notre corps et notre esprit se reflètent mutuellement : prendre soin de nous, nous aimer restent irréalisables si nous ignorons ou négligeons l'image que nous exprimons à travers notre corps. Celui-ci est prêt à devenir notre allié, notre métabolisme et nos muscles peuvent se réveiller ; ils nous procureront l'énergie et la forme physique dont nous avons besoin pour être et rester en bonne santé. Il est important de comprendre que notre destinée physiologique dépend de notre corps, qu'il existe un point d'équilibre entre santé optimale et bonne forme physique. Pour l'exercice proprement dit, on doit distinguer exercice aérobie et exercice anaérobie. Le terme aérobie signifie « avec oxygène » et désigne un exercice pratiqué sur une période plus ou moins longue ; il augmente notre capacité d'endurance cardiaque et maintient le rythme cardiaque à une fréquence assez élevée pendant dix à quinze minutes : vous déterminerez votre rythme maximal en soustrayant votre âge du chiffre 220. Si on le limite à un quart d'heure, l'exercice aérobie entretient le système circulatoire mais développe peu la musculature ; il ne fait pas non plus maigrir. L'exercice anaérobie (« sans oxygène ») utilise du glycogène comme source énergétique ; il produit une brève poussée de puissance tout en consommant une partie de la réserve de glucose dont notre corps (surtout notre cerveau) a besoin. La quasi-totalité des activités physiques peuvent s'effectuer en aérobie ou anaérobie, tout dépend de l'intensité avec laquelle vous les pratiquez. Par exemple, la danse, l'aérobic, le vélo, la natation, le jogging ou la marche se font en aérobie ou en anaérobie, alors que le tennis et le squash sont surtout anaérobies.

Il faut toujours commencer une activité régulière en développant une base aérobie pendant au moins quelques semaines ; on peut ensuite se lancer dans un premier exercice en anaérobie, qui sera répété deux à trois fois par semaine. De cette manière, quand la faculté d'endurance est établie, la puissance peut se manifester. N'exigez pas de votre corps qu'il dépasse son rythme cardiaque idéal, et de vous retrouver en permanence en anaérobie, car cela peut être dangereux. Une séance correcte d'exercice comporte une phase d'échauffement ou d'étirements d'au moins dix minutes. Sans cet échauffement musculaire, vous risquez de passer directement en anaérobie et de priver certains organes de l'apport de sang, donc de l'oxygène nécessaire à leur bon fonctionnement. Enchaînez par vingt à trente minutes de votre exercice préféré, toujours en aérobie.

La marche

La marche représente l'une des activités les plus simples et efficaces (et la moins chère !) qui soient. Marcher chaque jour d'un pas vif pendant au moins vingt minutes, sans vous arrêter, va stimuler et entraîner votre rythme cardiaque, tout en favorisant une parfaite circulation sanguine dans tout votre organisme. La marche constitue une alternative de choix pour les nombreuses personnes n'aimant pas l'activité physique sous forme d'exercices. Notre corps est dessiné pour la locomotion, la marche est néanmoins un comportement complexe qui demande l'intégration fonctionnelle d'une expérience sensorielle et motrice, et réclame autant l'intervention du cerveau que du système musculo-squelettique. Il s'agit d'un mouvement complet : combinant une stimulation sensorielle, visuelle, tactile — et musculaire avec le mouvement alterné bras-jambes —, il est très bénéfique pour notre cerveau. Dans les sociétés traditionnelles d'Afrique, d'Asie ou d'Amérique, il n'existe pas de salles de gymnastique ni de machines de musculation ; par nécessité, les autochtones ont l'habitude de faire de longues marches pour aller d'un village à l'autre, au marché, au point d'eau ou à la chasse, en portant souvent de lourdes charges.

J'ai découvert les bienfaits de la marche pendant une grève des transports en commun parisiens. J'habitais à une demi-heure à pied de mon cabinet et j'ai commencé à marcher faute d'autre solution : nous vivions au centre de Paris et ne possédions pas de voiture. À la fin de la grève, j'ai cependant préféré continuer à marcher plutôt que de reprendre le métro, car j'avais découvert à quel point cette demi-heure de marche matin et soir me faisait du bien. Le matin, elle me permettait de me préparer mentalement à une journée de travail souvent chargée et, le soir, de me détendre psychologiquement avant de retrouver mes enfants puis de passer de bons moments avec eux. La transition entre ces deux lieux si différents devenait plus facile. J'ai vite choisi de recharger mon niveau énergétique en passant le matin sur les ponts de la Seine, alors que le soir cette marche m'était surtout utile pour retrouver une certaine légèreté d'esprit. Pour que la marche vous apporte les bénéfices de l'exercice aérobie, marchez si possible pendant trente à quarante minutes d'affilée, d'un pas alerte, sans éviter d'éventuelles petites montées… Un « bon » exercice aérobie donne une sensation d'agréable fatigue, qui laisse vite la place à une sensation de pleine forme. La marche est un excellent moyen de se ressourcer, elle rend notre respiration rythmique et répétitive, permet à nos pensées de se stabiliser et de se centrer. Quand nous marchons, nous suivons un flux continu de nouvelles images et laissons de nouvelles pensées nous nourrir. La marche est une forme de méditation, et symbolise dans de nombreuses cultures le chemin spirituel. Depuis que je suis installée à Majorque, je continue à marcher et j'ai découvert une série d'exercices de *qi-gong*, mouvements méditatifs s'enchaînant avec lenteur et permettant un recentrage de la personne. Le qi-gong comme le tai-chi-chuan sont des arts martiaux doux et faciles à pratiquer, qui augmentent l'énergie, le lien corps-esprit et le contact avec la terre. On a constaté leurs bienfaits sur les maladies cardio-vasculaires, l'hypertension artérielle, l'insomnie, l'asthme et l'ostéoporose ainsi que sur la dépression, les tensions, la colère, la fatigue, la confusion ou l'anxiété, qu'ils peuvent améliorer. Je décrirai plus loin une série d'exercices de pa-tuan-chin, une forme ancienne de qi-gong.

Les bénéfices de l'exercice régulier

Les gens pratiquant une activité physique régulière semblent moins exposés au cancer, et leur taux d'immunoglobulines en circulation est plus élevé que chez les sédentaires. L'exercice est recommandé en cas de dépression ou d'anxiété car il favorise la libération de taux importants d'endorphines ou d'autres substances de type morphinique dans le sang, qui aident à faire face à ces états : on estime que la moitié des dépressions pourraient être ainsi fortement améliorées. Depuis notre enfance, on nous répète que si nous voulons atteindre nos buts, nous devons nous entraîner chaque jour. Cela nous a amenés à considérer tout exercice (physique ou non) comme un *moyen* et non comme un *but* en soi : dans cette perspective, il révélera sa valeur dans un avenir lointain, le jour où nous espérerons en tirer des bénéfices. Mais nous pouvons nous fixer certains buts et y parvenir grâce à une pratique ne servant pas uniquement à cela ; de même il nous est possible d'envisager des buts qui soutiennent la pratique, laquelle prend alors toute sa valeur. En ce qui concerne l'exercice physique, il est à la fois inévitable qu'au début notre corps se rebelle. Une pratique régulière révélera sa richesse progressivement, nous devons nous montrer patients. Ces instants consacrés à notre corps peuvent devenir l'un des centres de stabilité dans notre vie ; ce chemin nous entraînera toujours plus loin, une connaissance en amenant une autre. Cela est vrai autant pour le corps que pour l'esprit, et s'engager dans une pratique nouvelle nous invite à mieux nous connaître. À chacun de trouver la sienne, qui lui convient et lui « parle » ; notre corps peut (re)devenir une antenne subtile, sensible, nous permettant de nous connecter aux autres et à la nature à travers nos émotions, nos pensées et nos actes : la route vers l'inconscient s'ouvre. Le développement de notre conscience corporelle nous sensibilise à mieux entendre l'information qui se transmet en permanence de notre corps à notre esprit, de notre cœur à notre âme. Nous rendons à notre corps son potentiel de compétences. Tous les êtres humains, et surtout les malades, ont besoin d'exercice : même si vous êtes alité ou en fauteuil roulant, essayez d'en faire un peu. La seule *visualisation* régulière d'un mouvement semble bénéfique. Entraînez-vous à votre rythme, et demandez à un professionnel de vous conseiller en fonction de votre état.

Le pa-tuan-chin, une des formes les plus anciennes de qi-gong

Le pa-tuan-chin se compose d'une série de huit mouvements méditatifs, qui donnent de la vitalité au corps, chassent la fatigue et réveillent l'énergie. Ils s'enchaînent avec fluidité et souplesse, sont synchronisés à votre respiration, ce qui libère les tensions et améliore la circulation sanguine et son oxygénation. Un ancien proverbe chinois affirme : « Si tu changes ta respiration, tu changes tes sentiments. » Respirer régulièrement, amplement et profondément nous permet de retrouver un sentiment de liberté, de chasser la tristesse éprouvée à force de restreindre notre souffle. En accompagnant consciemment l'inspiration et l'expiration, nous stimulons la production d'endorphines qui nous procurent un sentiment de bien-être général. Au début, le pa-tuan-chin ne semble pas toujours facile ; quand vous en aurez pris l'habitude, vous effectuerez la série de mouvements en une dizaine de minutes et découvrirez la sensation de joie qu'ils procurent.

1. Toucher le ciel : inspirez profondément en ouvrant les paumes de vos mains à hauteur de votre poitrine. Écartez vos coudes vers l'extérieur en tournant vos paumes vers votre corps. Continuez à monter vos bras jusqu'à la hauteur de votre visage et tournez les paumes vers l'extérieur. Étendez vos bras loin au-dessus de votre tête et mettez-vous un instant sur la pointe des pieds… comme un arbre qui grandit ! Expirez lentement, en baissant doucement vos bras.

Répétez ce mouvement entre quatre à huit fois. Il stimule les muscles et la circulation, chasse la fatigue.

2. Tendre un arc : les jambes écartées, croisez vos bras à hauteur de votre poitrine. Inspirez, refermez votre main droite, tout en étendant votre main gauche vers l'extérieur, doigts tendus. Votre regard suit le bras gauche, et la partie droite de votre corps se tend vers la droite. Expirez et revenez lentement à la position de départ.

Répétez le mouvement quatre ou cinq fois puis changez de côté. Cela renforce votre posture intérieure et extérieure.

3. Trouver son propre milieu : inspirez profondément. Ouvrez la main gauche et levez-la lentement, tout en repoussant la main droite vers le bas, comme si vous vouliez séparer le ciel de la terre ! Tournez la paume de votre main gauche vers le haut en prenant appui pendant un instant sur la pointe des pieds. Revenez progressivement à la position de départ, le temps de votre expiration consciente.

Changez de côté et répétez quatre ou cinq fois. Cela procure une sensation d'apaisement et de détente au niveau du ventre.

4. Regarder en arrière : croisez vos bras dans votre dos, en pressant vos mains pliées l'une contre l'autre. Tournez votre tête et votre regard le plus loin possible vers la gauche, en inspirant consciemment. Ramenez votre tête dans la position de départ pendant l'expiration. Reprenez votre souffle durant l'inspiration, tournez la tête et le regard vers la droite.

Répétez ce mouvement cinq fois. Cela stimule votre cerveau et élargit votre champ de vision.

5. Le cours du soleil : écartez vos jambes, pliez les genoux, et prenez appui avec vos mains sur vos cuisses. Avec votre buste, dessinez lentement un cercle autour de votre bassin. Expirez quand votre corps est penché vers l'avant, et inspirez quand vous vous redressez. Accompagnez cela d'un mouvement doux de votre tête, comme si vous regardiez le lever et le coucher du soleil.

Répétez le mouvement cinq fois vers la droite et cinq fois vers la gauche. Vous sentirez une chaleur pénétrer dans votre corps, votre cœur s'activera.

6. Accueillir la journée : inspirez et fermez vos bras en demi-cercle au-dessus de votre tête. En expirant, le buste légèrement penché vers la droite, descendez doucement jusqu'à ce que vos bras touchent le sol entre vos pieds. Ne pliez pas les genoux ! Inspirez et redressez-vous lentement, en déroulant chaque vertèbre.

Répétez cinq fois le mouvement vers le côté gauche. Cela renforce votre dos.

7. Donner de l'air à votre cœur : apprenez à réagir, à vous défendre ! Fermez vos mains, regardez droit devant vous. Étendez votre bras gauche vers l'avant, ouvrez les doigts et tournez la paume de votre main vers l'extérieur, en expirant consciemment.

Changez de côté et répétez huit fois. Cela libère les tensions et permet d'évacuer des sentiments négatifs.

8. Éveil attentif à la vie : inspirez profondément et prenez appui sur la pointe des pieds, en serrant vos muscles fessiers. Relâchez, expirez et reposez les pieds à plat. Levez vos mains fermées à hauteur de votre poitrine et étirez vos petits doigts. Écartez vos coudes, fermez vos mains et inspirez profondément. Expirez et tenez-vous debout en souplesse. Profitez consciemment du changement entre tension et relaxation.

Répétez six fois. Cela stimule le flux d'énergie.

Le repos

Toute activité doit être compensée par un temps de repos ; cela semble simple et évident, mais on l'oublie souvent. Nous démarrons notre journée avec la sonnerie brutale du réveille-matin, après un sommeil pas toujours réparateur, puis nos activités nous happent et s'enchaînent sans répit : petit déjeuner à préparer, enfants, transports, travail, déjeuner avalé à la va-vite ; reprise du travail, réunions parfois tardives, transports, enfants, dîner, éventuellement lecture ou télévision, puis coucher. Vous penserez peut-être que j'exagère et noircis le tableau : malheureusement ce rythme peut devenir encore plus frénétique car les préoccupations diverses sont notre lot quotidien et ajoutent à notre stress.

Nous connaissons tous des nuits durant lesquelles notre sommeil a été précaire, haché et parfois absent. Si notre corps parvient à gérer une fatigue et un manque de sommeil passagers, ce n'est plus le cas lorsqu'un état d'épuisement chronique s'installe : nous devenons susceptibles, irritables et surtout plus vulnérables à la maladie. Il est donc essentiel d'apprendre à aménager notre temps, à nous offrir des pauses afin de reprendre notre souffle et recharger nos batteries.

Comment éviter la surcharge et l'épuisement ?

Je m'étonne chaque jour de voir des gens qui génèrent des stress quotidiens superflus en acceptant d'assumer des situations, tâches et contraintes qu'ils détestent. Quand je les interroge sur les raisons d'une telle attitude, ils répondent : « Je ne peux pas faire autrement. » Rien n'est plus faux. Pour se sortir de ces impasses apparentes, il faut d'abord reconnaître que l'on a *toujours* la possibilité et les moyens de refuser les surcharges, de s'accorder des instants de sérénité et de bonheur. Certes, le stress lui-même est inévitable, il fait partie de la vie ; j'ai dit déjà que notre manière de l'affronter et de le gérer diffère selon notre personnalité. Nous ne sommes pas égaux face à des situations identiques. Le secret pour ne pas s'écrouler sous le poids d'une surcharge consiste à connaître et respecter ses propres limites, à ne pas les dépasser.

Prendre du temps pour soi

Notre rythme de vie souvent effréné nous empêche de rencontrer véritablement nos proches, de les entendre. Nous passons également à côté de nous-mêmes ! Beaucoup d'entre nous aiment se détendre devant la télévision. On connaît l'image classique du père de famille qui, en rentrant chez lui le soir, s'installe illico devant la boîte magique ; il demande à sa femme de lui apporter une bière et impose le silence à ses enfants. La télévision nous envoie des messages sensoriels démultipliés, agressifs et inutiles, identiques à ceux déjà reçus pendant notre journée de travail. Elle grignote notre temps si nous ne savons pas l'utiliser correctement ; un magnétoscope nous offre au moins l'opportunité de choisir ce que nous regarderons, et quand. Nous devons libérer du temps pour nous ; cela nous permettra de nous relaxer, de retrouver nos proches en leur parlant, les écoutant, et donc de mieux les aimer.

Personnellement, je suis devenue avare de mon temps ; après vingt ans de vie parisienne, j'ai appris à connaître mes limites et ose enfin décliner des déjeuners ou des rendez-vous représentant à mes yeux une perte d'énergie. Bien entendu, cela ne signifie pas que je refuse de rencontrer des gens nouveaux ou de m'impliquer dans des relations, mais je me laisse guider par mon intuition, par le plaisir d'échanges authentiques et donne *toujours* la priorité à ma famille. L'une des clefs d'un mieux-vivre est de rester à l'écoute de ses besoins, d'être sélectif dans ses actes et de ne pas se disperser inutilement. La cohérence entre vie intérieure et vie extérieure me semble indispensable à toute démarche allant dans un sens positif d'évolution. Essayons d'apprécier et de goûter la qualité de l'instant présent, sans nous projeter dans un futur par essence incertain : nous prendrons alors conscience de la saveur du quotidien, apprendrons à vivre d'une manière différente, sans atteindre un état d'épuisement ou même la maladie.

Chacun de nous possède le droit et la liberté de guider son existence, et surtout de réexaminer ses comportements et ses valeurs : notre libre arbitre nous autorise à choisir ou à subir. Nous pouvons refuser une situation — ou une menace — de surmenage et d'épuisement chroniques, en les remplaçant par notre propre chemin de survie. Au moins une fois par semaine, aller seul au cinéma, à la piscine, à la bibliothèque ou dans un salon de beauté, etc., représente un premier pas essentiel vers l'estime que nous nous devons. Ces instants de plaisir « gratuit » nous réconcilient avec les difficultés inhérentes de la vie, évitent que nous nous écroulions sous le poids des événements. Prendre du temps pour nous est la base de notre auto-estime, élément indispensable à notre bonne santé. Je sais de quoi je parle, car j'ai dû combiner à la fois l'éducation de mes deux enfants et mon activité professionnelle : bien que j'aie essayé de cadrer mes deux rôles, il m'est arrivé de ne plus avoir aucun instant pour moi. Mon conseil à toutes les jeunes mamans était et est toujours : « Donnez-vous ne serait-ce qu'une demi-heure pour aller prendre un café ou vous promener, changez de niveau d'énergie, rechargez vos batteries ! »

Le silence

Nous sommes des êtres pressés, surmenés et menons une vie trop rapide : nous sommes harcelés de tous côtés et nous maltraitons notre être profond. Nous connaissons trop bien ces moments où nous éprouvons le besoin de ralentir notre rythme, de reprendre notre souffle ; mais trop souvent, nous ne le faisons pas car nous ne savons pas comment nous y prendre. En dehors du temps pris pour nous-mêmes, nous pouvons pourtant *pratiquer le silence en conscience.* Le silence nous permet d'entendre la petite voix qui parle en nous, il nous donne une assise sur l'infini, ouvre une porte jusque-là cachée, cadenassée. Nous devenons alors réceptifs à de nouvelles capacités personnelles. L'une de mes amies vient ainsi de partir dans un monastère tibétain pour une retraite de trois mois : le silence et l'écoute intérieure seront ses principales activités. Cette femme de soixante-quinze ans a continué à travailler comme psychiatre-psychanalyste jusqu'à l'an dernier ; après tant d'années passées à écouter les autres, elle est partie à la découverte de sa propre écoute spirituelle et énergétique, avec beaucoup de joie et de simplicité !

LE SOMMEIL

La santé à travers le sommeil

Pour nous sentir en forme et rester en bonne santé nous avons besoin de dormir, et de *bien* dormir. « *Je me sens fatigué ! Je dors mal ! Je ne dors pas* ! » Voilà la plainte la plus fréquemment entendue dans les cabinets médicaux des pays dits « civilisés ». Le sommeil reste un phénomène mystérieux, dont les mécanismes sont encore mal connus et peu étudiés. Au plan mondial, la France arrive en tête de la consommation d'anxiolytiques (tranquillisants), et l'on estime que 15 % de la population présenteraient des troubles du sommeil. Le chiffre réel est probablement plus élevé, car ce pourcentage ne comptabilise que les personnes traitées pour les troubles du sommeil : il ne tient pas compte de celles, très nombreuses, à qui leur médecin traitant prescrit aussi des anxiolytiques, espérant ainsi régler leurs problèmes de sommeil et d'anxiété. *Tous* les anxiolytiques ou benzodiazépines suscitent une dépendance et ne sont *jamais* satisfaisants pour véritablement guérir un trouble du sommeil ; ils provoquent une accoutumance très rapide et, à l'arrêt du traitement, on se retrouve au point de départ, souvent dans un état pire qu'avant. De même, la prise d'alcool ne résout rien ; si l'endormissement est plus rapide, le sommeil de la deuxième partie de la nuit devient moins profond et régulier.

Une personne sur trois se plaint de mal dormir et une sur dix a besoin d'une prise en charge et d'un traitement adaptés, dont le choix représente un problème crucial. Les consultations spécialisées dans le traitement des troubles du sommeil se multiplient, mais elles sont actuellement débordées par la demande et se cantonnent, la plupart du temps, à une étude symptomatique. À long terme, un sommeil de qualité médiocre peut entraîner de sérieux ennuis de santé, comme augmenter le risque d'infarctus du myocarde, d'hypertension artérielle, induire une baisse du système immunitaire ou des perturbations de l'équilibre hormonal. Une personne fatiguée est moins compétente et commet davantage de fautes ou d'erreurs ; en témoigne une étude réalisée par des chercheurs australiens, publiée dans la revue scientifique *Nature* : si nous n'avons pas dormi depuis 17 heures et que nous conduisons, cela équivaut à avoir un taux d'alcool dans le sang de 0,50 gramme (trois verres de vin). Aux États-Unis, on estime que l'endormissement au volant serait coresponsable de la moitié des accidents mortels.

Un trouble du sommeil peut dissimuler une multitude de maladies, la médecine moderne ayant déterminé quatre-vingt-huit diagnostics différents à l'origine de tels troubles. Par exemple, un endormissement tardif et pénible, et/ou un réveil précoce font partie des premiers symptômes d'une dépression en cours d'installation.

Que se passe-t-il dans notre corps pendant que nous dormons ?

Le sommeil n'est pas seulement un état de repos total et l'on ne cesse de découvrir que, pendant que nous dormons, notre corps est le siège d'activités essentielles à la vie. Quand nous dormons, le tronc cérébral prend les choses en main, il sécrète certains neuromédiateurs comme l'acétylcholine et la sérotonine : ceux-ci vont activer des neurones de la moelle épinière et du cerveau lui-même, surveillant et régulant les fonctions vitales. Le tronc cérébral devient le pilote automatique de la nuit et du sommeil, tandis que le cortex — qui gère nos activités conscientes et rationnelles — se repose.

Nos fonctions vitales et corporelles changent au cours des différentes phases du sommeil ; les courants électriques cérébraux permettent d'enregistrer, grâce à l'électroencéphalogramme, des courbes caractéristiques de ces phases. Nos rythmes cardiaque et respiratoire ralentissent, deviennent plus réguliers ; notre température corporelle baisse et atteint son minimum très tôt le matin. Le tonus musculaire change lui aussi, et diminue pendant les phases de sommeil profond (les quatre à cinq premières heures de la nuit), durant lesquelles l'organisme continue à produire des hormones : hormones de croissance, hormones thyroïdiennes, prolactine et mélatonine.

La nuit représente la source de nos forces : si nous voulons rester en bonne santé, nous devons respecter nos besoins et nos rythmes personnels de sommeil. Il est difficile de déterminer avec exactitude le temps de sommeil dont nous avons besoin, car il est tout à fait possible de trop dormir… tout comme on peut trop manger ! Certains scientifiques pensent cependant que la plus grande partie de la population présente un déficit chronique de sommeil. En revanche, on sait que le sommeil profond est un besoin absolument essentiel : alors pourquoi dormons-nous en moyenne trois heures de plus ? Probablement parce qu'elles sont nécessaires au déroulement de mécanismes de récupération, qui restent encore inconnus. Ainsi, après une journée d'efforts physiques importants, si nous avons eu faim le soir ou sommes en situation de métabolisme augmenté, la quantité de sommeil paradoxal — pendant lequel nous rêvons — diminue : cela peut indiquer un besoin accru de récupération.

Des études réalisées aux États-Unis par Carol Everson (université du Tennessee) ont démontré que si l'on empêche des rats de dormir, des infections bactériennes mortelles, secondaires à un effondrement du système immunitaire, surviennent après quelques semaines de privation de sommeil. Le sommeil serait-il le gardien du système immunitaire ? Nous avons la certitude que des rats meurent s'ils ne dorment pas, mais, bien entendu, nous ignorons ce qu'il en est pour les humains. Nous savons une seule chose : nous avons besoin de dormir, et il est quasiment impossible de nous en empêcher. Notre sommeil et notre système immunitaire semblent cependant être organisés de manière à pouvoir gérer un trouble du sommeil occasionnel. La défense immunitaire paraît affectée uniquement en cas de trouble du sommeil massif et chronique. Certains messagers immunitaires (les cytokines), joueraient les médiateurs entre le système immunitaire et les centres cérébraux de contrôle du sommeil, dont l'un des rôles consiste à stopper les infections débutant lorsque nous dormons : on a démontré qu'une personne dort davantage et plus profondément au commencement d'une infection bénigne. Chacun connaît l'irrépressible besoin de dormir provoqué par un début de rhume ou de grippe ; à des amis me demandant ce qu'ils doivent faire quand ils sont « malades », je réponds toujours : « Buvez quelque chose de bien chaud, prenez de la vitamine C et dormez ! »

Que faire en cas de mauvais sommeil ? Comment mieux dormir ?

Dans la plupart des cas, de simples changements dans nos comportements améliorent la qualité de notre sommeil :

— Il faut toujours essayer d'éviter les somnifères, et ne jamais les prendre plus de quelques jours.

— Couchez-vous quand vous vous sentez vraiment fatigué, et jamais à heure fixe.

— En revanche levez-vous toujours à la même heure, y compris pendant le week-end et les vacances.

— Le lit est fait pour dormir et faire l'amour (qui nous

donne sommeil...), et non pour y lire, y manger ou regarder la télévision !

— Si vous vous réveillez en pleine nuit, levez-vous ; attendez d'être fatigué pour vous recoucher.

— Supprimez le café, le thé ou le Coca après le déjeuner.

— L'alcool n'est pas un somnifère : il accélère l'endormissement mais perturbe le sommeil profond et paradoxal.

— Mangez légèrement le soir, ne sollicitez pas votre système digestif par un dîner trop lourd ou copieux car cela rend le sommeil instable.

— Une activité physique pratiquée pendant la journée aide à bien dormir ; mais si elle a lieu le soir, elle augmente la température corporelle et gêne l'endormissement.

— Diminuez progressivement vos activités mentales et physiques avant de vous mettre au lit ; écoutez plutôt une musique relaxante, ou faites une courte promenade.

— Veillez à ce que votre chambre soit fraîche (15-18 °C), obscure et protégée du bruit.

— Ignorez le réveille-matin, qui ne fait qu'augmenter la pression quotidienne.

— N'attendez pas le moment du coucher pour repenser à vos problèmes de la journée : essayez de faire le point et le « ménage » dans votre esprit avant d'aller au lit.

La sieste

Dans les pays méditerranéens, la sieste est une évidence, un rituel presque sacré. Cette petite pause suivant le déjeuner semble faire partie de notre programme biologique et nous réveille mieux que trois tasses de café ! Il faut cependant respecter quelques règles :

— Vous n'avez pas besoin de vous allonger sur un lit, un fauteuil est suffisant.

— Attendez un moment puis laissez-vous emporter par une véritable sensation de fatigue.

— Ne dormez pas plus de dix à trente minutes, afin d'éviter d'entrer en sommeil profond.

— Si vous en avez l'occasion, vous pouvez faire du sport ou

marcher pendant votre pause déjeuner : vous vous sentirez aussi en forme qu'après une sieste.

Pour conclure : le besoin de sommeil varie selon les individus, il n'existe pas d'autres règles que de se reposer quand on est fatigué. Restez à l'écoute de votre organisme et de ses rythmes, n'adoptez pas d'horaires rigides car les besoins d'une même personne changent au cours du temps.

3

ÉTAT DE MALADIE

La maladie survient en général chez une personne qui se croyait jusqu'alors en bonne santé. Quand il s'agit d'une maladie grave, représentant une menace réelle pour la vie ou la qualité de vie — par exemple, le cancer, le sida, certaines maladies neurologiques ou rhumatismales —, elle déclenche un véritable raz de marée émotionnel et physique. Tout comme il est difficile de naviguer en mer au cours d'une tempête, il est difficile de naviguer en cas de maladie. Le temps manque pour apprendre à maîtriser la situation nouvelle qui s'impose : avant même de réaliser la portée du diagnostic et ses implications, la personne malade peut se retrouver programmée pour une intervention chirurgicale, ou doit commencer un traitement parfois très lourd. L'état de choc initial est suivi par des vagues de peur et de tristesse, durant lesquelles il faut assumer des choix de traitements à long terme, glaner des informations médicales, déchiffrer le langage des médecins et rassurer les proches, qui sont également inquiets. Comment mobiliser alors l'énergie et la force nécessaires pour réagir et survivre ? Comment s'engager activement dans le processus de la maladie et de la guérison, en devenir responsable ? On sait aujourd'hui que cette attitude modifie et améliore nettement la récupération physique et psychique.

La maladie étant *toujours* polyfactorielle, il est nécessaire d'en considérer chacun de ses aspects afin d'assurer sa prise en charge ; la médecine holistique est une approche nouvelle qui soutient le malade dans son effort de prendre la responsabilité de son état, l'invite à trouver son propre chemin de guérison, aussi bien physique qu'émotionnel et spirituel. Cette démarche complète le traitement médical classique, celui qui semble le meilleur et le plus adapté à la situation. Afin d'éviter de fréquentes sources de malentendus, j'insiste sur un point clef : il faut absolument comprendre que les deux approches sont complémentaires ; il est indispensable de bénéficier d'une excellente prise en charge médicale technique, étayée par une profonde réflexion sur la vie de chaque jour. Cette réflexion va nous aider à stimuler et à activer de manière optimale nos ressources naturelles de défense immunitaire.

L'être humain recherche en permanence son équilibre, par essence changeant, instable et fragile. Nous avons vu que notre entité psycho-corporelle se compose de quatre parties associées à une fonction spécifique : corps physique ou matériel, esprit rationnel ou mental, monde des émotions et des sentiments, et enfin âme spirituelle. Chacune d'elles constitue le miroir de notre intelligence innée, elle-même expression de l'intelligence universelle, sacrée et divine. Chacun de nous possède la capacité de développer et connaître cette intelligence, qui correspond à notre sagesse intérieure, à notre inconscient collectif.

Nous sommes sans cesse soumis à deux forces opposées mais complémentaires, puisque capables de se transformer en leur contraire ; on ne peut accepter l'un de ces aspects et ignorer l'autre. Tout être humain contient sa part d'ombre, qui la plupart du temps reflète un pôle peu connu de notre personnalité ; nous n'avons pas tellement envie de le découvrir, par peur de rencontrer un aspect déplaisant que nous préférons ignorer. Notre culture judéo-chrétienne nous a inculqué la notion du « bien » et du « mal », en nous éduquant à refouler et réprimer le mal, à ne conserver que le bien. Nous nous confrontons à cette vaste notion de mal, alors que le principe de dualité enseigne qu'aucune force ne peut exister sans son contraire. En général, nous ne savons comment faire face à notre part d'ombre, comment apprendre à la connaître et surtout l'accepter comme partie intégrante et nécessaire de notre être.

Les mots ombre et lumière, tout comme le yin et le yang, ne sont que des termes *relatifs* exprimant une situation à un moment donné, et non l'*absolu*. Nos expériences quotidiennes nous font souvent oublier que nous ne sommes jamais une seule de ces forces, ou les deux à la fois. Notre perception de ce jeu changeant se modifie constamment. Mais si nous prenons du recul, nous nous apercevons que ces deux extrêmes sont les deux revers d'une même médaille, ou encore deux points différents posés autour d'un même cercle. Si l'un des pôles s'exprime fortement, l'autre doit inévitablement suivre et s'exprimer à son tour pour rétablir l'équilibre de la force vitale.

Je pense que la maladie correspond la plupart du temps à une tentative de rééquilibrer une harmonie perturbée. L'origine de cette perturbation peut provenir de chacun des quatre niveaux de perception, le point de départ se situant soit au niveau du corps, soit dans les sphères mentale ou émotionnelle, ou encore traduire un désordre spirituel. Le manque d'harmonie vient nous parler à travers le langage d'une maladie ou d'un symptôme physique ou psychique. Pour une raison souvent inconsciente, la personne malade est dans l'incapacité de reconnaître cette situation nouvelle qui lui demande de s'y confronter ; elle ne parvient pas à s'y adapter. Il arrive aussi qu'elle ne souhaite ni adaptation ni confrontation, et les évite par tous les moyens.

On peut toujours considérer la maladie comme une information qui nous est adressée. Par l'intermédiaire de ses symptômes, elle attire notre attention sur ce qu'elle veut nous communiquer : chaque signe apparent de faiblesse du corps (physique, psychique ou émotionnel) contient un message susceptible de nous apprendre quelque chose. Je conçois que pour beaucoup de personnes, cela semble choquant au premier abord ; nous avons cependant toujours intérêt à ressentir la maladie comme une amie, et à ne jamais lui donner la place de l'ennemie ! Cela ne veut pas dire qu'il faille accepter de nous laisser mener par elle, mais le dialogue et la confrontation avec elle sont indispensables si nous souhaitons en devenir responsables : la maladie est un processus naturel s'instaurant pour rétablir l'équilibre entre les différents niveaux de notre être.

S'effondrer signifie aussi « sortir de » ; si nous voyons la maladie sous cet aspect de *libération*, elle perd alors le pouvoir qu'elle exerce sur nous à travers l'énergie nocive des pensées et émotions négatives : une autre perspective se dessine. Dans notre culture, la maladie reste trop souvent perçue comme un signe de faiblesse personnelle, voire une punition divine contre laquelle nous nous sentons impuissants : même si nous ne le ressentons pas consciemment, la maladie est encore associée à l'image du Dieu qui punit, comme cela a été le cas pendant des siècles. Cet ancien concept selon lequel la maladie serait une fatalité envoyée par un Dieu mesquin équivaut à la vision du Nouvel Âge, qui « profère » que si nous sommes de bonnes personnes, notre karma sera également bon et nous empêchera de tomber malade : il faut absolument rejeter cette vision simpliste et scandaleuse ! Si la médecine de la première ère a fait preuve de beaucoup d'efficacité pour guérir un certain nombre de nos maladies physiques, elle l'est beaucoup moins pour guérir notre système de pensées erronées et fallacieuses, qui nous présente la maladie comme la destruction punitive de l'œuvre divine : beaucoup de symptômes se développent en effet en raison d'une incapacité intérieure à renoncer à d'anciens sentiments, pensées et attitudes. Nous avons vu que la peur et la culpabilité restent les deux causes principales de l'attachement au passé et du pas non franchi vers le futur. Abandonner ces anciens « amis », si familiers mais nocifs, n'est possible que si nous avons appris à contacter notre être intérieur dans sa totalité (notre moi), en ayant bien sûr pris conscience de notre part d'ombre.

L'arrivée de la maladie va toujours provoquer une *crise*, ce qui se traduit en langage courant par « difficulté » ; mais le mot grec *krisis* signifie littéralement « décision » : la maladie nous place à un point crucial de notre vie, la crise nous invitant à choisir la voie ultérieure. Nous nous retrouvons à un carrefour, exposés à des logiques contradictoires ou opposées, et nous devons décider de la suite à leur donner. La décision consiste à se détourner de l'aspect exprimé de façon extrême (c'est-à-dire la maladie), afin de pouvoir faire face à l'autre côté de la polarité, le découvrir, le vivre et l'accepter. Ce mouvement permanent entre les deux pôles de l'existence (chaque situation rencontrée possédant ces deux pôles !) nous permet de développer et d'augmenter la conscience que nous avons de notre vie. Chaque aspect de notre personnalité portant à son tour ces deux pôles, elle peut créer le déséquilibre en favorisant l'expression de l'un plutôt que de l'autre. Ces différents niveaux de dualité n'expriment pas des entités séparées qui se livreraient bataille, mais représentent bien la continuité de la vie dont la maladie fait nécessairement partie.

Vivre entre deux extrêmes est épuisant, empêche la croissance de la conscience et occasionne une perte d'énergie considérable. Si nous comprenons et admettons que la dualité fait partie intégrante de notre être, nous n'avons plus besoin de rester accrochés à un extrême tout en déployant d'énormes efforts pour éviter l'autre. Cela vaut surtout pour nos émotions et nos sentiments : si nous les refoulons, ils continuent à grandir jusqu'à une « libération » explosive et incontrôlée. Cette explosion nous dépasse, augmente notre peur et notre besoin de réprimer davantage encore nos émotions, avec toutes les conséquences négatives déjà mentionnées.

Pour beaucoup de personnes, la confrontation à un état extrême — comme la maladie — va devenir le point de départ de l'action, dont l'aspect est positif et bénéfique car synonyme de *dynamique*. La plupart du temps, cet état extrême n'est heureusement pas atteint car le corps physique veille à réguler un équilibre harmonieux, obéissant au principe d'homéostasie : celui-ci est contrôlé par des mécanismes complexes impliquant notre système neuro-endocrino-immunologique, et faisant largement appel à notre capacité de renouvellement et de réparation biologiques. Grâce à ce système de surveillance, les déséquilibres sont en principe détectés à leur début puis corrigés de manière subtile, bien avant que la perturbation puisse émerger au niveau conscient et s'exprimer physiquement. Mais si notre système de pensées pousse notre raison à s'opposer inconsciemment à cette adaptation, le déséquilibre évoluera jusqu'à un point critique au-delà duquel elle ne sera possible qu'à travers la maladie, alors inévitable.

La maladie étant avant tout polyfactorielle, un point de départ d'ordre psychique est loin d'être toujours présent… même si je pense que c'est souvent le cas ; pourtant une fois la maladie déclarée, nos pensées, nos sentiments-émotions et nos croyances influenceront directement son évolution, soit de manière positive en l'améliorant, soit de manière négative en l'aggravant : l'ensemble de notre qualité de vie se trouvera donc concerné. Or nous pouvons *tous* reprendre le contrôle de cette partie de notre être, en nous demandant quel message nous n'avons pas encore entendu ou compris. Il revient à notre sagesse profonde de nous mettre sur la bonne piste, afin de nous aider à franchir ce carrefour de notre vie et de continuer notre *tao* (chemin conscient).

Je rappelle que l'univers est sans arrêt en mouvement et en activité, dans un processus cosmique continu ; notre corps suit ce mouvement perpétuel, en renouvelant toutes les trois semaines en moyenne la plupart de ses cellules. Le changement n'est pas lié à une force, il s'agit bien d'une tendance naturelle présente partout. Étant responsables de tout changement, nous sommes à la source de notre transformation et de notre développement.

Pourquoi tombons-nous malades ?

Notre culture voit la vie comme une ligne droite, commençant par la naissance et se terminant par la mort. Tant mieux si cette ligne est longue ! Dans d'autres cultures (indienne notamment), on voit la vie comme un cercle, sans début ni fin. La mort représente la conclusion de ce cercle — petit ou grand —, mais non sa destruction. Beaucoup d'entre nous oublient que la mort — comme la maladie — fait partie de la vie, et en est indissociable. Ma grand-mère maternelle est morte à quatre-vingt-douze ans, dans sa maison, soutenue par sa fille qui vivait avec elle. Elle avait élevé douze enfants tout en travaillant dans sa ferme ; elle n'avait jamais été malade ni hospitalisée. Sa mort lui paraissait un processus naturel, qu'elle attendait et même souhaitait : cela étant devenu assez exceptionnel aujourd'hui, je tenais donc à en parler. En général notre vie débute par une naissance médicalisée (trop !), à l'hôpital, et se termine de même à l'hôpital sous couvert d'un arsenal thérapeutique : j'ai travaillé pendant quelque temps dans un service de gériatrie, où j'ai découvert la douloureuse et terrible solitude des personnes âgées, physiquement impotentes, attendant la mort sans personne pour les accompagner.

Mais avec l'épidémie mondiale du sida, notre regard sur la mort est enfin en train de se modifier, l'accompagnement des mourants s'est beaucoup développé. Je pense que le fait de voir mourir tant de personnes jeunes a permis à l'ensemble de la société de réfléchir sur le sens de la vie. En effet, l'épidémie de sida a été perçue à une large échelle comme une maladie qui nous met face à nous-mêmes ; elle nous enseigne la compassion et nous montre aussi qu'en *reconnaissant* la maladie, chacun peut progresser sur son chemin de conscience. Malheureusement, parallèlement au drame du sida, les marchands du Nouvel Âge proclament que nous pouvons éliminer la souffrance et la maladie de nos vies, à condition de suivre la pensée « juste » menant à la lumière spirituelle : ces prédicateurs semblent oublier que beaucoup de grands maîtres spirituels sont morts de cancer ou d'autres maladies, souvent d'ailleurs à des âges avancés. Leur attitude est inacceptable, directive et arrogante, car elle pousse les individus à retomber dans l'abîme du « péché ».

La maladie fait partie de la vie et la santé parfaite n'existe pas : *tous* les gens portent en eux le potentiel de la santé et celui de la maladie. Nous possédons cependant la capacité de réagir à la maladie, de comprendre son message ; nous créons alors une nouvelle dynamique et une recherche d'équilibre : c'est ce que j'appelle devenir *responsable* de sa maladie. Si nous pensons qu'il suffit de se recentrer pour éviter la maladie et habiter des corps parfaits, nous courons vers une immense désillusion. Quand la maladie survient, nous avons besoin de mobiliser nos ressources pour guérir : nous devons d'abord choisir un praticien compétent médicalement — mais aussi et surtout humainement —, celui qui nous accompagnera au cours de notre voyage vers la guérison ; nous avons également besoin d'accepter que la guérison totale ne fasse pas toujours partie de notre destin.

La maladie nous confronte à nos croyances et nous invite à réfléchir aux questions essentielles de notre vie ; les périodes de crise représentent de fabuleuses occasions de changement, même si au début nous nous sentons pris dans un chaos, écrasés, terrorisés et démunis. Il faut apprendre à rester dans la crise, à s'y installer et l'embrasser, la laissant se dérouler sans tenter de la détourner, ce qui de toute façon s'avère impossible en cas de maladie. Évidemment, cela ne signifie pas que nous devions la subir en demeurant passifs : bien au contraire, puisque nous sommes responsables de notre corps, c'est à nous de soutenir notre réponse, autant sur le plan médical qu'au niveau du message communiqué à travers l'épreuve. La maladie provoque toujours un blocage de notre énergie créatrice, mais elle est parfois nécessaire pour nous faire prendre conscience de ce blocage ; à travers le travail de guérison qui s'ensuit, nous pourrons accéder au changement indispensable nous menant vers notre créativité, à quelque niveau que ce soit.

J'aimerais vous parler de Marie que j'ai rencontrée il y a quinze ans ; nous étions voisines, elle avait alors vingt-cinq ans. Elle était danseuse, professeur de yoga, et attendait la naissance de son premier enfant. Un soir, Marie m'a raconté son histoire ; son gynécologue lui avait déconseillé d'avoir un enfant, car elle avait eu plusieurs poussées de sclérose en plaques (SEP). Il s'agit d'une maladie mystérieuse, dont l'origine étiologique reste inconnue ; elle évolue chroniquement vers une infirmité importante. On a émis de nombreuses hypothèses à son sujet, sans finalement en retenir une en particulier, même si la SEP est actuellement reconnue comme une affection autoimmune : le corps réagit face à une « agression » (interne ou externe) par un processus d'« autodestruction ».

Ces poussées ont été soignées à l'hôpital de manière classique, avec un traitement aux corticoïdes, grâce auquel elles avaient bien et rapidement cédé ; la dernière datait de six mois lorsque Marie et son compagnon ont décidé de ne pas différer plus longtemps une grossesse. Après avoir recherché quantité d'informations sur sa maladie, Marie a compris une chose : ce qu'elle pouvait faire seule passait notamment par son alimentation, qu'elle a changée peu à peu. Elle a adopté une variante du régime de la doctoresse Kousmine, constitué de beaucoup de fruits, légumes, céréales complètes, de poisson et d'un peu de viande blanche ; ce régime préconise d'assaisonner les aliments avec une huile à première pression froide à l'exclusion de toute autre matière grasse, et de supprimer le sucre et la farine raffinés. Le neurologue qui suivait Marie à l'hôpital lui ayant dit qu'il ne voyait aucun intérêt à ce régime — que d'ailleurs il ne connaissait pas —, elle a préféré ne plus lui en parler. D'autre part, Marie venait d'entreprendre une psychothérapie, car elle établissait un lien net entre un deuil très douloureux et le déclenchement de sa maladie, qui avait commencé peu de temps après. Elle a également établi un rigoureux programme quotidien de yoga-méditation, qui l'aidait à rester en paix avec son cœur. Marie avait décidé de réagir à sa maladie en cherchant des solutions qui lui convenaient et en se fixant un plan de santé : mener une vie épanouie avec son compagnon, avoir un bébé, poursuivre sa carrière de danseuse et son activité de yoga. Aujourd'hui, quinze ans plus tard, Marie est en parfaite santé ; elle a maintenant deux enfants et se sent très heureuse dans son couple et sa famille. Professionnellement, elle est reconnue au plan international et sollicitée pour ses chorégraphies qu'elle danse elle-même. Elle n'a plus eu aucune manifestation de sclérose en plaques, défiant ainsi toutes les statistiques !

L'exemple de Marie parle par lui-même : confrontée à la maladie, elle a pris sa responsabilité, s'est demandé comment participer à sa guérison ; dans son cas, cela passait par un changement d'alimentation, et un soutien psychothérapique l'aidant à laisser derrière elle une grande douleur émotionnelle qui la paralysait — littéralement ! — par moments. Marie a compris à quel point il lui était essentiel de vivre un présent heureux, elle a appris à gérer et apprivoiser ses pensées et émotions négatives, se construisant un capital-santé solide. Elle m'a raconté sa démarche intérieure.

« Un jour, mon premier désespoir passé, j'ai senti que cette sclérose en plaques me mettait en face de moi-même. Je pouvais jouer le jeu médical, c'est-à-dire pas d'enfant, plus de danse ni de yoga, sous prétexte de ne pas m'épuiser. Mais cela signifiait que je n'aurais pas de vie personnelle, que je devais abandonner mes désirs les plus chers en attendant une nouvelle poussée, et devenir une malade chronique avec la perspective du fauteuil roulant. Je me suis bien sûr demandé pourquoi cela tombait sur moi… Heureusement, j'ai très vite senti qu'il me faudrait aborder le *pourquoi* dans un deuxième temps, et résoudre avant tout le *comment.* »

Grâce au soutien et à l'amour de son compagnon, Marie a pu bâtir son propre plan de santé et instaurer la discipline nécessaire pour s'y tenir. Si l'on considère la maladie telle que la voit la majorité du corps médical (dans l'optique de l'ancien modèle biomédical), le cas de Marie resterait une heureuse exception !

Le changement de modèle de la maladie

Que répondre à la maladie ? Nous pouvons continuer à voir les symptômes selon l'ancien modèle, en les dissociant, les compartimentant, en séparant nos organes les uns des autres et en les isolant de nos émotions. Nous essayons souvent de supprimer un symptôme à l'aide de traitements médicaux puissants, sans penser à déterminer sa cause. Mais dès qu'il s'est atténué, un autre symptôme apparaît, résultant parfois d'effets secondaires du traitement du premier. Le médecin court alors d'un symptôme à l'autre, en les voyant la plupart du temps comme des maladies séparées : il n'existe pas de vision d'ensemble, et le traitement lui-même participe à un sentiment de confusion.

Il me semble que la démarche thérapeutique classique manque en général de finesse pour analyser justement la situation ; une bonne analyse tient compte de tous les aspects de la maladie, des liens existant entre eux et donc de l'individualité du malade. L'habitude de porter un diagnostic, c'est-à-dire de présenter concrètement les faits d'une maladie, nous éloigne davantage encore de sa cause interne et de notre réalité profonde. Nous nous en remettons au médecin, sans essayer de changer nous-mêmes une situation que nous connaissons mieux que lui, et que nous avons — du moins à un certain point —, contribué à créer. Le diagnostic médical ne constitue pourtant qu'une partie de l'histoire de la maladie : elle intervient à un moment donné dans la vie d'un être humain, lequel est un *tout*. La maladie et le corps se retrouvent fragmentés, on étudie les différents éléments de manière rationnelle et scientifique ; on ne va pas plus loin faute d'une vue d'ensemble. Ayant exercé ce type de médecine au début de ma pratique, je me souviens l'avoir ressentie comme une activité insatisfaisante, ennuyeuse et limitée. Or un médecin ne peut ni ne doit assumer la vie ou la santé d'autrui ; il possède de fabuleuses connaissances de guérison, mais le malade porte dans chacune de ses cellules l'intelligence universelle, et donc le potentiel de la guérison : en réunissant leurs deux savoirs, en formant une équipe malade-médecin, la tâche devient plus facile, complète et efficace. La recherche prouve que le fait de séparer différents éléments puis de les analyser ensuite rationnellement est une erreur : la physique et la biologie contemporaines démontrent que tout est lié, qu'il est impossible et illusoire de séparer l'être humain de sa globalité. Le changement vers un modèle holographique s'applique bien sûr à la maladie : l'esprit représente la nouvelle réalité de base, il « remplace » la matière, créée par l'esprit. Le terme holistique vient du mot hologramme, et définit les liens étroits existant entre chaque chose : « Tout est relié à tout, chaque partie de nous contient le tout, baignant dans l'essence universelle. » Dans le modèle holistique, la maladie résulte du blocage du flux de cette essence créative et empêche son expression ; nous nous retrouvons séparés de notre réalité profonde. « Chaque partie de nous contient l'ensemble, chaque cellule contient le schéma du corps, tout comme nous contenons le schéma de l'humanité. Nous pouvons puiser à cette source abondante de pouvoir et de lumière, réelle et vivace pour guérir [1]. »

Cette nouvelle approche de la maladie ne signifie pas qu'il faille renoncer au traitement médical de la première ère, mais qu'il ne faut pas s'y limiter. En acceptant de nous questionner sur notre comportement passé, en envisageant de lui apporter des changements porteurs d'amélioration, nous ouvrons notre conscience et notre esprit. Nous quittons le rôle de victimes, voyons notre contribution à la situation existante et prenons une place active et autonome, en assumant les aspects que nous pouvons gérer directement. « Notre réalité fondamentale est celle du conscient et de l'énergie. Toute science basée sur la réalité secondaire, matérielle, du monde physique est illusoire. Dans ce cas, notre monde est bien différent de ce qu'ont imaginé nos définitions tridimensionnelles, et il faudra du temps pour s'en dégager [2]. »

Dans le domaine de la santé, nous devons apprendre à nous prendre en charge, à nous responsabiliser face à notre situation pour bénéficier des ressources infinies que nous réserve cette nouvelle réalité.

1. Barbara Brennan, *op. cit.*, p. 68.
2. *Ibid.*, p. 69.

Le système de régulation

Chaque être humain dispose d'un système de régulation, fin et subtil ; il veille au flux continu des messages et informations en provenance des différents niveaux de notre être énergétique. Il les absorbe, les digère et présente le message ainsi métabolisé à la dimension énergétique concernée. Ce système fonctionne merveilleusement, en défendant et protégeant notre état de santé. Ses messages proviennent de tous les aspects de notre vie : dès que nous faisons — ou seulement pensons — quelque chose qui puisse se révéler nocif pour notre santé, un message de malaise nous avertit pour nous inciter à veiller à rétablir notre vérité. Malheureusement, nous ne l'entendons pas assez souvent ! Il est essentiel de ne jamais perdre le contact avec l'ensemble de ce que nous ressentons au cours de chacune de nos expériences. Les meilleurs garants d'une bonne santé sont de rester en phase avec chaque situation, de l'évaluer et de savoir la corriger si nécessaire. Quand nous sommes en harmonie avec notre noyau profond, cela permet à notre organisme de se défendre contre la maladie. Les messages d'inconfort sont une partie indispensable de nos expériences ; à nous d'y répondre en choisissant le moment et la manière pour réagir. Mais comme je l'ai expliqué dans le chapitre consacré au changement, rien ne nous fait plus peur ! Nous calfeutrons avec soin toutes les perceptions possibles pour éviter de nous confronter à la nécessité de transformer et/ou d'adapter une situation donnée. S'il n'est pas entendu, le simple message initial va revenir, s'exprimant avec davantage de force et d'insistance. Le refus de l'écouter peut lui aussi durer un temps considérable, généralement jusqu'à ce qu'une véritable crise — qui peut être un symptôme, une souffrance physique ou une maladie — nous contraigne à faire face au message, à en prendre la responsabilité et à nous en occuper.

C'est surtout notre peur intérieure qui nous amène à persévérer dans le refus d'entendre l'information d'alerte. Tout le monde craint la souffrance, mais la peur intérieure va freiner et verrouiller les réponses d'adaptation en augmentant la douleur. Elle entrera en résonance avec les différents niveaux (émotionnel, physique et spirituel) de notre être. Or cette attitude de fuite et d'évitement nous conduit souvent à l'extrémité que nous craignons le plus. Si nous repoussons trop longtemps la résolution (qui existe *toujours* !) d'un problème, il finit par se cristalliser. La peur de ne pas savoir résoudre une difficulté nous empêche de faire confiance à la sagesse de notre système de régulation. Tétanisés, nous refusons de voir la réalité de la situation. Écoutez les messages et respectez-les, même s'ils vous semblent insignifiants : dans la vision holographique de la santé et de la maladie, les messages en provenance des différents aspects de la vie sont toujours représentatifs des autres domaines, qui peuvent eux aussi manifester de nets signaux d'alerte. Pour maintenir un état de bonne santé, il faut que chaque expérience soit acceptée, intégrée et exprimée à chaque niveau de notre être.

Face à la maladie, il faut vous poser ces questions primordiales :

— Quelle partie de mon corps ou de mon existence me fait souffrir ?

— Depuis combien de temps est-ce que je ressens cette douleur ?

— Quelle a été ma réaction ?

Y répondre avec sincérité vous permettra de *reconnaître* rapidement quelque chose que vous vous êtes efforcé d'ignorer, peut-être depuis très longtemps déjà. En général, une personne malade a une idée bien précise sur le point de départ de sa maladie, et il est toujours utile d'en tenir compte ! Une fois le malaise déterminé, examinez chaque aspect de votre vie, et demandez-vous par quel fil ils sont unis. Le malaise ou la maladie sont présents à tous les niveaux de notre existence et ne se bornent pas seulement à une expression symptomatique : j'ai constaté que la majorité des patients connaît la cause profonde de leur maladie ; ils en parlent souvent dès la première rencontre avec leur médecin mais sont rarement entendus. Les symptômes physiques donnent une information précieuse sur le nœud du problème ; en médecine énergétique, chaque organe ou système d'organes résonne symboliquement avec les autres domaines, émotionnel et surtout spirituel. Écouter et satisfaire nos besoins ou désirs fondamentaux vont permettre au sytème de régulation de nous ramener vers un équilibre de santé. Nos symptômes deviennent ainsi nos amis et nos alliés, ils nous informent sur notre santé, nous aident à laisser émerger nos désirs réels : nous les avons jugés irréalisables ou utopiques, et les avons donc réprimés. Le symptôme se transforme en énergie qui élève notre niveau de conscience et nous autorise enfin à nous libérer de nos propres mensonges. Le système de régulation peut alors jouer son rôle de centrale de surveillance, en nous ouvrant l'accès à la santé et à la guérison.

Le cas du cancer : de la tempête à la transformation

Le cancer reste le mal du siècle puisque, d'après les statistiques, une personne sur cinq le rencontrera un jour ou l'autre. Il s'agit de *la* maladie qui nous confronte à notre condition de mortels, et nous oblige à l'intégrer dans notre horizon. C'est essentiellement le cancer qui a servi à étudier le lien corps-esprit ; dans les années 40, le psychologue Lawrence Le Shan a été le pionnier de ces études et a ouvert la voie. Il a été suivi dans les années 70 par le cancérologue Carl Simonton, puis par le chirurgien Bernie Siegel. Comme tous les novateurs, ils ont connu le mépris et l'hostilité de leurs collègues ; aujourd'hui encore ceux-ci les considèrent comme des fantaisistes, en ignorant la plupart du temps les bases de leurs travaux et en fondant leurs critiques sur des on-dit. En ce qui concerne la compréhension et la prise en charge de la maladie cancéreuse, les travaux de ces trois pionniers sont passionnants et pleins d'intérêt. Plusieurs études rigoureuses ont récemment étoffé les connaissances sur les interactions corps-esprit ; j'espère que ces recherches donneront toute leur crédibilité à la PNI et bien sûr à la médecine corps-esprit.

La plus célèbre de ces études est celle du Dr David Spiegel [1], psychiatre à l'université de Stanford, aux États-Unis ; au départ, ce médecin pensait que si la prise en charge psychologique de malades du cancer pouvait améliorer leur qualité de vie et atténuer leur angoisse, elle ne pouvait absolument pas prolonger leur durée de survie. Il se montrait extrêment sceptique par rapport à la pensée holistique, selon laquelle une prise en charge psychologique des cancéreux peut, dans certaines circonstances, favoriser

1. D. Spiegel, Bloom, Kraemer, Gottheil, « Effects of Psychosocial treatment on survival of patients with metastatic breast cancer », *Lancet*, 2 (1989), p. 888-891.

leur récupération physique, voire leur guérison. À travers son étude, le Dr Spiegel voulait ainsi abattre le mythe concernant les traitements corps-esprit. Quatre-vingt-six femmes ont été sélectionnées ; elles étaient toutes atteintes d'un cancer du sein avec métastases — cancer à un stade avancé — et suivaient le même protocole médical. La moitié d'entre elles bénéficiait d'une prise en charge par des groupes de soutien psychologique, les autres recevant seulement les soins médicaux. Au bout de dix ans, le Dr Spiegel a dû se rendre à l'évidence : les femmes ayant été soutenues psychologiquement vivaient mieux au quotidien, mais surtout elles vivaient deux fois plus longtemps que les femmes du second groupe. En particulier trois femmes, malgré le sombre diagnostic initial de cancer métastasique, étaient toujours en vie, toutes trois ayant fait partie du groupe de soutien. Voici en quoi consistait le soutien proposé par le Dr Spiegel :

1. Le groupe se composait de femmes présentant la même maladie ; grâce à leur expérience personnelle, elles pouvaient donc se soutenir et se comprendre les unes les autres.

2. Le groupe était un lieu de parole permettant, en toute sécurité émotionnelle, l'expression de sentiments négatifs comme la colère, la peur, le deuil.

3. Chaque participante apprenait des techniques de relaxation et d'autohypnose, dont le but principal était de les aider à soulager la douleur physique.

4. Un thérapeute incitait les femmes à s'affirmer davantage dans leurs relations avec leurs médecins, à participer plus activement aux décisions médicales les concernant.

5. Les femmes parlaient ouvertement de leur peur de mourir, étaient encouragées à accepter la mort et à la dépasser, ainsi qu'à explorer les mystères existentiels et spirituels de la vie et de la mort.

6. Les autres sujets abordés traitaient de la manière de prendre soin de soi, d'apprendre à s'estimer et à s'aimer, à sortir du masque et des obligations sociales, à élaborer des relations satisfaisantes avec les autres, à abandonner des relations malsaines tout en réalisant sa propre créativité.

On voit que la recherche du Dr Spiegel prenait déjà en compte l'expression de tous les aspects de l'existence ; cette approche s'est affinée depuis, sa base restant sensiblement la même. Le Dr Spiegel est désormais un fervent supporter du lien corps-esprit ; il mène actuellement une étude sophistiquée recherchant quels sont les changements immunologiques susceptibles de survenir sous l'influence du traitement corps-esprit, s'intéressant à l'activation du système de défense des cellules immunitaires en interaction avec une prise en charge psychospirituelle.

Une deuxième étude particulièrement intéressante a été conduite en 1993 par le Dr Fawzy I. Fawzy [1], psychiatre de l'université d'UCLA (Californie) ; elle confirme les résultats de celle du Dr Spiegel : la moitié d'un ensemble de malades atteints d'un mélanome (cancer de la peau dont le pronostic est gravissime) était suivie dans un groupe thérapeutique qui proposait le soutien réciproque, des éléments de thérapie comportementale visant à développer une gérance active face au stress et à la maladie, et enfin des techniques de relaxation. Le reste des malades bénéficiait du même traitement médical que les autres, mais sans être inclus dans un groupe thérapeutique. Avec un recul de six ans, le Dr Fawzy a constaté que les cancéreux appartenant au groupe thérapeutique avaient trois fois moins de risque de présenter une récidive, et trois fois moins de probabilité de mourir. Le Dr Fawzy a cherché à comprendre quel était le facteur susceptible d'expliquer une différence aussi nette et qui, manifestement, aidait à survivre ; il a découvert que les personnes rechutant le moins étaient celles qui avaient appris à passer d'un état de stress aigu, vécu initialement de manière passive, à l'abord actif de cet état. Cette constatation, qui suggère qu'une personne cancéreuse peut changer son système de croyances et exercer ainsi une influence positive dans le processus de guérison, entre pleinement dans le champ d'exploration de la PNI. Même si nos pensées et nos émotions ne font pas partie des facteurs de risque directs déterminant la survenue ou la guérison du cancer, elles paraissent jouer un rôle important pour certaines personnes ; cette donnée mérite des études encore plus approfondies.

Qui sont les cancéreux qui s'en sortent le mieux ? Qu'est-ce qui les différencie ? Il semble que les personnes ayant développé

---

1. F.I. Fawzy and Co., « Effects of an early structured psychiatric intervention, coping and affective state on cancer reccurence and survival six years later », *Archives of General Psychiatry*, 50 (1993), p. 681-689.

un cancer et qui adoptent une attitude de « battants » ont beaucoup plus de chances de vaincre leur maladie [1]. Qu'appelle-t-on un battant ? On désigne ainsi ceux des malades qui participent à leur prise en charge médicale et ont décidé de lutter contre leur maladie. Ce sont des personnes capables d'exprimer leurs émotions intenses (aussi bien positives que négatives), qui montrent une grande volonté de vivre et acceptent le soutien de leurs proches. Une étude menée auprès de patients porteurs de mélanome a montré que les malades exprimant aisément l'ensemble de leurs émotions présentaient une meilleure réponse de défense immunitaire ; ils avaient des tumeurs moins développées que ceux qui refoulaient leurs émotions négatives, essayant de toujours plaire à tout le monde [2].

Quand on est atteint d'un cancer, chaque instant et chaque jour mérite d'être vécu pleinement. La plupart des personnes cancéreuses ont besoin de rester ancrées dans la vie, de se confronter à la réalité de leur maladie et d'éviter ainsi de glisser dans le rôle du malade ou de la victime du cancer. C'est dans l'optique de cette prise de conscience que se révèle l'intérêt des techniques corps-esprit : savoir se relaxer, transformer positivement une croyance ou une pensée négative, apprendre à se relier à ses ressources intérieures, tout cela représente des aides précieuses pour faire face au stress et à la peur de la maladie. Cet engagement direct dans la recherche d'une réponse personnelle à la maladie doit être plein d'espoir, mais sans illusions excessives ; la majorité des facteurs déterminant la malignité d'un cancer reste encore inconnue, et l'on ne peut prétendre que l'état psychologique d'un malade conditionne à lui seul la gravité de la maladie. Mon expérience clinique m'a cependant convaincue que le meilleur traitement possible devrait toujours inclure une prise en charge psychospirituelle du malade, afin d'aider le système immunitaire à remplir au mieux son rôle de défense et d'élimination des

1. Greer, Morris, Pettingale, Haybittle, « Psychological response to breast cancer and fifteen year outcome », *Lancet*, 1 (1990), p. 49-50.

2. L. Temoshok and Co., « The relationship of psychosocial factors to prognostic indicators in cutaneous malignant malanoma », *Journal of Psychosomatic Research*, 29 (1985), p. 139-154.

cellules malades. En effet, une étude récente [1] conclut que l'imagerie créative, la relaxation, l'hypnose et les autres techniques corps-esprit diminuent l'anxiété, mais aussi stimulent et équilibrent différentes fonctions immunitaires ; même si leur apport ne peut se traduire directement en récupération physique, nous savons qu'il suffit souvent de peu de chose pour faire pencher la balance d'un côté ou de l'autre.

Un autre point essentiel consiste à évaluer le soutien dont a besoin chaque personne confrontée au cancer. Pour beaucoup d'entre nous, il reste difficile d'accepter l'idée d'un soutien car nous vivons dans une société où règne le « chacun pour soi » et où il est devenu inhabituel de solliciter une aide quelconque. Le journal médical américain *Cancer* — réputé pour sa rigueur scientifique —, a publié en 1995 une étude canadienne sur le suivi de 224 femmes présentant un cancer du sein, soit localisé (stade de début), soit touchant déjà les ganglions lymphatiques de proximité [2]. L'équipe de chercheurs demandait si ces femmes, en plus du traitement médical, pouvaient bénéficier ou non du soutien d'une ou de plusieurs personnes pendant les trois mois suivant la chirurgie initiale. Au terme de l'étude, parmi les femmes n'ayant eu aucun confident pour les soutenir, 56 % avaient survécu ; ce chiffre s'élevait à 76 % pour celles ayant été entourées d'un réseau de support et d'entraide constitué d'au moins deux personnes. Enfin chez les femmes qui avaient bénéficié de l'aide d'une seule personne, ce taux se réduisait à 66 %. Ces résultats impressionnants tendent à confirmer que nous avons grand besoin de tisser des liens sociaux vivants et solides, et soulignent l'intérêt des groupes de soutien pour les malades ; ces groupes deviennent heureusement de plus en plus courants.

Si la participation à de tels groupes apporte effectivement à certains patients une plus longue survie, il ne faut pas négliger l'amélioration significative de la qualité de vie, ressentie par tous les malades. Les groupes de soutien offrent en effet la possibilité

---

1. L. Walker and Co., « Psycho-neuro-immunology : A new fad or the fifth cancer treatment modality ? », *American Journal of Surgery*, 170 (juillet 1995), p. 2-4.

2. Maunsell and Co., « Social support and survival among women with breast cancer », *Cancer*, 76 (1995), p. 631-637.

de ventiler les sentiments, les émotions, et de partager l'expérience de la maladie qui menace de manière identique la vie de chacun. Mais il est fondamental d'instaurer un juste équilibre dans le groupe, permettant d'exprimer, d'une part, la peur et la dépression — sans tomber pour autant dans le marasme d'une négativité stagnante — et, d'autre part, la présence de l'espoir : j'aime le qualifier d'espoir réel, mais réaliste. Un groupe thérapeutique fournit l'occasion d'exprimer la peur et le chagrin, de découvrir qu'il est possible de développer sa force personnelle et d'accéder à une nouvelle joie de vivre ; cela demande bien sûr une bonne dose d'humour, aussi bien de la part de l'animateur que des participants. Par ailleurs, si nous sommes gravement malades, n'oublions pas que la plupart de nos (vrais !) amis se sentiraient soulagés que nous leur demandions de l'aide ; ils auraient ainsi la possibilité de nous montrer autrement que par des mots (difficiles à employer pour certains) que nous comptons pour eux et se sentiraient moins impuissants. Mais il reste à exprimer nos besoins réels ! Quand nous préférons être seuls — pour nous reposer ou faire autre chose —, nous devons oser refuser la présence d'un ami, ou de rendre un service : cela est aussi une excellente manière de prendre soin de nous. Chaque personne confrontée au cancer devrait rapidement apprendre ces deux comportements : savoir demander de l'aide et savoir en même temps dire « non ».

Comment devenir un malade responsable ?

Voici ce qui caractérise les malades qui ont su s'engager activement dans le processus de leur maladie, autant pour les délicates décisions d'ordre médical que pour maintenir une attitude d'espoir et de foi en leur potentiel d'autoguérison.

1. Cherchez activement l'information qui peut vous aider.
2. Ne désespérez pas face au pessimisme médical.
3. Conservez une relation constructive avec votre médecin.
4. La maladie risque d'entraîner des changements radicaux dans votre vie, ne vous y opposez pas.
5. Envisagez la maladie comme une possibilité de développement.

6. Acceptez de vous aimer tel que vous êtes, reconnaissez votre valeur, du côté lumière comme du côté ombre.

LE SENS DE LA MALADIE

La nouvelle question en médecine est : pourquoi ce patient a-t-il cette maladie en ce moment ?

LAWRENCE LE SHAN

La phrase ci-dessus représente la principale question dans l'approche globale ou holistique de la maladie, et la base d'un nouveau modèle de santé. Nous avons vu que le modèle occidental est encore imprégné par la pensée mécaniste de Descartes, pour qui un individu en bonne santé était comparable à une horloge au fonctionnement parfait, et un malade semblable à une mécanique cassée qu'il convenait de réparer en remplaçant les pièces défectueuses. L'enseignement biomédical actuel consiste à envisager la maladie comme un mauvais fonctionnement biologique, et à concentrer la recherche sur la biologie cellulaire et moléculaire. Mais en se polarisant sur des parties toujours plus petites (organes, cellules, molécules), la médecine perd de vue l'idée systémique que le malade est un être humain, caractérisé par l'extrême complexité interrelationnelle de son tissu vital : les limites du modèle biomédical classique se précisent. Les médecines « complémentaires » (acupuncture, homéopathie, phytothérapie ou ostéopathie, pour citer les plus utilisées) répondent à la demande pressante de thérapeutiques globales ; elles reposent souvent sur des principes thérapeutiques traditionnels ayant été oubliés, puis redécouverts et adaptés au monde d'aujourd'hui. J'emploie le terme de médecines « complémentaires », car même si le modèle médical actuel a atteint ses limites, les progrès thérapeutiques de ces trente dernières années ont été très importants, remarquables et font désormais partie de notre patrimoine : savoir utiliser les soins de pointe proposés par la « médecine de la première ère » me semble une nécessité évidente ; mais cela n'empêche pas de les compléter par une pratique autre, répondant mieux au besoin du malade d'être considéré dans son entité corps-esprit.

Après quinze années de pratique médicale, la question du sens de la maladie m'apparaît comme toujours aussi complexe. Pourquoi tombons-nous malades ? Bien sûr, il n'y a pas *une* réponse univoque, la survenue de la maladie est toujours polyfactorielle, avec un « substrat » génétique, familial ou toxique ; chacune doit donc être envisagée dans sa particularité. Il faut se méfier des généralisations, et rester ouvert, à même d'« écouter la musique » propre à chaque personne, selon la formule de Lawrence Le Shan. Quand nous écoutons les histoires des autres, cela nous amène à nous questionner sur la cause, le pourquoi et parfois l'utilité de la maladie. Pour qui n'a jamais réfléchi à cet aspect de l'existence, ces interrogations peuvent sembler choquantes. J'ai été surprise de constater que si l'on interroge les gens sur le *pourquoi* de leur maladie (et pourquoi *à ce moment-là*), beaucoup d'entre eux connaissent la réponse. Cependant, comme en général les médecins ne posent pas cette question, la réponse reste dans l'ombre.

J'ai dit au chapitre précédent que l'apparition et le développement de l'épidémie de sida ont fait évoluer les mentalités par rapport à la mort. Les personnes touchées étant en majorité de jeunes adultes ou même des enfants, nous avons été obligés de regarder en face la maladie mortelle et la mort. L'accompagnement des mourants, dont la pionnière a été Élisabeth Kübler-Ross, a trouvé une place dans les hôpitaux. Nous réalisons que nous sommes tous mortels, que la mort est inéluctable : cela a longtemps été nié et refoulé au cours de ces dernières décennies de matérialisme effréné, la mort étant devenue le tabou numéro 1. L'épidémie de sida a engendré également les groupes de soutien, comprenant des malades et des thérapeutes ; les malades revendiquent l'accès à toute l'information scientifique disponible et réclament une part de responsabilité dans les choix thérapeutiques. Grâce à ces mouvements, nous voyons maintenant des congrès réunissant médecins, chercheurs *et* malades. Pour la plupart des personnes séropositives, il est essentiel de nouer avec les médecins hospitaliers une relation de confiance et de respect, allant jusqu'au respect des soins complémentaires choisis par le malade.

J'aimerais vous parler de John ; je l'ai connu à Paris pendant mes études de médecine. Il avait quitté la Bretagne pour se spécialiser en psychiatrie et devenir psychanalyste. Nous sommes devenus amis et avons partagé des moments de complicité magique ; je savais qu'il était homosexuel, mais, je ne sais pourquoi, je le considérais comme « protégé » du sida. Depuis quelques années, la vie nous avait éloignés l'un de l'autre, nos rencontres s'étaient espacées ; aussi, quand une amie commune est venue à mon cabinet, en pleurs et très abattue, j'ai compris aussitôt que John était malade. Il se savait depuis longtemps séropositif, mais n'en avait parlé à personne. Il suivait une psychanalyse depuis plusieurs années ; au début de l'été, son analyste et lui étaient convenus de mettre un terme à ce travail analytique. John est donc resté seul à Paris pendant que tous ses amis étaient en vacances. Il a alors présenté une pneumopathie, qui a nécessité une hospitalisation d'une dizaine de jours. Pour se régénérer il est ensuite parti en montagne avec un ami ; durant son séjour en altitude il a fait une rechute et a dû être à nouveau hospitalisé en urgence à Paris.

John était un homme très grand, exceptionnellement beau, doté d'un rire tonitruant et communicatif. Après quelques années d'éloignement, je l'ai revu pour la première fois cinq mois après sa première hospitalisation. J'ai eu beaucoup de mal à dissimuler le choc ressenti en le retrouvant : il avait perdu près de trente kilos, était très affaibli et ne pouvait faire que quelques pas, avec difficulté. John était très cultivé et d'une intelligence rare. Il m'a dit un peu plus tard :

« Pourquoi la maladie vient-elle me chercher maintenant ? J'ai fini mon analyse, je suis prêt à avancer dans ma vie, et je sais que je vais bientôt mourir. Ce qui est très douloureux, c'est que j'ai écrit à mon analyste pour l'informer de ma maladie et que je n'ai reçu aucune réponse. Son incapacité de sortir de la réserve analytique et de se montrer humain me bouleverse profondément. Je me sens floué, je me suis trompé moi-même. Maintenant que je suis malade, je réalise à quel point j'ai besoin de dépasser le cadre de l'analyse, dans lequel j'ai toujours dit les choses avec beaucoup de facilité. Mais je sens désormais que mon corps parle un langage que je ne comprends pas et qui me fait peur. J'ai besoin de me réconcilier avec lui, de l'apprivoiser, je ne l'ai jamais respecté, je me suis servi de lui pour obtenir ce que je voulais. Je n'en ai plus envie, d'ailleurs, et je ne peux plus jouer à ce jeu-là. »

J'ai toujours été frappée par le processus de vieillissement accéléré des malades du sida. Le temps défile à toute allure et, chez John et d'autres, j'ai vraiment eu le sentiment qu'ils accédaient à un développement de leur conscience. John, qui avait toujours été un intellectuel à la recherche du *pourquoi* de l'histoire de vie des êtres humains, commençait à percevoir le *comment* de son existence. Il m'a dit, un autre jour :

« Savoir ce que je sais, finalement, je considère que c'est un luxe. Qu'est-ce qui reste, face à la maladie ? Le moment présent est unique et le seul important ; être avec quelqu'un qu'on aime, lui dire qu'on l'aime et être dans ses bras. Mais pour comprendre cela il a fallu que je descende dans l'enfer de mon corps ; pour pouvoir laisser tomber mon masque il m'a fallu vivre que mon corps me lâche dans la maladie. Regarde-moi, le John si fier, je me traîne péniblement dans ce couloir d'hôpital, en pantalon de pyjama sali par ma diarrhée ; comme tous les autres malades, je laisse la porte de ma chambre ouverte. Cette promiscuité et cette négligence que je détestais tellement, maintenant je m'en fous. Je suis un malade comme les autres, les médecins me parlent comme si j'étais débile profond, comme ils parlent à tous les autres. »

John m'a demandé si je pouvais organiser son transfert en Bretagne car il voulait mourir chez lui, profiter de son jardin, de la nature, voir la mer qu'il aimait tant. Ses parents avaient été très présents tout au long de sa maladie ; leurs relations, auparavant difficiles et conflictuelles, étaient devenues chaleureuses, pleines d'amour et de respect. L'équipe de l'hôpital parisien, tout en admettant qu'il n'y avait aucun traitement médical à envisager, a eu des réticences à accepter le transfert. « Les parents vont craquer, nous ne connaissons pas l'hôpital en question, la qualité des soins n'est pas garantie », etc. Je dois dire mon admiration pour le médecin du village de John ; ce médecin, en relation permanente avec l'hôpital le plus proche, a réussi à assurer des soins efficaces d'une excellente qualité technique, mais aussi et surtout humaine. John est mort six semaines plus tard, après avoir fait de petites promenades en bord de mer, respirant l'air du printemps et des pommiers en fleur. Dans les derniers mois de son existence, il avait trouvé une sérénité, une conscience profonde du sens de la vie, l'amour était présent à chaque seconde. Il avait choisi lui-même la musique du service religieux de son enterrement, et avait donné à ses parents la liste de tous ses amis, les priant de bien les recevoir le jour de ses obsèques. Bye, John !

L'histoire de John nous ramène au *pourquoi* de la maladie à un moment donné, et comment *vivre* avec elle. Si l'épidémie de sida interpelle en ce sens l'ensemble de la société, elle nous aide aussi à comprendre que toute maladie s'inscrit sur un fond culturel, religieux et social, profondément enraciné dans chaque être humain malgré le fréquent refus de sa considération consciente. Je sais qu'il est très difficile pour beaucoup de personnes confrontées à une maladie menaçant leur existence (et de plus souvent fort douloureuse) de penser qu'elle puisse avoir une utilité ou un sens. J'en suis pourtant convaincue. La maladie reste un mystère et quand elle survient, nous pouvons adopter deux attitudes : soit nous nous abandonnons à elle, en subissant passivement les soins proposés par l'équipe médicale et en suivant ainsi le modèle de la réparation mécanique, soit nous mettons notre casquette de Sherlock Holmes et, en complément des soins médicaux, nous essayons de déchiffrer le mystère. Mais il n'est pas simple de rechercher des indices ; il s'agit de discerner les symptômes présents, les organes concernés, l'évolution pathologique, et de mettre nos découvertes en résonance avec la compréhension de l'histoire de notre vie.

Si nous tentons de situer l'installation de la pensée systémique dans le cadre du développement des sciences, nous parvenons à nous sentir comme partie intégrante de l'univers. Nous pouvons voir alors émerger une idée psychospirituelle, en cohérence avec ce système universel, et résumant bien les différents aspects de la maladie :

• La maladie est une manifestation de la vie. Elle nous offre la chance de modifier et de développer notre conscience. La reconnaissance consciente de l'expérience de la maladie peut soutenir le processus de guérison, à condition que cette reconnaissance ne reste pas uniquement rationnelle mais s'étende à chaque cellule du corps, qui à son tour prend conscience du changement en cours et peut alors abandonner certains anciens schémas de comportement.

• Au cours de la plupart des maladies et bien avant qu'elles ne s'expriment au niveau du corps, il se produit d'abord un déséquilibre psychique ou émotionnel constituant un signal d'alerte. Mais il n'est pas certain que nous puissions — ou voulions — le voir ou l'entendre : souvent nous n'en tenons pas compte, nous attendons des manifestations physiques qui nous décideront à réagir et à nous en occuper. Beaucoup de personnes ne peuvent pas percevoir un tel signal d'alarme psychique, car elles ont été conditionnées à refouler leurs sentiments et leurs émotions : leur expression reste encore considérée socialement comme une « excentricité ».

• Si nous ne trouvons pas de solution au déséquilibre psychique, la loi de la polarité — ou dualité — va permettre au pôle physique de s'exprimer sous la forme d'une maladie physique. Nous allons exprimer fortement un versant de l'existence et refouler l'autre. Ce basculement est possible à tous les niveaux, et le plus souvent traduit davantage la peur de l'ombre, du non-exprimé, que le désir de rester dans l'extrême.

• Le corps exprime des signes et des symptômes : il y a un problème, ces messages attirent notre attention sur la zone concernée. Si nous ne réagissons pas à ce premier signal d'alarme, notre corps en enverra d'autres afin de se faire entendre.

• Nous pouvons entendre le message et choisir de nous occuper uniquement du problème physique, ou aller plus loin en essayant de l'intégrer dans une vision globale de notre entité psychospirituelle.

• La maladie ne se contente pas d'adresser un message d'alerte, elle offre également le moyen de rétablir l'équilibre : de nombreux malades témoignent que l'expérience de la maladie n'a pas seulement changé leur corps, mais qu'elle a aussi transformé leur manière de vivre, qui s'est souvent améliorée. Pour comprendre la globalité de l'état de santé indissociable de la maladie, nous devons y intégrer notre esprit et notre âme, ne plus seulement concevoir la maladie et la mort comme des échecs. Élisabeth Kübler-Ross a trouvé une belle image symbolique : elle a comparé la maladie à un affreux cocon gris, qui permettra l'éclosion d'un papillon.

• La maladie est souvent l'interprète du malade, elle fait savoir quelque chose qui ne peut être exprimé autrement. Dans la plupart des cas son message est obscur et difficile à comprendre, si bien que les lésions physiques peuvent atteindre un niveau irréversible, chargeant la personne d'un poids encore plus lourd.

• Alors que les affirmations précédentes concernent l'équilibre psychospirituel, celle-ci parle de la place de la personnalité, c'est-à-dire du masque que nous acceptons de porter et derrière lequel nous pouvons nous cacher. Malgré la douleur et la souffrance, la maladie continue son processus, à la demande de la personnalité qui s'en trouve en partie satisfaite. Les meilleurs soins de santé ne peuvent rétablir l'harmonie si la personne malade ne voit pas que, à long terme, les bénéfices secondaires ne satisfont ni son âme, ni sa personnalité. Ces bénéfices secondaires dissimulent souvent des thèmes très profonds qu'elle devra aborder un jour ou l'autre, si elle souhaite aider sa personnalité à relâcher son influence sur son destin.

Ces affirmations offrent seulement un cadre à la compréhension du processus de maladie, en respectant le libre arbitre de chacun. *La maladie n'est pas un signe de faiblesse, mais fait partie intégrante de notre chemin de vie. libérez-vous, refusez le jugement et la culpabilité* qui résonnent avec le masque de la personnalité ; mettez-vous à l'écoute de votre intuition, car elle exprime le savoir de l'âme. Ce cheminement est long et difficile, mais j'ai constaté que chaque personne, sans aucune exception, a le désir de se mettre à l'écoute de son *soi profond.*

Si nous considérons la maladie comme l'expression d'un déséquilibre de notre entité corps-esprit, alors nous possédons déjà une première possibilité d'action : selon le principe de dualité, si nous exprimons physiquement un *trop* par la maladie, nous pouvons nous demander de quoi nous *manquons* aux autres niveaux. Le fait que la maladie soit polyfactorielle ne doit pas nous empêcher de réfléchir à ce qu'elle représente pour *nous*, à ce moment précis de notre existence.

Quelle est notre direction, quels sont nos désirs, qu'est-ce qui nous manque et nous préoccupe ?

Comment pourrions-nous être plus heureux ?

Avons-nous suivi la voie de nos idéaux de vie ?

MALADIE, ÉTAPES DE GUÉRISON

L'annonce de la maladie

Prendre enfin soin de soi-même

Quand vous apprenez que vous êtes malade (vous l'aviez parfois pressenti et le saviez déjà inconsciemment), il vous faut réagir et répondre. Bien entendu, votre réponse variera en fonction de la gravité de la maladie détectée ; cependant, qu'il s'agisse d'une grippe banale ou au contraire d'une affection grave menaçant votre vie et sa qualité (comme un cancer, un diabète ou une sclérose en plaques, dont les seuls noms vous plongent légitimement dans la peur), la maladie exige toujours une mise en ordre de vos priorités : désormais, vous et votre santé détenez la première place. Cela peut être difficile à accepter et à mettre en œuvre ; en effet, il est surprenant de constater à quel point nous avons du mal à nous occuper de nous, à cerner nos vraies priorités et à nous libérer d'une partie du poids du quotidien, qui nous coûte très cher en termes d'énergie psychique. Cette réticence intérieure se manifeste autant au cours des affections bénignes et courtes — comme la grippe qui nous autorise enfin à prendre quelques jours de repos — qu'au cours des affections graves et chroniques qui ébranlent notre monde de références, et modifient définitivement notre existence.

Je connais bien cette difficulté, pour l'avoir vécue à l'époque où je consacrais la majeure partie de mon temps à mon cabinet parisien. Mon travail me plaisait, je me sentais heureuse de la confiance témoignée par mes patients, mais en rentrant chez moi le soir, je ne parvenais pas à me montrer assez disponible pour mes deux jeunes enfants : j'étais vite débordée et épuisée, alors qu'une nounou formidable gérait à merveille les aspects matériels de la vie domestique, mon mari tenant son rôle de père avec amour, humour et chaleur. Partager le quotidien avec mes enfants me manquait, ces moments si précieux d'échanges et de jeux devenaient décidément trop rares. Enfin, il ne me restait plus une minute pour moi-même, le simple fait d'aller boire seule un café à une terrasse de bistrot représentait un véritable luxe, que je m'offrais exceptionnellement.

Mon rythme de travail effréné m'avait amenée à un seuil, une limite, ma santé était en danger et il devenait vital que je développe une stratégie de protection. Comme beaucoup de médecins, j'avais prêté peu d'attention aux signaux d'alerte que mon corps ne cessait de m'envoyer, et je continuais donc à mener mon train d'enfer. Saviez-vous que les médecins appartiennent à l'une des catégories socioprofessionnelles où l'on meurt jeune ? L'abus de drogues en tout genre atteint un taux impressionnant et, parmi la population générale, les médecins « viennent en tête » des dépressions et des suicides. Nous nous croyons peut-être intouchables, pensant que la vulnérabilité physique et psychologique concerne les autres, et nous épargne comme par miracle... En atteignant cet état d'épuisement extrême (appelé *burn out* par les Anglo-Saxons), j'ai alors réellement compris que *tout le monde* a besoin de prendre soin de soi, de se ménager, et qu'il est très délicat de passer aux actes dans la vie quotidienne. Pour rester en bonne santé ou la retrouver, nous devons nous occuper de nous dans chaque domaine de notre existence. Le processus de guérison nécessite un changement en profondeur, dans lequel on s'implique intimement ; c'est un voyage à la découverte de nouvelles zones de soi, un défi à relever pour aborder différemment le quotidien, une invitation à créer des relations autres avec son entourage. Comme lors de tout changement de comportement, préparez-vous à ce que vos proches opposent une nette résistance, qui risque de provoquer des conflits mutuels ; mais ce sera l'occasion de réfléchir à ce qui caractérise une relation positive et bénéfique pour votre santé, à ce qui la différencie d'une relation négative et nocive dont il faut savoir se libérer.

La maladie représente en effet une occasion — parfois dramatique mais unique — de changement authentique ; elle nous permet de prendre enfin le temps de dresser l'inventaire de notre vie, d'établir la liste de ce qui nous manque, de ce dont nous avons vraiment besoin, de ce qui doit être modifié ou réparé, voire éliminé. La réorganisation de notre précédent système de valeurs est une vaste entreprise qui ne se réalise pas du jour au lendemain, ni dans la solitude. Elle se fonde sur la confiance et l'estime envers nous-mêmes, base essentielle de l'éveil de nos compétences, dont celle de guérison. Bien que ce processus soit naturel, il évolue de manière irrégulière et chaotique ; il résonne avec les états d'âme, les modifications émotionnelles et physiques, que chacun doit élaborer puis intégrer à ce qu'il vit désormais.

La culpabilité et la peur

À l'annonce d'une maladie — surtout si elle est grave —, la première réaction est souvent un sentiment de culpabilité, dû à plusieurs éléments d'ordre interne et externe. J'ai dit déjà que la maladie reste encore perçue comme une punition, infligée pour ne pas avoir fait ce qu'il « fallait », pour avoir désobéi à certaines lois sociales ou religieuses, pour ne pas avoir mené « la vie qu'il faut ». La conviction d'une culpabilité est souvent renforcée par l'attitude des proches, qui doivent eux aussi réagir et intégrer la mauvaise nouvelle : « Je te l'avais bien dit, cela devait finir par arriver. » Si nous dépassons la culpabilité en acceptant l'idée que la santé et la vie « parfaites » n'existent pas, nous pourrons regarder le problème en face, adopter une attitude créative de questionnement personnel ; nous affronterons mieux le changement, et l'inévitable peur qui l'accompagne. Cette peur intime de perdre une partie de nous-mêmes, de ne pas « redevenir comme avant », nous empêche fréquemment d'aller vers la guérison. La peur est l'un de nos sentiments les plus archaïques, elle reste omniprésente dans la mémoire de chacune de nos cellules. La maladie nous confronte de force à la peur du changement, de la perte, de la douleur, de l'incapacité à « être à la hauteur », et à celle de la solitude.

Les étapes de la maladie et de la guérison

Le Dr Élisabeth Kübler-Ross a décrit les cinq étapes qui guident une personne dans son cheminement vers l'acceptation de la mort. Ces étapes (détaillées ci-dessous) passent par le *déni*, la *colère*, le *marchandage*, la *dépression* et l'*acceptation*. Elles sont en fait caractéristiques de toute situation de crise, et jalonnent donc le processus cyclique de la maladie et de la guérison ; ce processus se complète par deux attitudes supplémentaires : *retrouver le goût de l'existence* et *créer une nouvelle vie*. Chacune de ces étapes est nécessaire et indispensable, l'une suit l'autre tout en reflétant l'état de conscience du malade ; elles sont identiques pour tout le monde, mais leur durée diffère selon les gens : par exemple, la période de déni peut être de quinze jours pour une personne, et de six semaines pour quelqu'un d'autre. Il n'y a rien d'anormal dans ces différences car chacun a besoin de trouver son propre rythme d'assimilation et de guérison. Chaque passage vers une nouvelle phase imprime davantage l'intégration en profondeur du message véhiculé par la maladie. Les aggravations physiques ou psychiques font nécessairement partie du processus. Elles correspondent d'ailleurs souvent à l'assimilation d'une nouvelle étape, durant laquelle le malade prend la mesure de qui il est : cela nous permet de progresser vers la rencontre de notre véritable nature, de notre réalité profonde. Guérir consiste à s'ouvrir sur l'infini. Tout changement, quel qu'il soit — dans nos croyances, nos habitudes, notre mode de vie ou notre état physique —, implique de renoncer à une partie de nous-mêmes : même si nous savons qu'elle ne nous convient plus vraiment, nous ressentons ce renoncement comme une petite mort.

Le déni

Au départ, il est parfaitement normal de réagir à la maladie par un refus. Cette opposition le plus souvent inconsciente s'exprime par l'inattention à la clochette d'alarme sonnée par le malaise physique. Les symptômes sont là mais ne réussissent pas encore à se faire entendre, la peur de l'impuissance et de la souffrance l'emportant sur le principe vital de la guérison. Intuitivement, la plupart des gens se savent malades et, au début, sont même capables de dire pourquoi. Mais la peur de ne pas être à la hauteur, de ne pas pouvoir faire face, prend très vite le dessus. Il s'agit d'une peur irraisonnée et puissante qui nous fait préférer ne plus rien savoir, nous pousse à nous replier sur nous-mêmes pendant quelque temps en ignorant le message d'alerte. La peur d'affronter la maladie avec ses conséquences éventuelles (physiques, familiales, sociales) amène à ce déni temporaire. C'est un mécanisme d'autoprotection, de défense, et espérer gagner du temps en faisant l'autruche est tout à fait humain : nous nous comportons tous ainsi, d'une manière ou d'une autre. Cependant, il viendra un moment où la peur cherchera à s'exprimer et où nous serons prêts à l'affronter ; elle se transformera en colère, qui représente un pas supplémentaire vers la reconnaissance du message de la maladie.

La colère

Le sentiment de colère peut être dirigé vers soi (autoreproches) : « J'ai été stupide de ne pas m'être occupé de moi pendant tout ce temps ! », et concerne aussi — et même souvent ! — les autres, tous les autres ou presque : le compagnon de vie, la famille, les amis, les collègues et bien sûr les médecins, voire Dieu : « Si je suis dans cet état, c'est à cause de Lui ! » La colère devient ressentiment, rancune, parfois jalousie ou envie envers les bienportants. Selon la personnalité de chacun, elle va s'exprimer à des degrés divers, légers, forts ou carrément explosifs.

Le marchandage

L'étape du marchandage inconscient succède à la colère, laquelle a eu pour seul effet d'ouvrir un canal d'énergie et de préparer une réaction. Le marchandage est souvent très subtil et me rappelle une attitude que les enfants connaissent en général sur le bout des doigts : quand nous avions fait une bêtise et que nous étions grondés, nous étions prêts à promettre « le bleu du ciel » — ou la lune ! — pour faire passer l'orage et éviter la punition. Dans le cas de la maladie, le sentiment diffus mais taraudant d'être coupable de ne pas avoir fait ce qu'il fallait nous amène à entrer en négociation avec une « force supérieure », à lui promettre de devenir « meilleurs », de nous améliorer si cette force nous guérit.

Il est essentiel de prendre conscience de cette culpabilité, de nous en libérer et de la laisser derrière nous. L'exercice de l'œuf de lumière (décrit à la fin du livre) repésente une aide précieuse, car il nous permet, chaque matin, de commencer la journée en « lavant » notre passé dans la lumière de notre sagesse. Nous nous situons alors pleinement dans le moment présent, laissant naître une nouvelle créativité positive. Si nous restons bloqués dans la culpabilité, les sentiments négatifs du passé continuent à nous dominer, nous empêchant de devenir responsables de notre traitement. Il faut posséder une grande confiance en soi pour savoir prendre les décisions bonnes pour notre santé. La période du marchandage ressemble souvent à l'attente d'une solution magique qui permettrait de retarder la date d'une intervention ou du début du traitement médical. Aujourd'hui surtout, beaucoup de personnes se réfugient — et se dispersent — dans une multitude de traitements alternatifs, tout en évitant soigneusement celui qui semble s'imposer logiquement, à condition d'avoir le recul nécessaire pour voir la réalité de la situation. Il n'est donc pas étonnant que le marchandage laisse la place à la dépression.

La dépression

La dépression correspond à un creux de la vague, où nous réalisons que nous ne pouvons pas obtenir par magie ce que nous désirions. Un sentiment négatif nous submerge, qui résonne avec la peur de notre impuissance. Nous projetons sur tout ce qui nous entoure la sensation de vide absolu qui nous ronge ; nous n'avons plus aucun sentiment positif, il ne reste que des sentiments négatifs, sinistres, tristes, sans espoir, noirs.

La dépression de la personne malade se décline en trois composantes successives.

La première fait suite au temps du marchandage et à la désillusion qui l'accompagne. Reprendre confiance en soi est essentiel pour trouver un nouveau chemin sur lequel on pourra avancer, en toute honnêteté envers soi-même.

La deuxième est la composante nécessaire du deuil, la maladie ayant sérieusement ébranlé l'image que nous avions de nous et donnions aux autres. Nous avons changé, que ce soit dans nos habitudes, notre vie quotidienne, affective et professionnelle, et notre corps s'est modifié, transformé. Nous avons perdu certains de nos aspects grâce auxquels — peut-être — les autres nous remarquaient et nous appréciaient, ou en tout cas c'est ce que nous pensions. Il est important que ce sentiment de perte soit ressenti et exprimé : on appelle cela « faire le deuil ». Si nous le réprimons, nous irons irrémédiablement vers la dépression.

Laissez-vous envahir par ce sentiment, car il va vous aider à progresser vers l'acceptation de la maladie.

La troisième composante de la dépression d'un malade est souvent une conséquence directe de la prise en charge médicale. On ne sait pas assez qu'une anesthésie générale, par exemple, peut laisser des traces durables au niveau du corps. J'ai fréquemment entendu des patients me dire : « Je n'ai plus jamais été le même après cette anesthésie. » J'ai également noté que des dépressions se déclarant à la suite d'interventions chirurgicales s'amélioraient souvent rapidement grâce à un traitement homéopathique spécifique de l'anesthésie. Cela est tout à fait logique quand on possède une approche énergétique de l'être humain, puisque le corps garde la mémoire cellulaire de ce qu'il a vécu. Les anesthésies générales sont des perturbations importantes qui modifient l'action des neurotransmetteurs et globalement la fréquence du champ énergétique de la personne anesthésiée. L'anesthésie générale, les cicatrices d'intervention, mais aussi les lourds traitements de chimio- et radiothérapie provoquent des vides d'énergie, ralentissant ou bloquant le flux normal, plongeant le malade dans une dépression iatrogène qui peut cesser ou au moins s'améliorer une fois l'équilibre énergétique rétabli. Cet état dépressif va souvent de pair avec une attitude d'autodépréciation et de jugements critiques envers soi-même ; la maladie est vécue comme un énorme échec, associé à un sentiment de perte douloureux et omniprésent. Aller au fond de cette douleur morale, s'y installer et y rester permet — enfin — de l'embrasser, de cesser de se rejeter et de s'accuser ; cela amène la nouvelle phase du « on verra... » qui ouvre la porte à l'acceptation.

L'acceptation

Après avoir traversé — la plupart du temps avec difficulté — les quatre étapes précédentes, vous parvenez à un point où vous pouvez commencer à reconnaître que rien de ce qui vous arrive n'est « bien » ou « mal ». Chaque situation et expérience va révéler un aspect de vous-même que vous ignorez encore ; il sera le prochain pas vers votre nouvelle attitude face à la vie. La colère et la dépression sont passées, vous ne rejetez plus votre corps affaibli, vous acceptez d'en prendre soin, de le choyer et donc de vous aimer.

La résurrection

Laissez-vous aller à la découverte de votre nouvelle personnalité et prenez le temps d'explorer l'aventure de la vie ! La maladie a modifié le regard que vous portiez sur le passé et le présent, ils vous apparaissent sous un autre angle. C'est l'occasion de récrire votre histoire, de faire la paix avec ce qui se trouve maintenant derrière vous, de formuler les besoins et les priorités que vous souhaitez installer dans votre quotidien. Vous avez traversé un long processus de prise de conscience, aboutissant à une ouverture sur la résonance infinie de l'intelligence universelle : désormais elle vous enveloppe, vous soutient et vous permet de voir la maladie comme ce qu'elle est, c'est-à-dire une partie de votre vie, mais non pas *toute* votre vie.

La nouvelle vie

Construire votre santé en parcourant les étapes de la guérison provoque des retentissements dans tous les domaines de votre existence, ce qui vous semblait important avant la maladie l'est probablement moins maintenant. Après la maladie, notre système de valeurs change considérablement, tout comme nos références et croyances : nous doutons, condition nécessaire au changement. Notre masque peut enfin tomber, nous pouvons choisir de mener une vie plus simple, axée sur les choses essentielles, vers l'harmonie, l'amour. Ce changement interne suscite des changements externes : certains liens se soudent davantage, d'autres se défont, nos amitiés se transforment. Nous réorganisons notre temps et parfois notre profession, nous donnons plus d'espace à nos besoins réels, à ce que notre noyau profond nous révèle et que nous avons envie de connaître. Nous sommes dans l'expérience de la vie, expérience que nous partageons à chaque seconde avec tout ce qui nous entoure. Vivre pleinement le présent devient possible dès que nous avons réalisé que nous ne sommes pas éternels : comme nous avons deviné ou effleuré la mort, cela nous a permis de trouver une nouvelle saveur à la vie. Nous devenons capables de guérir notre vie, avons repris confiance et mesuré notre capacité d'amour : nous acceptons de créer et de vivre chaque instant qui nous est donné. Guérir d'une maladie va toujours de pair avec la guérison de sa vie ; nous mourrons tous, mais en attendant cela, prenons soin de nous et de nos relations avec nos proches.

L'histoire de Pierre va illustrer ces sept étapes ; il a cinquante-deux ans, est chef d'entreprise et emploie une trentaine de personnes. C'est un homme grand, beau et élégant, un véritable « seigneur ». Il y a un mois, il a été opéré d'un cancer du poumon, et son système respiratoire ne s'est pas encore habitué à fonctionner avec un seul poumon. La vie a repris son cours : entre ses séances de radio- et chimiothérapie, de kiné respiratoire et d'ostéopathie, Pierre dirige son entreprise comme d'habitude, c'est-à-dire d'une poigne de fer. Pourquoi vient-il me voir ? Il est entouré d'une équipe qui semble efficace et solide, aussi bien sur le plan médical qu'humain ; je connais son cancérologue, dont la réputation est excellente. En fait, Pierre cherche autre chose, il a commencé à se poser des questions sur certains aspects de sa vie, et surtout il a besoin de parler de sa peur de mourir. Il a appris qu'il avait un cancer du poumon pendant une bronchite qui n'en finissait pas ; comme il me le confiait, il savait déjà « quelque part » que, fumant deux paquets de cigarettes par jour, cela pouvait lui arriver. Quand son médecin lui a fait part du diagnostic, Pierre lui a répondu : « J'ai besoin de connaître toute la vérité » ; puis il est parti aux États-Unis l'après-midi même, pour dix jours de voyage d'affaires programmé depuis longtemps.

Avant de prendre l'avion, il a demandé à son médecin d'organiser les rendez-vous avec le chirurgien et le cancérologue pour son retour : « Je ne voulais pas gâcher ce voyage et je n'y ai plus pensé. Je n'en ai parlé ni à ma femme ni à qui que ce soit, je voulais d'abord voir plus clair en moi-même. »

Pierre est rentré de son voyage épuisé par le décalage horaire ; il a alors appris que son cancer étant déjà à un stade très avancé, il ne pourrait être opéré qu'après avoir subi un traitement anticancéreux préopératoire. Pierre est passé du stade du déni à celui de la colère, en accusant les médecins de ne pas comprendre qu'il ne pouvait sous aucun prétexte négliger, voire abandonner son entreprise : son travail, c'était toute sa vie. D'autre part, s'il était malade aujourd'hui, tout était la faute du fisc qui l'avait harcelé au cours des trois dernières années, lui imposant un contrôle fiscal qu'il avait ressenti comme pénible, humiliant et injustifié. « Si j'ai gagné beaucoup d'argent, c'est que j'ai énormément travaillé, avec des horaires insensés, sans week-end et en prenant peu de vacances ; mais cela dépasse la compréhension de ces crétins de fonctionnaires. » Pierre avait toujours été colérique, autoritaire, un homme de pouvoir ne supportant pas que quelqu'un lui demande de rendre des comptes. « J'avais peur de perdre ce que j'avais construit si difficilement, je n'en dormais plus. » Après son opération, Pierre a passé quinze jours à l'hôpital, ordinateur et téléphone-fax à portée de main.

Je l'ai questionné sur sa femme ; il m'a raconté qu'il l'avait connue alors qu'ils étaient encore adolescents. « Nous formions le plus beau couple de la ville. » Ils avaient eu trois enfants, maintenant adultes et autonomes ; aucun d'eux ne travaillait dans l'entreprise familiale, leur père trop exigeant leur demandant encore plus qu'à ses autres employés. Il ne leur avait toujours pas parlé de sa maladie mais avait mis sa femme au courant, elle était littéralement effondrée. Pierre m'a avoué qu'il menait une double vie depuis quelques années, et avait mis en place un système compliqué de visites parallèles, évitant ainsi d'éventuelles rencontres entre son épouse et sa maîtresse. Il venait me voir, un mois après son opération, parce qu'il sentait qu'il ne récupérait pas comme il l'avait imaginé ; il admettait très mal qu'il lui restât à présent un seul poumon pour respirer. Il m'a demandé : « Si je ne fume plus du tout, est-ce que je vais mieux respirer ? Que dois-je faire pour redevenir comme avant ? »

J'étais embarrassée pour lui dire que, dans la vie, quoi qu'il se produise, nous ne pouvons ni retourner en arrière, ni savoir ce qui nous attend. Il a rétorqué par le fameux et cependant utile : « On verra ! » C'était sa manière à lui de marchander, de vouloir racheter sa santé physique.

Il m'a rappelée quelques jours plus tard, me demandant conseil pour un lumbago très douloureux qui le clouait au lit. Je lui ai dit qu'il avait probablement besoin de se reposer et lui ai conseillé de prendre vraiment le temps, cette fois-ci, d'écouter son corps, de lui manifester un minimum de respect. À ma grande surprise, Pierre m'a écoutée, mais cela a marqué le début d'une pénible dépression : sa vie s'était « écroulée », il n'en restait plus rien, même pas son corps dont il avait été si fier. Pendant ce temps, sa femme restait présente auprès de lui, l'assistant avec amour dans cette difficile épreuve de deuil et de tristesse. Quand je l'ai senti sur le point de remonter la pente, j'ai encouragé Pierre à lire les ouvrages de Simonton et de Siegel ; quinze jours après, j'ai vu un homme fier et pourtant humble, qui souhaitait me présenter le plan de santé qu'il venait d'élaborer. Il avait accepté sa maladie, tout comme il avait accepté de remettre les pendules à l'heure.

Il avait réalisé qu'il utilisait son entreprise pour exercer son pouvoir, que ses enfants le fuyaient à cause de son autorité, qu'ils redoutaient et désormais refusaient. Pierre rêvait régulièrement d'un être de lumière, qui prenait soin de lui, changeait ses pansements et lui manifestait son amour. Il comprenait que cet être était sa femme, et se reprochait de ne pas avoir su lui montrer qu'il l'aimait toujours. Sa double vie devenait à ses yeux une fuite devant la réalité. « Je ne pouvais pas admettre que ma femme change avec l'âge, car cela voulait dire que moi aussi, je n'étais plus celui d'avant. » En quelques semaines, Pierre avait changé son regard sur sa vie et sur ses priorités ; il les avait réorientées en fonction du nouveau système de valeurs qui s'était imposé à lui. Il a fait la paix avec ses enfants, découvrant qu'ils avaient tous les trois développé des capacités fortes, solides, et possédaient, tout comme lui, des personnalités hors du commun. Sachant que sa maladie lui laisserait un temps restreint, Pierre a mis ses affaires en ordre ; il s'est complètement retiré de son entreprise, qui ne l'amusait plus, et dont il ne voulait pas imposer la charge à ses enfants qui avaient trouvé leur propre voie. Il a commencé à sculpter le métal, ayant toujours été fasciné par sa malléabilité ; son exploration de la sculpture l'a passionné.

Pierre a passé encore trois ans auprès de sa femme. Peu de temps avant de mourir, il m'a dit : « Sur tous les plans, ces trois années ont été beaucoup plus riches que les trente années précédentes. Je pars heureux et sans regrets. J'aime et je suis aimé, que demander de plus ? » Cet homme avait su se créer une nouvelle vie, avait découvert une dimension humaine jusque-là inconnue, basée sur des relations respectueuses et harmonieuses.

Les dernières années de son existence lui avaient donné accès à la sagesse intérieure, devenue son guide.

Quelle est la meilleure façon de vivre ?

Il n'y a qu'une seule réponse à cette question : soyons dans le *présent*, prenons conscience de lui, vivons chaque instant avec attention et sagesse car c'est le seul moment que nous puissions *porter*. Ne nous laissons pas accrocher ni par le passé ni par le futur. Vivons avec ceux que nous aimons, en acceptant de les rencontrer véritablement dans des mouvements de vie. Prenons conscience que nous créons notre propre bonheur, il fait partie de la réalité que nous souhaitons voir se dessiner. Soyons ouverts à ce qui se présente, laissons venir à nous tout ce qui est bon et faisons le retentir autour de nous.

REPRENDRE SA RESPONSABILITÉ

La maladie nous confronte à notre impatience ; nous sommes déjà bouleversés d'être malades et avons hâte d'en finir. Mais guérir sous-entend l'acceptation du cours de la maladie, avec ses inévitables hauts et bas. Les choses ne vont pas toujours aussi bien qu'on le souhaiterait, et l'on se demande parfois où se situe l'amélioration qui tarde à venir. Tout en évaluant régulièrement la situation, chacun doit apprendre à réagir de manière appropriée à sa maladie, afin de réveiller la force naturelle de sa guérison ; intégrer l'espoir, l'harmonie et la beauté à la vie d'un malade favorise l'accès à son potentiel de réaction et de transformation personnelle. Prendre la responsabilité de sa maladie signifie s'ouvrir à ce potentiel, savoir vivre au quotidien, en gardant des réserves pour la difficulté qui nous guette !

Votre médecin est responsable du diagnostic et de la façon dont il vous le présente. Vous, le patient, êtes responsable — bien sûr avec votre médecin — de la détermination du traitement le mieux adapté à votre maladie et à votre vie : vous êtes donc coresponsable et disposez d'une marge de manœuvre. Vous pouvez, par exemple, chercher des traitements complémentaires, que vous utiliserez éventuellement après vous être informé sur leurs bénéfices comme sur leurs effets secondaires. L'un des éléments primordiaux consiste à approfondir la communication avec votre sagesse intérieure, qui sera votre meilleur conseiller. Évitez de prendre une décision d'ordre thérapeutique sous l'effet d'une émotion telle que la peur, car votre choix risque de ne pas correspondre à ce que vous souhaitez réellement, et de se révéler ensuite comme n'étant pas la meilleure option. Notre sagesse intérieure sait ce qui est bien pour nous ; en nous reliant à l'intelligence universelle, elle nous amènera à faire confiance au processus naturel de guérison, qui pourra se développer parallèlement à la thérapeutique médicale. Les croyances au sujet de la maladie et les émotions en découlant peuvent fortement influencer notre réponse à la maladie, et au traitement. Même si vous éprouvez le poids insupportable de pensées négatives, vous pouvez toujours les remettre en question et les transformer pour les remplacer par d'autres, plus positives, qui vous aideront. La responsabilité implique également de créer un réseau de soutien de qualité, constitué de personnes (compagnon de vie, famille, amis, thérapeutes) bénéfiques pour nous, par qui nous nous sentons aimés, écoutés, compris, respectés, sécurisés. Il faut bien sûr savoir identifier les relations nuisibles qui provoquent des situations préjudiciables, savoir s'en libérer ou s'en protéger. Cette démarche salutaire semble souvent très difficile, mais, après des expériences douloureuses, nous apprenons à reconnaître l'aspect néfaste pour notre santé de certains membres de notre entourage quotidien. Enfin, nous devons apprendre à rester attentifs aux besoins de notre corps malade, et à y répondre en nous reposant, en adaptant notre exercice physique à nos possibilités (sans abandonner toute activité !) et en réévaluant notre alimentation.

Le fait de prendre activement soin de nous-mêmes va nous guider à la rencontre de notre noyau profond, nous amener à nous questionner sur notre vision de la vie, sur nos besoins, nos espoirs, nos frustrations et nos déceptions. Comme chaque maladie contient un message, plus nous sommes au clair avec notre propre histoire, plus il y a de chances que nous puissions entendre ce message, l'intégrer et nous motiver pour guérir. Tout ce qui arrive à notre corps résonne avec notre vie intérieure et tout ce que nous vivons au niveau de notre esprit et de nos émotions laisse une trace dans notre corps physique.

Voici l'histoire de Brigitte, trente-six ans ; ses enfants ont aujourd'hui cinq et sept ans. En 1993, peu après la naissance du second, on lui a découvert un nodule au sein, qui s'est révélé cancéreux et a nécessité une intervention chirurgicale suivie d'une chimiothérapie. Son médecin lui a affirmé que l'opération avait eu lieu assez tôt pour que, a priori, le cancer ait été guéri. L'existence de Brigitte a repris son cours ; mariée à un avocat, elle dirige une entreprise familiale. Ses longues journées se sont déroulées comme avant sa maladie, avec la charge des deux petits enfants, de son travail et de la maison. Le groupe familial qu'elle constituait avec ses parents et ses frères et sœurs fonctionnait sur le mode tribal, puisque depuis plusieurs générations tous s'étaient consacrés à la prospérité de l'entreprise. Brigitte en avait pris la direction plusieurs années auparavant, et les autres membres de la famille se reposaient entièrement sur elle. Comme elle me le disait, elle ne voulait plus penser à sa maladie et se noyait dans ses activités, « comme avant ».

Il y a maintenant deux ans et demi, son mari a été brutalement victime d'un grave accident vasculaire cérébral. Après avoir passé un an et demi en centre de rééducation intensive, il est revenu à son domicile : il était aphasique, en fauteuil roulant, et dépendant d'une tierce personne la plus grande partie de la journée. Son mari ressemblait à Brigitte par de nombreux aspects de sa personnalité ; c'était un homme très actif, un décideur qui avait l'habitude de mener ses proches et ses collaborateurs à la baguette. Le fait d'avoir perdu l'usage de la parole et ses possibilités locomotrices l'a plongé dans une profonde dépression.

Autrefois, Brigitte avait dû se battre pour que sa famille accepte son mari ; il lui fallait maintenant résister aux suggestions pressantes de sa famille, qui la poussait à demander le divorce. Sa propre maladie était occultée depuis la fin de son traitement, mais un an après celle de son mari, Brigitte a présenté une récidive locale de son cancer du sein. Cette rechute a de nouveau été traitée par chirurgie et chimiothérapie, puis on a diagnostiqué des métastases osseuses et hépatiques. Jusqu'alors elle avait vu son cancer comme une maladie ayant entraîné un autre malheur, la maladie de son mari : elle se sentait en partie responsable de ce qui lui était arrivé. La naissance de leurs deux enfants avait submergé Brigitte de sentiments ambivalents, elle avait d'immenses difficultés à leur donner l'amour qu'ils lui réclamaient. Elle se considérait comme une mauvaise mère et s'en voulait profondément.

Brigitte commençait à se demander s'il n'y avait pas autre chose à comprendre dans son histoire, et éprouvait l'urgence de trouver des réponses, car elle savait qu'elle venait de franchir un seuil physique limite et dangereux. Elle avait besoin à présent de reconsidérer ce qui était important pour elle. Sur le plan psychologique, Brigitte était semblable à beaucoup de femmes qui développent un cancer du sein : elles expriment peu — ou pas du tout — leurs émotions, ont beaucoup de mal à reconnaître et à affirmer leurs besoins personnels. Elles se comportent en bons patients, acceptant ce qu'on leur propose, faisant peu valoir leur avis personnel et n'émettant jamais ni critiques ni protestations. Pour Brigitte, la responsabilisation et la reprise en main de sa santé et de sa maladie ont débuté par un premier pas (énorme !), consistant à accepter qu'un soutien s'installe autour d'elle, à chercher un bon thérapeute qui l'aide à aller au plus vite vers la reconnaissance de ses besoins profonds, et à développer sa capacité d'amour envers elle-même et ses proches.

MÉDECIN-MALADE

Faire équipe avec son médecin

Toutes les relations humaines que nous établissons et entretenons exercent une influence primordiale sur notre santé. Pourtant, quand nous, les médecins, sommes face au malade, nous continuons à voir surtout la maladie avant l'être humain. Or l'individu ne peut être séparé de sa maladie, et les médecins persistant à parler du diabète ou du cancer, plutôt que de reconnaître et nommer la personne malade, considèrent un seul aspect de la maladie : ils oublient l'être humain, perpétuant ainsi la vision mécaniste de l'ancienne culture médicale.

Je rappelle la différence entre guérir et soigner : guérir est un processus naturel potentiellement présent en chacun ; soigner est l'activité médicale proprement dite, en général limitée à une intervention externe, médicamenteuse ou chirurgicale. Pour soigner un malade, le médecin peut très bien ne pas tenir compte des facteurs ayant déclenché le symptôme et se contenter de le traiter. Jamais le pouvoir thérapeutique médical n'a été aussi important qu'aujourd'hui ; mais je ne peux m'empêcher de remarquer que, parallèlement aux remarquables progrès et découvertes de la médecine moderne, la connaissance de la nature humaine a été oubliée. Savoir stimuler la compétence de guérison ne fait pas partie du programme de ceux des médecins qui, au nom de la science, ont perdu le sens de la dimension humaine : pour beaucoup d'entre eux, la science est devenue Dieu. Dans les précédents chapitres, nous avons vu que, si l'on conçoit la maladie comme une rupture d'harmonie dans la vie d'un individu, on comprend alors qu'elle représente un aspect particulier de l'existence, susceptible de favoriser une réorientation globale et profonde. Un malade doit prendre le temps de s'adapter et se confronter à cette nouvelle réalité, de rechercher — seul ou avec l'aide de ses proches — toutes les informations disponibles concernant les traitements connus et moins connus. Il est également indispensable de trouver un médecin capable de faire le lien entre les différents membres de l'équipe médicale, quand la maladie nécessite aussi l'intervention de spécialistes. Or la plupart des gens n'ont pas de véritable médecin de famille, qui les connaisse bien, eux et leurs proches. Un bon médecin de famille dispose d'un réseau de correspondants qui lui permet de recommander au malade le médecin spécialiste le plus approprié, médicalement et humainement : il faut toujours que le courant passe entre médecin et patient, pour que la guérison puisse aller de pair avec le soin médical. Je remets régulièrement à jour mon agenda de correspondants, qui contient presque exclusivement le nom de confrères que je connais personnellement. J'ai pris le temps de les rencontrer, de discuter avec eux et d'apprécier quelle place ils consacrent à la relation humaine dans le cadre de leurs consultations ; du point de vue médical moderne, celles-ci sont bien entendu de première qualité. J'attends beaucoup du retour de mes patients, car ils me parlent du contact qui s'est établi avec les médecins en question, de ce qu'ils ont apprécié et de ce qu'ils n'ont pas aimé. J'ai remarqué par ailleurs que chaque médecin « attire » les patients qui lui conviennent le mieux, à un moment particulier de sa vie à lui. Selon moi, aider ses patients à construire une équipe médicale chaleureuse, solide et efficace, fait partie de l'activité et des devoirs du médecin de famille.

S'il peut soigner quantité de symptômes, le médecin doit aussi apprendre à se préoccuper de la guérison ; il faut pour cela que la maladie devienne davantage qu'une réalité physique et clinique, se transforme en leçon de vie, constitue une expérience porteuse d'un message spécifique dont j'ai longuement évoqué l'intérêt pour chacun d'entre nous. Le médecin n'a pas à porter seul la responsabilité de la maladie, de la vie ou de la mort du malade ; au contraire, grâce à sa présence chaleureuse et réconfortante, à son écoute dénuée de tout jugement, il aide le malade à répondre d'une manière responsable et lucide à ce qu'il traverse. Cependant, beaucoup de médecins ne sont pas au clair avec leur motivation de soigner, car ils ne l'ont pas assez élaborée et elle reste donc insconsciente. Il semble que la peur de la mort et la tentative de la combattre coûte que coûte par les soins soient fréquentes : soigner peut ainsi devenir un comportement presque compulsif et irraisonné qui dissimule une profonde horreur de la mort, perçue comme un échec, et sur le mode de la frustration.

Quand j'ai été hospitalisée pendant plusieurs mois, durant mon adolescence, j'ai pu me rendre compte de l'attitude négative adoptée inconsciemment par certains médecins. Par la suite, cette expérience m'a poussée à concevoir la relation médecin-malade comme un dialogue, une discussion respectueuse, ouverte et positive. La communication non verbale prend une place importante dans mes consultations, ma pratique haptonomique (contact à travers un toucher affectif) m'ayant sensibilisée au besoin de la personne malade d'être touchée et reconnue dans son enveloppe physique, à son désir de pouvoir ainsi s'incarner. Malheureusement, notre époque a rendu le toucher suspect ; on lui prête trop souvent une dimension érotique, sexualisée ou tout au moins ambiguë. Cette confusion entre un toucher affectif thérapeutique — qui n'a absolument rien d'érotisant mais au contraire confirme la personne dans ce qui est *bon* pour elle — et les nombreuses approches tactiles proposées par notre société en manque de contact affectif (certains les déviant à des fins manipulatrices) est navrante. Pendant certaines consultations, il m'arrive de prendre mes patients dans mes bras ; parfois, je tiens la main de la personne, car je sens que cette proximité, cette chaleur humaine sont à la fois nécessaires et bénéfiques.

Un jeune couple que j'avais suivi pendant une première grossesse est ainsi venu exprimer son extrême douleur d'avoir perdu son bébé, mort pendant l'accouchement. La maman s'était préparée à la naissance de cet enfant, souhaitant qu'elle soit une expérience forte et positive pour chacun. Grâce à l'haptonomie, les parents étaient en contact étroit avec leur bébé : depuis déjà plusieurs mois, ils s'étaient familiarisés à le rencontrer activement et affectivement. L'accouchement a eu lieu dans une grande maternité parisienne, mais l'équipe médicale n'a malheureusement pas reconnu à sa juste valeur un signe d'alerte, et n'a pu que constater le décès du bébé. Dans ma pratique haptonomique, j'avais l'habitude de toujours demander à rencontrer, après leur naissance, les bébés que j'avais connus *in utero*, afin de confirmer la relation à trois. Après la mort de cet enfant, ce jeune couple et moi avions souvent parlé longuement au téléphone ; je n'ai donc pas été étonnée quand ils m'ont dit qu'ils souhaitaient venir me « présenter » leur bébé, un petit garçon qu'ils avaient appelé Louis. Ils ont apporté des photos de Louis, photos montrant un beau nouveau-né semblant dormir paisiblement. Tout comme eux, j'ai pleuré ; nous avons laissé libre cours à notre chagrin que la vie de ce bébé soit terminée avant d'avoir tout à fait commencé. C'était la première fois que le père se permettait de pleurer et, comme il me l'a dit plus tard, le fait que je me sois associée à eux par mes propres larmes l'avait autorisé à libérer les siennes : il s'est enfin senti affranchi de son éducation à l'ancienne, selon laquelle pleurer est un signe de faiblesse. Tous les trois, nous nous sommes étreints à la fin de ce rendez-vous d'adieu à leur bébé. J'ai eu le bonheur de les accompagner dans une relation chaleureuse et respectueuse pendant les deux grossesses suivantes, qui se sont parfaitement bien passées. Le toucher doit redevenir un art à part entière, celui de la rencontre et de la communication authentiques ; pratiqué avec tact et prudence, il doit absolument respecter la frontière de l'intimité physique des personnes. Cet art est actuellement en cours de redécouverte et de développement, et j'espère de tout cœur que cette sensibilisation à un toucher respectueux poursuive son essor.

En tant que médecins, nous avons la capacité de soigner, mais chaque consultation est la rencontre de deux esprits, de deux âmes. Le médecin et le malade sont deux êtres humains qui se trouvent pratiquement au même point, à une petite marge près, de part et d'autre de la frontière séparant la santé de la maladie. Deux personnes qui se rencontrent à ce niveau de dialogue véritable s'enrichissent mutuellement : une grande partie de ma force actuelle est née grâce à des expériences intenses vécues avec mes patients, ce sont eux qui m'ont appris ce que je sais aujourd'hui. Je n'ai pas peur d'être proche de mes patients, je les accueille et les accompagne sur le chemin qu'ils parcourent à leur propre rythme ; ce n'est pas à moi de décider de leur route, eux seuls la connaissent. Cette chaleur humaine m'a permis de rester enthousiaste dans mon travail, de continuer à le développer chaque jour et de ne pas sombrer dans la frustration qui est parfois la rançon de cette profession. J'ai dit précédemment que, lorsque j'ai commencé à exercer, j'effectuais des remplacements dans un cabinet de groupe, à la campagne ; les trois jeunes médecins qui s'y étaient associés (depuis quelques années seulement) se sentaient déjà désabusés, déçus. Ils avaient l'impression d'avoir été leurrés, de faire de la médecine « vétérinaire » améliorée. « Si nous avions su, nous ne serions jamais devenus médecins... » Pour que l'exercice de la médecine reste passionnant pour le médecin et bénéfique pour le malade, la relation médecin-malade doit être profondément humaine, respectueuse et positive de part et d'autre, porteuse d'un espoir réaliste soutenant la guérison naturelle.

Ces quelques questions vont vous aider à savoir si la relation que vous avez établie avec votre médecin est saine :

— Avez-vous dit à votre médecin l'intérêt que vous portiez à votre maladie et aux différentes méthodes thérapeutiques, y compris celles qui sont les moins utilisées ? Peut-il y répondre, et comment ?

— Avez-vous abordé ensemble, de manière claire et honnête, la question de savoir ce qu'il peut pour vous et ce qu'il ne peut pas ?

— Votre médecin vous a-t-il parlé de son attitude globale, de sa conception de la maladie et de la guérison ? Êtes-vous d'accord avec lui ?

— Lui avez-vous fait part de votre réel engagement à contribuer à votre guérison ?

— Vous a-t-il demandé d'exprimer votre sentiment profond sur ce qui vous arrive. Vous a-t-il dit comment il conçoit votre participation dans le processus thérapeutique ? Est-il prêt à vous donner la coresponsabilité ?

— Vous considère-t-il comme partie intégrante de l'équipe médicale qui s'occupe de vous ?

— Est-ce une personne compétente médicalement, chaleureuse et accueillante, qui croit en l'espoir ?

— Vous sentez-vous humainement à l'aise avec lui ?

Soyez exigeant, mais coopérant ! Tout en vous apportant soins et guérison, la relation que vous allez établir avec votre médecin peut vous aider à déchiffrer et comprendre le message transmis par votre maladie. Vous avez le droit de vous montrer exigeant, voire dérangeant ; mais n'oubliez pas que votre médecin a passé de longues années à se former à sa profession, et qu'il continue probablement à se tenir informé de l'évolution technologique et scientifique. Affirmez vos souhaits, et surtout ce que vous ne souhaitez pas : cela représente la base de toute communication respectueuse et fructueuse, à condition de rester toujours ouvert à la discussion, car personne ne peut tout savoir.

Les médecins qui ne comprennent pas — ou ne peuvent pas partager — le besoin qu'ont les malades de participer aux décisions thérapeutiques les concernant doivent admettre leur part de responsabilité dans le succès grandissant des charlatans : en refusant le dialogue et en rejetant l'espoir, ils propulsent les patients entre leurs mains, ou plutôt leurs « pattes ». La notion d'espoir met souvent le médecin mal à l'aise, car on considère l'espoir comme non scientifique. Il faut cependant reconnaître qu'il existe toujours un espoir réaliste ; appuyé sur une aide médicale, il permet de gagner le temps, l'énergie et le confort nécessaires pour réveiller le mystérieux potentiel du corps à se guérir, à stimuler les changements de nos dispositions mentales et spirituelles. Cet espoir réaliste n'a rien à voir avec le faux espoir donné par les charlatans en tout genre : jouant de leur influence sur les malades vulnérables et crédules, ils leur font abandonner toute thérapeutique médicale classique et les incitent à s'en remettre uniquement aux mains de Dieu qui va les guérir… Or l'outil médical est lui aussi susceptible de résonner de la grâce de Dieu ; il en va de même pour le médecin qui vous soigne : qui sait s'il n'est pas connecté à cette intelligence sacrée infinie et s'il ne saura pas vous en faire profiter ?

Pourtant, si vous constatez que votre médecin vous enchaîne dans un contrat négatif pour vous, parce qu'il ne vous soutient pas dans vos efforts personnels pour guérir, prenez conseil ailleurs et s'il le faut, envisagez de changer de praticien. Mais évitez de faire cela sous l'emprise de vos émotions et demandez toujours l'avis de votre sagesse intérieure, intuitive. Savoir se remettre en question et écouter les critiques font partie de la vie de chacun, médecin ou malade. Ces épisodes de contestation sont nécessaires ; si en tant que médecins, nous ne savons pas les accepter, nous nous limiterons à rester des techniciens scientifiques hautement qualifiés, et devrons affronter tôt ou tard la frustration d'exercer une profession devenue monotone.

La compréhension de la nature humaine et du processus de guérison reste difficile ; beaucoup de médecins ont pourtant choisi leur métier essentiellement à cause du facteur humain. L'apport de la médecine est toujours bénéfique si l'on se rappelle que nous sommes un trio corps-esprit-âme, tant lorsque nous tombons malades que lorsque nous voulons guérir. Se reposer uniquement sur la médecine technique, sans tenir compte des aspects psychiques et spirituels révélés par la maladie, peut nous faire manquer l'occasion de prendre vraiment soin de nous. Dans cette perspective d'ouverture, les médecins s'occupent du corps physique tout en respectant et favorisant l'écoute de l'âme et de l'esprit. C'est ainsi que se complète une relation qui sera forcément beaucoup plus satisfaisante, pour le médecin comme pour le malade : deux êtres humains se rencontrent et partagent une expérience.

SOUTIEN DES PROCHES

L'attitude de soutien

Lorsque nous tombons malades, tout change, en nous et autour de nous. Ce que nous communiquons aux autres contenant désormais l'information énergétique de la maladie, ce que nous recevons en retour sera également très différent. J'insiste sur le fait que, face à la maladie, il faut comprendre (et accepter) notre besoin d'être soutenus par un groupe de personnes organisées en réseau de qualité, en veillant à ne pas reproduire d'anciens schémas relationnels négatifs. Ce réseau de soutien se composera en premier lieu de nos proches, famille et amis, mais il intégrera aussi les gens que nous rencontrerons à l'occasion de nos soins, médecins, soignants, thérapeutes. Tout au long de l'existence, des relations se créent et durent, d'autres se délitent et se terminent ; bien entendu, cela reste vrai en période de maladie. Nous avons souvent du mal à admettre qu'une relation ne nous convienne plus. Pour que notre tissu relationnel soit satisfaisant, nous devons d'abord devenir capables d'entretenir avec nous-même une relation émotionnelle positive, ce qui est rarement le cas. En effet, on nous conditionne dès notre plus tendre enfance à adapter nos réponses émotionnelles à ce que notre entourage attend — ou exige implicitement — de nous. Sous cette pression psychologique, nous adoptons peu à peu un masque de protection afin de répondre aux règles que l'on nous a imposées. En parallèle, nous développons un manque d'estime personnelle, avec une forte dose de culpabilité et d'autodévalorisation. Derrière notre masque, nous tâchons pourtant de nous montrer à la hauteur, de prouver aux autres notre propre valeur à travers des comportements étudiés : nous en faisons trop, ou pas assez. Notre attitude de base sera ainsi soit activiste, soit attentiste ; nous restons souvent muets et inertes devant notre potentiel créatif : l'étincelle de l'essence vitale est oubliée, ce dont notre corps risque de souffrir. Un petit enfant donne un amour inconditionnel à son entourage (car il sait aimer) et espère, en retour, bénéficier d'un amour identique. Or l'expression des sentiments négatifs des adultes le terrorise et, même s'il n'est pas dans son tort, il préfère occulter ses réactions émotionnelles spontanées — et justifiées —, comme la peur, la colère, la jalousie, des sentiments d'indignation ou de trahison. L'enfant craint par-dessus tout de perdre l'amour et l'estime de ses parents : il joue alors à l'enfant parfait, ce qui ne laisse plus de place à l'expression de ses sentiments réels. Nous restons tous très marqués par ces comportements adoptés tôt dans notre vie, et que nous persistons inconsciemment à reproduire.

La survenue de notre maladie retentit sur les nombreuses personnes avec lesquelles nous sommes en relation directe ou indirecte, et nous recevons leurs réactions de plein fouet. Il faut savoir se protéger des avis et conseils qui fusent de tous côtés, et correspondent rarement à ce dont nous avons besoin à ce moment-là. Bien que la plupart de ces « bons conseils » partent d'un réel désir de nous épauler et soient souvent basés sur d'authentiques sentiments d'amitié, de tendresse et d'amour, il est exceptionnel — voire impossible — qu'ils nous apportent une aide effective, en raison de la puissante charge émotionnelle qui les accompagne. Nous avons besoin de relations saines et bénéfiques, nous soutenant dans la recherche de l'équilibre perdu de notre santé. Quand une relation est-elle saine et positive pour nous ? Les fondements de toute relation vraie sont le respect sincère de l'autre (individu ou groupe), le soutien, la disponibilité et la tendresse. Ces dispositions d'esprit peuvent s'exprimer soit de façon positive, soit de façon négative, selon nos expériences et croyances antérieures. Comme pour les croyances, il faut apprendre à reconnaître les relations fondées sur un contrat négatif inconscient, afin de les éliminer et les remplacer par une relation positive. Cela exige bien sûr un travail personnel et une réflexion sur ce qui nous a amenés à accepter un contrat négatif, à le développer puis à le maintenir. Faute de quoi, il est pratiquement impossible de transformer ces relations de dépendance (qui nous obligent à conserver notre masque), en relations saines. Dans une relation nocive, nous sommes obligés (et croyons l'être) de jouer un rôle, par crainte de contrarier ou de perdre l'autre, exactement comme dans notre enfance ; nous perdons ainsi le contact avec notre créativité. Ce sont les émotions cachées par la relation elle-même qu'il faut savoir dénicher, reconnaître et oser dire à l'autre : grâce à cette découverte d'une réalité enfouie, nous constaterons qu'il est possible de changer l'idée négative initiale, et de ne plus se laisser submerger par elle. Il faut apprendre avant tout à respecter sa vérité profonde, et à ne pas se nuire en maintenant des relations négatives qui restreignent notre potentiel sous-jacent ; celui-ci ne peut « parler » qu'à travers le rôle limité que nous acceptons de jouer dans nos échanges avec les autres.

Comment construire des relations positives qui nous aident à rester dans le processus de guérison ? Commencez par vous poser quelques questions au sujet de l'ensemble de vos relations, au niveau familial, amical, social, mais aussi médical et thérapeutique :

— Qu'est-ce que j'attends de cette relation ?

— Est-ce qu'elle m'offre la réponse que je souhaite ?

— Si ce n'est pas le cas, pourquoi, et qu'est-ce qui s'y oppose ?

— Quelle est la peur cachée, à laquelle je dois me confronter ?

— En quoi mon système de croyances m'enferme-t-il dans cette peur ?

Pour trouver ce respect de votre vérité, cherchez à établir des relations basées sur le partage de l'information, l'écoute, le respect et le dialogue. Évitez de reproduire avec les personnes s'occupant de votre santé des relations négatives analogues à celles développées par votre ancien système de croyances : mais sachez que la tentation sera forte, puisque c'est ce que vous connaissez le mieux. Interrogez-vous sincèrement sur la teneur des relations négatives que vous risquez ainsi de « dupliquer » avec vos thérapeutes, médecins et autres : elles peuvent directement influer sur votre santé et méritent donc une analyse en profondeur. Quelle sera la conviction positive à développer et confirmer, pour remplacer l'ancienne ? Comment la soutenir au quotidien d'une manière simple et efficace ? Les relations — positives ou négatives — établies avec nos proches dissimulent souvent une volonté de pouvoir ou de domination. À quelque niveau que ce soit, cette attitude dominante existe dans toute relation ;

elle se révélera, par exemple, à travers des conseils (pleins de bonnes intentions) sur ce que nous devons faire par rapport à notre maladie, voire carrément par des tentatives de résoudre à notre place le problème pathologique : cela est évidemment irréalisable et risque même de bloquer le processus de guérison. J'ai dit déjà que c'est au malade de prendre sa responsabilité, lui seul *sait* ce qui se passe en lui. Je suis persuadée qu'un pas essentiel vers la guérison consiste à savoir se protéger de l'intrusion intempestive des autres, tout en leur disant votre besoin de leur présence affective et de leur soutien, dont vous les remerciez.

Il faut cependant se rappeler que l'entourage aura inévitablement une réaction émotionnelle, qu'il exprimera d'une manière ou d'une autre sa peur de la maladie et de la mort. À moins d'un égoïsme ou d'un désintérêt suspects, les proches vivent l'annonce d'une maladie sur un mode très douloureux ; les rôles attribués à chaque membre de la tribu familiale ou amicale risquent de changer, suscitant de nouvelles prises de responsabilité et de positions de soutien. Derrière le déferlement de la vague de la maladie, des préjugés et des malentendus peuvent également apparaître : d'anciens problèmes ou conflits familiaux peuvent alors se cristalliser, rendant toute communication difficile ou impossible pendant un certain temps. Le rôle joué par les personnes du réseau de soutien sera d'autant plus opérant que chacun soutiendra activement les choix effectués par le malade lui-même, qu'il les reconnaîtra et les respectera. Cela n'est pas simple à admettre pour des gens au caractère dominateur désireux de prendre la responsabilité et le contrôle de la situation, qui doivent finalement se rendre compte qu'ils sont dépassés par l'ampleur du problème.

La maladie confronte famille et amis à la peur, à l'angoisse, au doute ou à la culpabilité ; mais elle offre aussi la possibilité de ressouder les liens, de les développer et les faire évoluer. Cela représente ainsi pour chacun une occasion d'apprentissage des relations humaines, de la solidarité et de l'amour se manifestant dans les situations douloureuses de l'existence ; cette expérience réconfortante nous permet de voir que nous ne serons pas seuls quand nous aurons besoin d'aide. Il faut cependant respecter les ressources et les limites de chacun, savoir apprécier la charge qu'il est capable de tolérer, et ne pas la dépasser. Chaque personne, malade *et* soutien, doit prendre soin d'elle-même en tenant compte de ses propres besoins, souvent accrus dans le cadre de la maladie. S'il veut rester efficace et utile, le réseau de soutien doit se maintenir en bonne santé : pour que la communication reste ouverte et vivante, chacun doit apprendre à faire face à la situation à sa manière, en suivant son propre rythme. Certains auront peut-être besoin d'une aide psychologique, d'autres pourront s'en passer.

S'ouvrir à l'expérience de la vie et de la mort de quelqu'un permet de s'engager en profondeur dans les mystères de l'existence, d'y être plus présent que jamais. Mais il est fondamental de ne pas enfermer le malade dans l'objectif de sa guérison ; ce qui compte avant tout, c'est de partager avec lui chaque moment *au présent*, avec les efforts, les peines et les joies qu'il comporte, sans imposer l'idée d'une guérison à atteindre à tout prix. Cela est un poids beaucoup trop lourd pour le malade, et risque d'entraver le processus — déjà bien fragile — de confiance en la guérison. Il faut, du moins en pensée, laisser la place à une autre potentialité, grâce à un message implicite : « Je veux que tu vives, mais je peux accepter que tu meures. » Ainsi, le malade ne se sentira pas en échec face à la mort, mais sera soutenu, par l'amour et la tendresse, dans son cheminement naturel vers la mort.

Soutenir un malade signifie l'*accompagner*, aussi bien dans la vie et la guérison que dans la mort, sans poser de conditions et en respectant les choix responsables qu'il a pris.

BUTS DE VIE ET DE SANTÉ

N'oublions pas que lorsque nous désirons remettre à l'heure les pendules de notre vie, il nous faut tenir compte autant de notre corps physique que de notre vie psychique, émotionnelle et spirituelle. Respecter ces aspects de notre existence est fondamental pour la guérison, mais cela implique d'avoir développé auparavant de solides racines physiques et psychiques : faute de quoi l'équilibre restera fragile, voire impossible à atteindre. Il est nécessaire que nous établissions un plan de vie, une véritable stratégie visant à modifier la routine du quotidien et à l'intégrer dans une nouvelle réalité. Le défi consiste à vivre au présent, tout en recherchant à chaque instant la meilleure qualité de vie possible, en soutenant le travail protecteur et réparateur de notre système immunitaire. Il nous faut revoir l'organisation de nos journées, réfléchir à ce que nous aimerions — ou devrions ! — favoriser, alléger, transformer ou supprimer. Quand nous sommes malades, nous avons besoin de découvrir ce qui est *bon* pour nous : pour y parvenir nous devons aller à la recherche de notre rêve évanoui et perdu, essayer de comprendre ce qui nous en a éloignés, et pourquoi.

Chaque journée peut et doit être emplie d'événements agréables, enthousiasmants, accomplis dans la joie et la créativité. Notre système immunitaire s'en trouvera probablement renforcé et stimulé, mais il est certain que la saveur et la couleur de notre quotidien en seront accentuées. Demandez-vous quel genre d'existence vous souhaiteriez mener, afin de vous lever et vous coucher en vous sentant *heureux*. Bien peu d'entre nous parviennent à accomplir ce qu'ils ont toujours rêvé de faire ; pourquoi ? Comprendre à quel niveau se situe le blocage de notre créativité et travailler à le dénouer est l'une des orientations thérapeutiques que je conseille aux personnes malades, dont la vie est menacée. Je sais que beaucoup de gens voient le rêve comme inaccessible ; il appartient pourtant à notre vaste réalité, et peut parfaitement émerger si nous invitons notre « enfant intérieur » à nous dévoiler ce trésor enfoui, que nous avons caché depuis si longtemps. Notre rêve profond communique avec la partie la plus intime de notre être ; nous l'avons oubliée, c'est elle que nous devons donc choyer et mettre en confiance. Face à la maladie, il est essentiel de retrouver notre vérité profonde, afin d'élucider ce que nous avons à faire de notre existence. La recherche des racines de la pathologie telle qu'on la pratique en psychothérapie classique devient alors secondaire ; selon la formule de Lawrence Le Shan, chaque personne doit réapprendre la chanson unique de sa vie et se laisser porter par sa mélodie. Les sceptiques continuent bien sûr d'affirmer que les contraintes de la vie rendent tout changement impossible ; en fait, la décision d'un véritable changement se prend en général dans l'urgence : la crise que représente la maladie est connue pour favoriser ce processus.

Chacune de nos journées peut être réaménagée, en y apportant progressivement davantage de gaieté, d'enthousiasme, de plaisir et de santé, tout en allégeant le plus possible le poids des diverses contraintes et responsabilités dont nous avons la charge. N'oubliez pas que tout chemin se parcourt pas après pas, soyez donc patient ! Dans un plan de vie et de santé, la journée idéale devrait se composer — selon des proportions individuelles — de six domaines d'activités, qui d'ailleurs se recoupent :

1. La vie familiale et amicale : le temps consacré aux personnes que nous aimons et dont nous sommes proches ; échanges, dialogue et tendresse sont indispensables.

2. La nourriture de l'âme et de l'esprit : tout ce qui a trait à notre quête de sens. Développons notre réflexion — et nos activités — concernant notre place et nos devoirs dans la vie familiale, sociale ou spirituelle.

3. La pensée créatrice : grâce à divers outils (dont la méditation et l'imagerie), elle nous permet de nous libérer de croyances néfastes, de créer un espace de conscience ouvert sur l'infini, prêt à accueillir de nouvelles croyances, bénéfiques pour notre vie et notre santé.

4. La nourriture du corps : notre alimentation nous accompagnant sur le chemin vers la guérison, sa qualité est essentielle et mérite toute notre attention.

5. L'exercice physique : aussi important que notre alimentation, il doit être régulier et actif. Pour les personnes malades, il peut être « passif », par imagerie.

6. Le jeu : amusez-vous ! Soyez ludique, efforcez-vous de *jouer* chaque jour. Le jeu stimule la capacité de « rebondissement » psychique, permet d'envisager d'autres possibilités et favorise le bon fonctionnement de notre système immunitaire. Norman Cousins a été le premier à révéler sa recette de la *guérison par le rire* : son programme quotidien de guérison d'une maladie neurologique — qui le paralysait de la tête aux pieds — consistait en effet à regarder des films comiques qui le faisaient *rire*, rire et encore rire. Je redécouvre chez mes enfants cette créativité ludique incessante, que nous avons tous connue et aimée dans notre enfance, mais qui s'est perdue dans les tristes convenances sociales de notre vie d'adultes. Je suis convaincue que tout jeu qui nous reconnecte avec notre créativité innée nous aide à

aller vers la guérison, car il nous relie à notre noyau profond et à ses besoins.

Vous pouvez constater que le temps consacré au travail ne fait pas partie de ce plan de journée idéale, alors que chacun de nous doit forcément gagner sa vie : or un travail insatisfaisant et donc vécu comme une contrainte représente un véritable obstacle à la guérison. La vie professionnelle est aujourd'hui terriblement marquée par la peur de perdre son emploi ; la dépression est fréquente, tout comme les abus découlant de la précarité. Si on ne peut réellement changer de poste de travail ou carrément de profession — et c'est souvent le cas —, en revanche il est toujours possible de modifier le regard que l'on porte sur sa situation, sur les frustrations et les contraintes que l'on subit, sur les conflits de personnes que l'on affronte. Il est également possible, tout en affirmant notre confiance en nous, de développer une attitude positive en reconsidérant ce qui nous lie au déroulement actuel de notre travail. Je suis consciente que ce défi n'est pas simple à relever, d'autant que le travail et son environnement global tiennent la première place dans la vie de beaucoup de personnes, qui y voient le but et surtout le sens — parfois unique — de leur existence. Le travail ne possède plus tellement de neutralité : il n'est pas seulement le gagne-pain de chacun, puisque c'est à travers lui que la plupart des gens définissent leur place dans la société. Cela explique les conséquences souvent dramatiques du chômage, qui ôte de force les repères sécurisants, psychologiquement et financièrement, qu'offrait le travail. Chaque métier, aussi peu intéressant ou contraignant soit-il, peut pourtant s'effectuer avec présence et générosité : j'ai rencontré ainsi un vendeur de journaux ambulant qui a « sa » place attitrée à un feu rouge, à la sortie d'une autoroute. Il y est tous les matins, au milieu des gaz d'échappement, toujours avec le même sourire radieux, la même disponibilité. Sa présence sympathique et enthousiaste n'échappe à personne ; cet homme a réussi à transformer une situation a priori difficile et peu enviable en un moment de vie pour lui et les autres.

Essayez de décrire mentalement le déroulement type d'une de vos journées de travail, mais aussi de repos : vous serez probablement surpris par le temps important que vous consacrez à des activités que vous n'aimez pas. Déroulez votre journée heure par heure, et demandez-vous ce que vous avez envie de garder, ce que vous aimez, ce qui vous stimule et vous enthousiasme. Réfléchissez également à la manière de réduire ou de transformer le temps consacré à celles de vos activités qui sont stressantes, mornes ou peu intéressantes. Veillez à préserver *au moins une heure par jour* (ne trichez pas !) dévolue au jeu sous toutes ses formes : selon vos goûts, cela peut aller du cerf-volant à la lecture, du jardinage à la sculpture, de la broderie au bricolage, etc. Établissez une liste de tout ce que vous aimeriez faire, mais qui reste en attente faute de temps. L'activité ludique est essentielle à notre équilibre et à notre harmonie intérieure, nous avons besoin de nous replonger dans notre créativité ludique d'enfant. La plupart des adultes considèrent que le jeu ne fait plus partie du monde adulte ; c'est évidemment faux, et c'est grâce à lui que nous pouvons prendre la distance nécessaire avec le monde matériel, envahissant et stressant, qui s'introduit jusque dans nos pensées.

D'autres éléments de votre vie quotidienne ne doivent pas être négligés, en particulier votre alimentation et votre activité physique. Surtout si vous êtes malade, reconnaissez et respectez les besoins de votre corps, en lui offrant ce qui est bon pour lui. Ne cédez pas au découragement si, certains jours, vous n'y parvenez pas : cela signifie probablement que vous avez placé la barre trop haut. N'oubliez pas que la maladie consomme une grande partie de votre énergie : fixez-vous des buts raisonnables situés en dessous de votre capacité réelle, et que vous pourrez atteindre sans problème. Établissez un programme dans lequel vous détaillerez — sans exagération ! — à quel rythme vous souhaitez faire des progrès, et lesquels. Cette programmation est applicable à votre alimentation, à votre activité physique et bien sûr au jeu. Commencez, par exemple, par prendre au moins trois repas hebdomadaires sains, faites dix minutes d'exercice trois fois par semaine, et jouez une demi-heure chaque jour. Comme vous le voyez, c'est sur le jeu que je me montre le plus exigeante : j'espère que vous l'apprécierez autant que moi ! Vous augmenterez peu à peu ces « minutages », tous les quinze jours ou toutes les trois semaines, à votre propre rythme ; vous arriverez finalement au terme de votre plan initial et il sera temps d'en établir un nouveau. Vous avez déjà changé, ainsi que vos exigences : vous définissez vous-même le temps pendant lequel vous restez « en plateau », et avancez lorsque vous avez envie. Mais pas de retour en arrière, s'il vous plaît !

Commencez et finissez la journée par la tenue d'un journal. Le matin, prenez cinq à dix minutes pour écrire tout ce qui vous vient à l'esprit : le bien, le moins bien, l'apparemment banal, vos souhaits, vos désirs, vos frustrations. Profitez plutôt du soir pour vous demander ce que vous n'avez pas réalisé comme vous l'auriez souhaité, et pourquoi ; trouvez la raison de ce blocage, et demandez à votre sagesse intérieure de vous indiquer la croyance négative qui en est la cause. Notez cette croyance sur la moitié d'une feuille blanche, et cherchez son contraire positif en continuant à vous adresser à votre sagesse intérieure ; méditez sur ce que vous venez d'apprendre, impégnez-vous de cette croyance positive. Depuis déjà quelques années, je termine systématiquement mes journées en lisant quelques pages d'un livre qui me permet d'élever mon esprit. Cela peut être un texte spirituel, mais aussi un roman ou un livre de recettes de cuisine… et parfois les trois. Terminer sa journée par une action positive, qui de plus stimule notre créativité, nous aide à nous sentir en confiance avec notre intuition et notre faculté d'autoguérison.

Mettre en place des buts positifs de vie peut se résumer à cela : réfléchir à ce que l'on désire voir évoluer dans son existence — en le développant ou en le supprimant —, tout en se fiant à notre sagesse intuitive qui sait ce qui est bon pour nous à un moment donné de notre vie. Nous pouvons presque toujours arriver à développer cette nouvelle dynamique créative si nous réussissons à modifier d'anciennes croyances ne nous correspondant plus et à les remplacer par de nouveaux buts, l'espoir et l'autoconfiance grandissant en même temps que nous les découvrons.

Élaborez votre bilan personnel à partir de votre histoire de vie

Notez en quelques lignes les événements significatifs de votre existence, en résumant l'essentiel pour une période donnée, aussi bien en ce qui concerne vos activités que vos sentiments :

— Quels sont les événements clefs, les moments décisifs ayant modifié l'orientation de votre vie ?

— Quel était le rêve (abandonné ?) de votre enfance ?

— Quels sont vos rêves, souhaits et désirs actuels ?

— Qu'est-ce qui vous semble achevé ou demeure incomplet ?

— Quelles sont les valeurs ou les croyances qui vous soutiennent dans ce que vous désirez réaliser ? Certaines vous bloquent-elles, vous empêchant d'aller plus loin ou vous faisant faire du surplace ?

— Quel a été l'événement le plus traumatisant de votre vie ? Y voyez-vous maintenant un aspect positif ? Lequel ?

— Quel aspect de votre vie aimeriez-vous voir se développer le plus ? Comment voulez-vous procéder pour y arriver ?

— Quel semble être *jusqu'ici* le but de votre vie ?

Ces questions vous serviront de repères, utilisez-les comme outils de travail en les intégrant dans votre pratique de méditation et d'imagerie créative, en faisant toujours appel à votre sagesse intuitive (voir plus loin les exercices de méditation). N'oubliez pas de réévaluer régulièrement les buts que vous vous êtes fixés : vous changez, vous bougez, il est donc normal qu'ils changent en même temps que vous.

VIVRE AU PRÉSENT CRÉATIF

La vie dans le présent et la création à chaque instant

La maladie, bénigne ou grave, nous oblige à marquer un temps d'arrêt plus ou moins long dans nos vies au rythme effréné.

Cette pause est généralement mal supportée et sa nécessité mal comprise : « Ce n'est vraiment pas le moment » est un commentaire que j'entends fréquemment. Il est vrai que l'annonce d'une maladie survient rarement dans une période de sérénité ; elle a souvent été précédée — mais pas toujours ! — d'une période de soucis, d'inquiétudes, de conflits, qui ont profondément ébranlé et perturbé la personne concernée.

Je me souviens de Betty, une infirmière de vingt-six ans, qui avait quitté sa Nouvelle-Calédonie natale trois ans auparavant pour s'installer dans le sud de la France, y achever sa formation et chercher un premier travail. Elle est tombée amoureuse d'un jeune homme et a passé avec lui trois années très heureuses ; puis leur relation amoureuse s'est peu à peu détériorée et Betty, ne trouvant pas de travail dans sa région, a décidé de se rendre à Paris. Elle y était depuis à peine deux mois quand j'ai reçu, un matin, son appel de détresse dont la seule écoute suffisait à poser un diagnostic évident : Betty développait un diabète qu'il fallait rapidement étudier et contrôler. Je l'ai adressée pour un bilan dans le service de diabétologie avec lequel j'avais l'habitude de travailler ; comme je l'ai déjà dit, le choix de mes correspondants médecins se base autant sur leurs compétence techniques que sur leurs facultés d'accueil et de communication humaine. Betty se trouvait sous le choc du diagnostic, elle savait que le diabète est une maladie grave, chronique, qu'il faut apprendre à gérer, et qui a des implications dans de nombreux domaines de l'existence. D'une nature extrêmement discrète et réservée, la jeune femme a donc commencé à me parler d'elle par bribes ; la séparation d'avec son ami avait été douloureuse et son arrivée à Paris s'était effectuée dans une grande solitude, qui la rongeait et l'exposait davantage encore à sa souffrance affective. Betty a cependant réussi à trouver assez vite un travail intéressant ; en même temps elle découvrait l'ambiance de méfiance générale et de stress particulière aux grandes villes. Son diabète s'est révélé difficile à équilibrer, il passait par des phases d'instabilité étonnantes, illogiques. Son moral connaissait lui aussi des fléchissements intenses lui semblant insurmontables. Dès le début de sa maladie, j'avais parlé à Betty des possibilités qu'elle avait en elle, qui lui permettraient de participer au rétablissement de sa santé. Je lui ai conseillé de chercher et d'accepter un soutien psychologique ; elle sentait parfaitement qu'elle était démunie face à ce qui se passait, et trouver une aide psychothérapique l'a soulagée.

Entre-temps Betty a rencontré un homme plus âgé qu'elle, mais leur relation était pénible, insatisfaisante, car peu communicative et morne. Un jour, elle est revenue me voir avec un rayon de soleil dans le regard : elle avait postulé pour des études d'ethnopsychologie (qui abordent les problèmes psychologiques particuliers aux personnes déracinées) et avait été reçue aux épreuves de sélection. Elle m'a parlé pour la première fois de son pays natal, parvenant enfin à dire à quel point il lui manquait, ainsi que sa famille. Elle regrettait d'avoir quitté la Nouvelle-Calédonie et pensait que dans l'état actuel des choses elle ne pouvait y retourner : sa famille considérait en effet que son départ l'avait définitivement éloignée de sa culture, dont elle était très fière. Elle ne se sentait pas assez forte pour affronter ce qu'elle croyait être le mépris de ses compatriotes, et a évoqué avec prudence leur pratique de la magie noire — apparemment répandue — qu'elle craignait de subir si elle retournait là-bas.

Sa thérapie avait cependant aidé Betty à comprendre que sa véritable place se trouvait dans son pays ; à travers sa formation en ethnopsychologie, qui l'enthousiasmait, elle sentait aussi qu'elle pourrait parfaitement s'intégrer professionnellement dans sa culture. À partir du moment où elle a exprimé son désir de rentrer chez elle et admis l'idée qu'elle pourrait mettre à profit — tout en assumant sa différence — les capacités acquises en France, sa dépression s'est rapidement améliorée ; surtout, son diabète s'est stabilisé et équilibré. Betty s'est donné deux ans (le temps de compléter sa formation) pour préparer son retour ; elle vit aujourd'hui en Nouvelle-Calédonie dans un cadre professionnel qui la passionne, elle a su se faire aimer et respecter par sa communauté. Son diabète fait partie de sa vie, elle le conçoit maintenant comme un signal lui ayant signifié qu'elle devait prendre soin d'elle, développer sa confiance en elle. Au début, Betty a perçu sa maladie comme une faiblesse, s'est insurgée contre le fait que cela lui arrive, puis elle a pactisé avec elle-même. En se confrontant à l'histoire de sa famille et à celle de son peuple, elle a guéri sa vie, appris à accepter et aimer son corps. Le diabète a déclenché une prise de conscience et une élaboration psychologique indispensables ; Betty vit désormais chaque jour au présent, ne se révoltant pas contre les surprises des événements imprévus, se laissant porter par sa créativité, qu'elle découvre et qui l'étonne.

Je dois préciser que le diabète insulinodépendant découle en partie d'un mécanisme autoimmun : il s'agit d'un processus où des complexes immunitaires se dirigent contre les cellules du corps du malade, amenant une destruction tissulaire partielle, du pancréas en l'occurrence. Il est possible (mais c'est loin d'être toujours le cas) de renverser ce processus de destruction en utilisant les techniques stimulant la compétence d'autoguérison ; pour cela il faut commencer ce travail actif de réparation le plus vite possible, sachant que les cellules du pancréas détruites sont pratiquement irrécupérables.

Abandonner notre passé derrière nous, laisser venir le futur tout en vivant consciemment le moment présent, voilà ce qui peut nous aider à stimuler et à pérenniser la force de guérison. Développer une attitude créative à chaque instant passe par le choix d'un ou de plusieurs outils grâce auxquels nous accéderons à notre expression intime, à notre créativité innée, si familière dans notre enfance puis oubliée. Vivre au présent consiste à retrouver les choses simples de la vie, l'essentiel. Quand nous sommes malades, chaque minute prend une saveur nouvelle, à nous de choisir l'« assaisonnement ». Vivre au présent, c'est vivre sans se préoccuper ni du passé ni de l'avenir, comme au temps de la petite enfance où chaque instant sert à réaliser nos rêves, grâce au jeu joyeux et incessant de la découverte. Pour un enfant, tout semble possible ; pourquoi, à l'âge adulte, perdons-nous la foi, pourquoi ne croyons-nous plus en notre créativité, en la dénigrant et la dévalorisant ? Cette force présente en chacun de nous exprime la joie de vivre, la jouissance intense dans l'ici et le maintenant ; elle caractérise tous les malades exceptionnels, ceux qui ont repris en main la responsabilité de leur maladie et de leur existence.

En admettant que l'expérience de la maladie nous transforme et que nous ne serons plus jamais comme avant, nous pouvons dire adieu à notre passé, sans le renier. La vie est redevenue précieuse, sa fragilité rend chaque instant d'autant plus merveilleux. L'avenir n'a qu'une valeur relative et forcément imprévisible, alors que le moment présent nous révèle ses trésors permanents.

Pour vivre heureux du matin au soir, il nous faut distinguer l'essentiel de l'accessoire ; nous devons savoir ce qui nous fait vraiment plaisir, mais aussi comment nous y prendre pour voir se réaliser nos souhaits. Dans tous les cas, la joie de vivre nous donne de l'énergie pour mieux affronter la maladie, les épreuves, l'angoisse ou la dépression. La redécouverte des outils nous permettant de nous émerveiller devant les joies simples du quotidien est à la portée de chacun ; cela peut passer par d'innombrables actes, comme, par exemple, jardiner, cuisiner un nouveau plat, travailler la pierre, dessiner, écrire, faire du théâtre, etc. Accomplir chaque activité avec attention, bien « posés » dans le moment même, nous aide à rester reliés au présent, à mieux apprécier chaque instant offert en l'expérimentant à travers nos sensations, nos émotions et notre raison. Quand nous sommes absorbés par ce que nous faisons, cela nous procure une sensation d'agrément intense, insoupçonnée jusqu'alors puisque nous l'avions oubliée. Une attitude créative envers les choses simples de la vie consiste à permettre à notre regard de se renouveler ; alors, nous ne nous laissons plus enfermer dans des répétitions routinières, lassantes et pesantes. Nous redécouvrons la joie que contient tout plaisir, si insignifiant puisse-t-il paraître, nous sommes dans l'essentiel.

4

L'ART ET LA PRATIQUE DE LA GUÉRISON

CAPACITÉ D'AUTOGUÉRISON

Étais-je aveugle ou sourd, ou faut-il passer nécessairement par la lumière d'un malheur pour éclairer un homme sous son vrai jour ?

JEAN-DOMINIQUE BAUBY,
Le Scaphandre et le papillon

Suivre le processus de création de la santé à tous les niveaux de votre vie, c'est s'engager à guérir *votre* vie ; cet engagement contient une force, et laisse venir à vous le conseil et l'aide. La prise de conscience du travail de la guérison permet à votre volonté de superviser vos pensées et de les diriger vers l'expression physique souhaitée. Cet engagement n'est possible qu'à deux conditions : il faut d'abord accepter le fait que la guérison est une nécessité, et ensuite vous montrer réceptif à l'information suscitée par votre engagement. Ce n'est qu'à travers l'action que vous découvrirez la puissance magique de vos pensées et de vos rêves. Créer de la santé demande une tout autre implication personnelle que l'attitude, en grande partie passive, adoptée pour résoudre un problème pathologique par des soins : cela exige de prendre en considération le changement du modèle biomédical (décrit au début de cet ouvrage), et de s'ouvrir à la nouvelle perception de notre corps, dans ses constantes interrelations avec notre esprit et notre âme, notre entité s'exprimant dans notre lien avec l'univers. Il faut aussi admettre la manifestation d'événements que nous ne pouvons ni comprendre ni modifier. Enfin, nous avons le devoir de participer à notre état de santé en choisissant nos relations, nos pensées, notre façon de prendre soin de nous et de nous épanouir en répondant à nos besoins profonds.

Face à la maladie, nous croyons en général être guéris une fois les symptômes disparus et notre intégrité corporelle retrouvée. Pourtant, dès que nous prenons conscience de notre complexité, nous comprenons que nous pouvons guérir physiquement sans pour autant être parvenus à une guérison émotionnelle, psychique ou spirituelle. Penser « Si mon corps va bien, tout ira bien » est une première aide, mais elle ne suffit pas à retrouver l'équilibre global, souvent déjà perturbé bien avant l'apparition de la maladie physique. J'ai souvent remarqué que des personnes se remettant d'une infection grave, comme, par exemple, une pneumopathie ou une salpingite, présentent un véritable état dépressif : une fois la maladie physique soignée, il reste ou se révèle un mal-vivre qui empêche la personne de recouvrer son précédent état psychologique. En ce qui concerne les maladies infantiles, on sait que les enfants font un surprenant « bond » de développement à la suite des jours de maladie et de repos-régression. Je me demande d'ailleurs si, à l'avenir, on constatera les conséquences psychologiques de la vaccination massive contre la rougeole : cette maladie, connue pour être celle des sept ans, représente une étape fondamentale dans le développement de l'enfant, marquée par la prise d'indépendance et le détachement envers ses parents. Supprimer ce moment essentiel modifiera sûrement les repères habituels de l'enfance.

Le travail de la guérison ne consiste pas à se transformer en une personne meilleure : il faut apprendre à s'aimer, en accueillant ses parts d'ombre (sentiments négatifs, dépendances, difficultés émotionnelles) pour les comprendre, les dépasser, et exprimer davantage ce que l'on est déjà. La réussite de ce processus de développement n'est pas simple puisqu'elle demande une réflexion globale et une prise de responsabilité, qui permettront des changements dans tous les niveaux de l'existence : il faut effectuer un travail sur soi-même et instaurer une vraie discipline. De plus, le succès n'est jamais garanti, les échecs et les frustrations faisant partie du chemin d'accomplissement pour devenir des êtres complets et autonomes. Nous sommes les acteurs de notre changement personnel, indispensable pour participer aux vastes changements d'ordre planétaire.

Chacun porte sa part de responsabilité face aux épreuves qu'il traverse ; d'ailleurs nos symptômes nous renvoient fréquemment à des schémas de pensée erronés. Dans nos vies, le corps *senti* a peu de place car notre société préfère valoriser le corps objet, que nous malmenons trop souvent : nous restons cachés derrière son image façonnée et artificielle, nous explorons rarement les émotions et les sensations qu'il a emmagasinées au fil du temps. Le corps porte sa propre mémoire, elle peut aider à notre évolution ; quand quelqu'un est déstabilisé, il l'est jusque dans sa structure physique, et c'est en général par là que se manifeste d'abord le malaise. De nombreux patients me disent : « Aidez-moi à aller mieux dans mon corps ; quand mon corps ira mieux, tout ira mieux. » Cette confiance dans le corps exprime la plupart du temps un malaise beaucoup plus profond, qui peut être atténué par un traitement local, mais ne guérira que si la personne possède un potentiel d'autoguérison suffisant, qu'elle saura stimuler et développer.

La capacité d'autoguérison

L'autoguérison est un processus universel, accessible à tous, que nous pouvons redécouvrir et mettre à profit. La plupart du temps, il est en action à notre insu, on peut même dire qu'il reste en activité continue. Nos globules blancs (véritables sentinelles) sont en alerte permanente et procèdent à un « nettoyage » dès qu'ils perçoivent l'intrusion d'un microbe. Quand nous avons une plaie, le mécanisme mystérieux — et merveilleux ! — de la cicatrisation se met en place et effectue une réparation. Lorsque nous prenons un antibiotique pour soigner une infection, celui-ci sert à empêcher la multiplication des bactéries, mais c'est la faculté d'autoguérison de notre corps qui finalement élimine l'infection.

Pourquoi tombons-nous malades ? La maladie peut s'installer quand, face à un processus pathologique aigu, notre corps ne possède pas assez de ressources naturelles pour se débarrasser de l'infection ou de l'inflammation. Dans le cas des affections chroniques telles que les affections autoimmunes, de plus en plus fréquentes (thyroïdite, sclérose en plaques, polyarthrite rhumatismale, etc.), nos ressources sont insuffisantes pour faire face à l'affaiblissement et à la dérégulation du système immunitaire. L'installation et le développement de la maladie dépendent d'une multitude de facteurs, se regroupant pour chacun dans un tableau spécifique. Que se passe-t-il quand nous sommes malades ? Comment aider notre système immunitaire à se mobiliser quand notre corps en a le plus besoin ? Que faire ? Quelle attitude est susceptible de nous aider au mieux ? J'ai dit précédemment que la médecine moderne n'a guère de réponse à ces questions et que son approche reste limitée au symptôme. Elle aborde la personne en posant trois questions : Quels sont les symptômes ? Qu'est-ce qui est à l'origine de ces symptômes ? Que pouvons-nous faire, soit pour ôter le problème de base, soit pour essayer de le compenser ?

On retrouve ces trois interrogations à la base de toute dynamique psychothérapique classique, transposées au plan psychologique par Freud ; cela n'est pas dû au hasard puisque au départ Freud était médecin neurologue. La psychothérapie reste aujourd'hui encore fondée sur cette approche freudienne, qui a été et est toujours extrêmement utile dans la prise en charge de symptômes douloureux et invalidants, qu'ils soient psychiques ou physiques. Pourtant, quand nous sommes malades, cette approche ne nous aide pas beaucoup si l'on veut stimuler et mobiliser le système immunitaire, lui permettre de développer sa ressource de guérison pour soutenir le traitement médical. Comment formuler alors les bonnes questions ? La plupart des gens connaissent la psychothérapie pour en avoir entendu parler : une personne sollicitant un soutien veut donc comprendre *pourquoi* elle ne va pas bien, comment elle en est arrivée là, et savoir ce qu'elle peut faire pour se libérer de son fardeau. Voilà ce qu'attend la personne, soutenue dans ce sens par le thérapeute qui a souvent la même histoire culturelle et presque toujours la même attente, d'ailleurs renforcée par sa formation et le travail effectué sur lui-même. Le patient et le thérapeute sont d'accord sur les bases de la cure. Cependant, pour le thérapeute, la problématique psychologique du patient dépend davantage des relations qu'il a établies avec le monde, que d'un problème particulier qu'il suffirait de pointer pour l'éliminer : selon un accord mutuel et implicite, la direction prise sera donc celle dessinée par Freud. Il est difficile pour un thérapeute de modifier son regard, de réévaluer son expérience et surtout de critiquer les croyances culturelles inculquées par sa formation quant au processus psychothérapique ; c'est pourtant ce qu'il devra faire s'il souhaite aider son patient à trouver le chemin de la mobilisation immunitaire de guérison.

À ma connaissance, le psychothérapeute américain Lawrence Le Shan a été l'un des premiers à avoir élargi et développé son approche : son travail concerne le soutien des malades, en particulier des cancéreux. Il a reçu des malades dès le début des années 40 et sa contribution à la compréhension de la maladie est aussi précieuse qu'indispensable. Son dernier livre, *Vous pouvez lutter pour votre vie !* (1989), apporte un espoir réaliste à toute personne malade ; dans la mesure où ce sont des références incontournables, je me permets de reprendre globalement les questions que Lawrence Le Shan pose à ses consultants. Très éloignées de la pensée freudienne, ces questions *aident* effectivement les malades à se confronter à la maladie d'une manière neuve ; il faut se les poser avec sincérité si l'on veut s'engager sur le chemin de la guérison.

— Qu'est-ce qui fait que vous vous sentiez *bien* dans votre vie ?

— Que pouvez-vous changer, pour vous lever chaque matin et vous coucher chaque soir en pensant que votre vie vous rend heureux ?

— Comment vivre pour être en pleine résonance avec votre *moi profond* ?

— Quelle existence mèneriez-vous si vous adaptiez votre mode de vie à *vos propres besoins*, plutôt qu'à ceux du monde environnant ?

Les patients pensent d'abord ne pas avoir de réponses à ces questions ; le rôle du thérapeute consiste à les aider à y réfléchir, à concevoir que, dans leur vie actuelle, ce sont les questions les plus importantes. Il semble que le simple fait de s'interroger ainsi soit déjà stimulant au niveau immunitaire, et puisse favoriser une meilleure réponse au traitement médical. Face à la maladie, la quête de ce qui est *juste* et *bon* dans nos vies prime, et non pas la recherche de nos erreurs et des causes de nos souffrances. Cette approche transforme les fondements de la définition psychothérapique classique : les racines de la souffrance deviennent secondaires, ce qui importe est de renouer avec ce qui *nous* enthousiasme dans *notre* propre vie. Chacun a connu des blessures plus ou moins profondes au cours de son existence ; il faut s'en occuper, les aider à cicatriser car ce sont souvent elles qui nous empêchent de percevoir *nos besoins profonds* et de nous épanouir. En abordant la souffrance de cette manière, le processus thérapeutique prend une autre dimension et peut fournir d'autres résultats. Mais cela suppose une véritable rencontre entre deux personnes : le thérapeute doit abandonner sa réserve, croire intensément à la capacité de développement et de croissance de son client ; il doit s'impliquer dans ce processus en encourageant et soutenant activement le cheminement personnel du patient. L'atmosphère doit être chaleureuse et sécurisante, pour aider celui-ci à identifier et dépasser ses peurs et ses angoisses, à se confronter à ses attitudes et croyances, à se concentrer sur son devenir.

Inévitablement, ce nouveau regard posé sur la vie nous bouscule, nous secoue et rencontre notre résistance. La plupart des gens ont beaucoup de mal à envisager la possibilité d'un changement positif : nous nous sentons coupables d'exprimer et d'assouvir nos besoins, craignons de perdre notre place au sein de la société, de ne plus être aimés et appréciés. Cependant je n'ai *jamais* connu une seule personne qui n'ait pu accepter ses désirs — ou les voir acceptés par ses proches — une fois qu'elle les avait élaborés. Sans exception, ces changements finissent toujours par se révéler positifs, aussi bien culturellement que socialement. Adhérer à l'idée que nous pouvons prendre un tournant dans nos vies pour qu'elles soient pleinement épanouissantes et satisfaisantes est un risque à prendre. Si nous nous réveillons le matin et nous couchons le soir avec le sentiment de vivre comme nous l'avions rêvé, nous sommes alors en harmonie avec notre moi profond ; nous avons atteint notre but, vivons à chaque instant ce qui nous convient le mieux.

Voyons maintenant comment rencontrer ce chemin, facile à trouver mais difficile à prendre. La guérison implique de restaurer la communication avec nous-mêmes ; à condition d'être disponibles et ouverts à notre propre écoute, notre sagesse intérieure va nous faire savoir ce dont nous avons besoin. Bien entendu, ce qui compte avant tout est d'adopter un mode de vie sain : la consommation excessive de sucre, de caféine, de tabac et d'alcool, sans parler des autres drogues, diminue la réceptivité des messages adressés par notre organisme. De même, la négation ou le refoulement des douleurs émotionnelles mémorisées par notre corps pendant toute notre existence va bloquer la communication corps-esprit, et surtout s'opposer au développement de notre connaissance consciente. Si la perception consciente des besoins de notre corps est trop faible, l'information trouvera probablement son chemin grâce à notre inconscient : ainsi nos rêves véhiculent souvent des messages qui devraient attirer notre attention. J'ai souvent rencontré des personnes ayant le sentiment intense que quelque chose n'allait pas, sans en savoir davantage ; mais cette intuition s'avérait suffisamment puissante pour justifier la demande d'un bilan médical. Il existe une différence subtile entre la compréhension d'un message de notre inconscient, et l'appréhension angoissée ou réactionnelle que nous ressentons face à la maladie : en effet, il n'est pas toujours aisé de distinguer de quel niveau provient l'information. Par exemple, si le thème ou certains éléments d'un rêve se répètent, il est probable que le message tient à se faire connaître.

L'entrée dans le processus de guérison se traduit par une augmentation de la réceptivité à toutes sortes d'informations ; savoir reconnaître celles qui vont effectivement nous épauler dans notre recherche de la santé requiert l'aide de notre sagesse intérieure. Nous devons donc développer notre intuition en l'affinant avec prudence et subtilité. Le chemin de guérison est strictement personnel ; tant que vous penserez que vous pouvez déléguer la gestion de votre santé à quelqu'un d'autre, vous n'irez pas vraiment mieux. Vous pouvez demander de l'aide pour trouver votre chemin, mais il vous faudra le parcourir seul. Savoir quel est votre chemin présuppose que vous ayez étudié vos besoins et désirs réels : si vous ignorez où vous souhaitez aller, comment pourrez-vous y arriver ? L'amélioration de votre santé et le développement de votre qualité de vie, voilà ce que vous rencontrerez pendant votre voyage vers la guérison.

LA GUÉRISON ÉMOTIONNELLE

Les épreuves faisant partie de la vie, chacun de nous a traversé des expériences émotionnelles douloureuses. Cette inévitable confrontation à la souffrance fait que nous nous ressemblons puisque, depuis l'enfance, nous tentons d'éviter à tout prix le souvenir de cette douleur en le refoulant. Cette suppression de l'angoisse psychique (s'exprimant au niveau du corps) liée au souvenir refoulé stoppe le flux énergétique portant la conscience de cet événement : notre corps devient ainsi le vecteur et le réservoir de l'épisode douloureux, dont il porte l'énergie figée. De son côté, notre psychisme apprend rapidement à étouffer et dévier notre réponse émotionnelle face à une situation donnée. Dans nos relations avec les autres, nous rencontrons sans cesse ces territoires psychiques gelés, qui ne peuvent ni mûrir ni évoluer puisqu'ils restent bloqués au stade psychique de l'enfant blessé, et surtout de sa logique propre. Nous passons donc sans arrêt de la réalité apparente de l'adulte au masque — ou à l'attitude — de l'enfant blessé ; cela rend la communication difficile et souvent incompréhensible. Ces blocs d'énergie véhiculent une force inconsciente considérable et reconnaissent par affinité les énergies semblables, qu'ils attirent à eux : le proverbe « Qui se ressemble s'assemble » en atteste avec pertinence. Une amie psychothérapeute m'a dit que beaucoup de ses clients venaient la voir pour essayer de résoudre une douloureuse problématique d'abandon. Elle-même avait guéri son sentiment d'abandon, qui avait marqué de son empreinte son histoire personnelle ; selon la loi universelle de l'attraction, elle attirait maintenant les gens ayant besoin de se libérer du poids d'expériences analogues.

Chaque fois qu'une situation similaire se présente, l'expérience bloquée va émerger sous forme d'image-conclusion, qui fait désormais partie de notre système de croyances inconscient et caractérise notre comportement, toujours prêt à répéter un traumatisme semblable à l'initial. Comment sortir de ce cercle inconscient de répétition ? La guérison émotionnelle ne s'élaborera que si nous reconnaissons ces images-conclusions dont nous continuons malgré nous à porter le fardeau. En évacuant une partie — même minime — de notre souffrance refoulée, une dynamique peut s'installer ; elle permettra aux autres parties bloquées de se libérer à leur tour. La douleur s'exprimera et l'énergie psychique verrouillée pourra enfin se transformer, mûrir. Au fur et à mesure que ce travail de guérison émotionnelle progresse, favorisant l'expression de la douleur ressentie ou appréhendée, l'énergie auparavant figée se ralliera au processus créateur de la vie ; elle ouvre l'accès à une nouvelle conscience, à une possibilité de développement personnel.

À notre naissance, nous sommes proches de notre noyau profond et de notre puissance spirituelle ; nous disposons d'un sentiment de sécurité et de confiance absolues. Mais très vite nos parents et notre entourage dégradent cette situation en nous inculquant les règles sociales, ce qu'il faut faire et surtout ce qu'il ne faut pas faire. Notre sagesse intérieure laisse peu à peu la place à notre *ego*, développé en réponse au regard de l'autre, et qui est un masque de nous-mêmes. L'enfant intérieur blessé portera ce masque de plus en plus souvent, la psyché infantile essayant coûte que coûte de plaire : l'enfant veut être aimé, accepté, apprécié et avant tout *sécurisé* puisque le monde extérieur lui a ôté sa sécurité antérieure.

D'après mon expérience, je pense que la plupart des maladies ont des racines émotionnelles ; si nous ne prenons pas ces dernières en considération et ne les examinons pas, il peut se produire une amélioration ou une rémission des symptômes physiques — expression de l'énergie figée —, mais rarement une véritable guérison : nous pouvons bien sûr vaincre la douleur physique, alors que nos émotions dissimulées derrière la maladie restent bloquées au niveau corporel et se remanifesteront tôt ou tard. L'ensemble de notre histoire et de nos expériences refoulées pendant des années se stocke dans notre organisme ; cela nous ligote d'une manière ou d'une autre car notre corps est notre plus fidèle biographe. Cette nouvelle prise de conscience semble ardue à beaucoup de gens ; elle nous donne cependant l'opportunité de voir qu'il est possible de participer activement à notre état de santé, si nous prenons la peine d'y réfléchir. Vous pourrez changer de médecin sans arrêt, essayer toutes les médecines alternatives possibles, méditer et pratiquer l'imagerie créative pendant des heures… tant que vous ne serez pas prêt à rencontrer les émotions « oubliées » sommeillant en vous, vous ferez du surplace.

Je ne prétends pas que les causes de la maladie sont seulement émotionnelles ; cependant, dans l'hypothèse où les éléments d'ordre émotionnel n'en représenteraient que 5 à 10 % (le reste étant constitué par les facteurs génétiques, extérieurs et socioculturels), s'occuper consciemment de ce pourcentage — sa participation à la maladie me semblant beaucoup plus élevée — mérite nos efforts : une différence significative dépend parfois de peu de chose. Savoir exprimer de manière constructive ses émotions, bonnes ou mauvaises, positives ou négatives, aide le corps à maintenir ou rétablir son état de bonne santé. Ce voyage d'auto-exploration émotionnelle n'est jamais aisé, il nécessite un véritable travail sur soi, souvent douloureux et pénible. N'hésitez pas à demander l'aide et le soutien d'un thérapeute qualifié, qui saura vous guider et vous accompagner. Il est délicat de conseiller une thérapie plutôt qu'une autre. Avec le recul, il me semble que le cadre et la pratique de la psychanalyse freudienne classique conviennent à peu de gens. En effet, beaucoup de mes anciens patients étaient en analyse depuis plusieurs années, et rares étaient ceux ayant su améliorer leur qualité de vie. On entre en analyse presque comme on entre en religion : on s'engage pour une durée indéterminée, consacrée à l'exploration du soi inconscient grâce à l'outil du langage verbal, sans écouter le propre langage inconscient du corps. En revanche, les thérapies tenant compte du « ressenti » et de l'« éprouvé » du corps, le faisant parler de son expérience biographique, établissent également un contact avec notre inconscient, avec nos sentiments et nos émotions enfouis au niveau corporel : elles permettent leur expression physique et verbale, ainsi que celle de situations et d'images émergeant de l'inconscient pour atteindre le conscient à partir du ressenti du corps. Je pense aujourd'hui que l'approche doit être psychocorporelle, afin que nous prenions conscience — au sens littéral — de l'identité propre de notre corps : nous ressentons alors ce qu'il peut nous communiquer sur notre histoire, nous accédons à la dimension du « corps pensant ». Ce qui fait souvent défaut dans la psychothérapie freudienne concerne le développement personnel suivant la thérapie : trop de gens restent prisonniers de leur passé douloureux, ne parviennent pas à le dépasser et à le laisser derrière eux. Malgré un travail de résolution psychique intense et soi-disant efficace, le passé reste envahissant, omniprésent ; ces personnes continuent à se demander pourquoi elles ont été traumatisées à ce point, et persistent à faire payer la note de leur souffrance à tous ceux qu'elles rencontrent. Bien qu'il soit passé dans leur conscience, ce passé douloureux leur sert à manipuler et contrôler leur entourage. Mais dans toute vie adulte, il doit y avoir un moment où il faut savoir *accepter* son histoire, que l'on ne peut changer, et sortir de l'état de victime : on peut seulement la comprendre en retraversant activement, grâce à la thérapie, les moments clefs de douleur. On les laisse derrière soi, on s'en détache sans les nier, en sachant que les blessures appartiennent à notre réalité. La guérison émotionnelle signifie que l'on *exprime* la douleur pour réussir à la dépasser : notre vie n'est plus la blessure, elle ne s'y résume plus et nous laissons les autres en paix ! En nous libérant de notre douleur et surtout en acceptant qu'il ne soit pas toujours possible de savoir *pourquoi* notre existence a pris ce cours-là, nous approchons une certaine sérénité ; l'énergie de l'amour, du pardon, peut alors se développer et nous aider à nous ouvrir à une nouvelle conscience de la vie. Cela fait partie du processus d'apprentissage universel, nous amenant à la rencontre de notre noyau essentiel ou spirituel.

Le processus de guérison émotionnelle s'effectue en suivant différentes étapes.

1. Engagez-vous à guérir complètement, en remontant jusqu'au germe de votre souffrance. Cela vous demande d'être à votre écoute intérieure et de faire connaissance avec votre (vos) blessure(s).

2. Une fois vos blessures identifiées — ce qui s'avère souvent difficile —, demandez-vous avec sincérité quel rôle elles tiennent dans votre vie actuelle : font-elles partie de ce qui vous procure du pouvoir, en quoi et pourquoi avez-vous peur d'en guérir ? À quoi devriez-vous renoncer si vous guérissiez ?

Dès que vous aurez atteint ce stade, vous pouvez demander un soutien thérapeutique, témoin d'écoute de votre histoire, que celle-ci s'exprime par le ressenti du corps, verbalement ou les deux en même temps. Travaillez vos émotions, laissez-les émerger au niveau conscient pour les libérer.

3. Comment utilisez-vous votre blessure dans votre vie quotidienne et vos relations aux autres ? Vous arrive-t-il de l'utiliser comme prétexte, justifiant certains de vos comportements ? Craignez-vous que sa guérison change irrémédiablement les relations avec vos proches, et l'ensemble de votre vie ?

Pour de nombreuses personnes, la blessure initiale s'est entourée de bénéfices secondaires : la plupart du temps, ils ne sont bien entendu pas reconnus comme tels, mais retardent toujours l'engagement sur le chemin de la guérison. En effet, il est parfois beaucoup plus difficile de renoncer à ces bénéfices secondaires — et donc au pouvoir indirect que nous donne la blessure — que de s'affranchir véritablement de la mémoire de l'expérience douloureuse : une thérapie peut nous aider à cette compréhension essentielle de mécanismes inconscients.

4. Essayez de percevoir ce que vous avez vécu de *bon* grâce à votre blessure. Généralement, ceux n'ayant jamais pensé que leur douleur puisse dissimuler des bénéfices indirects se sentent cependant interpellés quand on évoque le fait qu'elle contient un aspect positif, comme tout élément de l'existence. Rendre grâce à la douleur — et donc l'accepter — étant susceptible de vous apporter un réel soulagement, tâchez d'effectuer régulièrement cet exercice !

5. Si vous vous sentez à l'aise avec cette conscience (probablement nouvelle) d'apprécier et d'accepter ce qui vous est arrivé, vous pourrez alors envisager le *pardon*.

La notion de pardon est fréquemment mal comprise ; pardonner à quelqu'un qui nous a fait du mal ne signifie pas lui dire : « Je te pardonne. » Le processus se révèle beaucoup plus complexe, car pardonner relève d'un acte de conscience qui libère notre psychisme et notre âme du besoin de vengeance personnelle ; surtout, cela nous amène à cesser de nous voir en victimes. Pardonner représente davantage le renoncement à la situation de victime et à son emprise sur notre psychisme qu'accorder verbalement le pardon. Quand on se rend compte de son statut de victime puis qu'on s'en libère, on parvient à un nouvel état de conscience permettant de développer l'énergie créatrice — physique et psychique — qui l'accompagne. Que faire pour pardonner à quelqu'un ? Lui exprimer votre colère, votre frustration ou votre chagrin ne suffit pas ; vous pouvez écrire à la personne concernée pour lui dire tout ce que vous avez à lui reprocher, en terminant la lettre par votre souhait de détacher votre esprit du passé. Vous laissez ainsi celui-ci derrière vous, en veillant désormais à ne plus le charger de sentiments négatifs. Cette lettre, que vous n'êtes pas obligé de poster, vous permet d'effectuer un premier pas vers le détachement. Mais si vous envisagez de pardonner, ayez la prudence de ne pas impliquer ni faire souffrir une tierce personne.

6. Exprimez l'*amour* : vivez au quotidien dans un sentiment de grâce, d'appréciation et de gratitude. Laissez entrer le changement créatif dans votre existence, libérez-vous de tout jugement et maintenez votre esprit dans l'instant présent.

Comme la douleur et la souffrance font partie de notre vie, il nous appartient d'en faire quelque chose de bon, de les modeler. Allons-nous les utiliser comme prétextes, renforçant peut-être ainsi une attitude dominatrice, ou vont-elles au contraire nous faire prendre conscience de notre vulnérabilité ? Dans ce cas, cela nous permettra de nous extirper de l'état de victimes qu'elles nous ont amenés à adopter, à porter et faire porter aux autres. La guérison émotionnelle implique que l'on apprenne à se connaître, explorant la douleur supportée par notre corps et notre esprit, pour la dépasser en même temps que notre peur. Nous accéderons de cette manière à l'authentique maturité, autant psychique que spirituelle.

Nos relations avec les autres

Nous savons par expérience que si nous changeons, nos relations avec les autres changent également. Quel que soit l'aspect qu'elles prendront, elles continueront néanmoins à refléter une partie de nous-mêmes que nous ne connaissons pas encore très bien. Chaque relation est semblable à un miroir de « qui nous sommes » : si nous sommes proches de quelqu'un, notre mémoire émotionnelle influencera inconsciemment notre attitude envers lui. Nous constatons que l'autre nous renvoie ce que nous n'avons pas pu ou voulu voir en nous. En nous tournant vers notre être intérieur, en essayant de comprendre ce qu'une relation nous renvoie, nous recontactons des sentiments refoulés depuis longtemps. La guérison émotionnelle commence quand, au lieu de rendre responsable une autre personne de notre douleur, nous nous rendons compte que cette douleur préexistait, et que la relation actuelle ne fait que la *réveiller*. Cela ne veut pas dire qu'il faille supporter ou accepter de prendre la responsabilité du comportement de l'autre : il nous confronte à notre douleur, en adoptant des attitudes abusives et parfois manipulatrices. Nous pouvons seulement nous *protéger* de ce type de relations intrusives et nocives, en acceptant de voir nos sentiments en face puis de nous en débarrasser. C'est l'unique moyen de choisir nos relations en toute liberté, de les développer et de les enrichir selon nos souhaits intimes.

Nous projetons sans cesse nos différents traits de caractère et nos sentiments sur les personnes que nous rencontrons, lesquelles nous les renvoient à leur tour. Nous continuons ainsi chaque jour à apprendre qui nous sommes, par l'intermédiaire des autres. Si nous parvenons à percevoir ce que nous pensons être vraiment, à nous dégager de nos anciennes croyances négatives, alors nous pouvons et allons changer : nous noterons avec plaisir que cette modification personnelle changera aussi l'attitude des autres envers nous. N'oublions pas que nous créons notre propre réalité ; elle commence avec la révision de ce que nous croyons sur nous-mêmes, et de ce que nous méritons dans la vie.

Le processus de deuil

J'aimerais aborder dans ce chapitre la notion de deuil, trop souvent méconnue et négligée dans notre société. Voici l'exemple de Camille, que je connais depuis presque dix ans ; il a trente-cinq ans, vit seul et travaille dans la recherche biomédicale. Il venait me voir une ou deux fois par an pour de petits problèmes saisonniers ; j'avais bien perçu chez lui un fond latent d'anxiété, mais c'est tellement commun... Cependant, il est venu un jour me montrer le résultat d'analyses biologiques effectuées dans l'hôpital où il travaille : ces résultats étaient quasi normaux mais l'inquiétaient profondément. Après en avoir parlé, nous sommes convenus de faire un contrôle quinze jours plus tard et les résultats se sont révélés parfaitement normaux. À dater de ce jour, Camille a multiplié ses appels téléphoniques, demandant des rendez-vous en urgence pour de fortes douleurs abdominales, puis pour une difficulté respiratoire, suivie par un lumbago... L'examen clinique restant normal, je restais perplexe devant l'anxiété impressionnante de Camille, qui avait d'ailleurs beaucoup de mal à admettre ce phénomène nouveau. J'ai appris qu'il faisait le tour des spécialistes et enchaînait les examens : son corps entier avait été passé au scanner, il avait subi une multitude d'autres examens ayant tous conclu à l'absence de lésion organique, et à la probabilité que les symptômes décrits soient d'origine fonctionnelle. Le désespoir de Camille a néanmoins continué à s'accentuer, il se trouvait dans un état d'angoisse permanent passant par des moments d'attaque de panique, et souffrait physiquement de plus en plus.

Je lui avais déjà demandé s'il avait une idée de ce que son corps endolori cherchait à lui signifier, en attirant ainsi son attention. Quelle était cette autre douleur, psychique ou émotionnelle, qui l'enserrait dans ses griffes ? Mais Camille ne voyait aucune raison à son état ; il pensait avoir connu une enfance « sans problèmes » et mener une existence a priori « normale », sans difficulté particulière à part dans le domaine amoureux, sa vie sentimentale ayant toujours été chaotique et insatisfaisante, car il n'avait pas trouvé la femme idéale correspondant à ses exigences. Il s'entendait bien avec sa sœur cadette et continuait à déjeuner chaque dimanche chez sa mère, qui était veuve. En effet, quand Camille avait onze ans, son père était décédé brutalement d'une rupture d'anévrisme abdominal. Sur mes conseils, il a fini par accepter un soutien thérapeutique pour essayer de comprendre ce qui lui arrivait ; l'un des premiers éléments clefs à se révéler a été sa terreur de mourir brutalement, comme son père. Bien que Camille ait remarqué que ses douleurs abdominales avaient commencé à la date anniversaire du décès de son père, il n'y voyait encore aucun rapport de causalité. Son esprit de scientifique avait beaucoup de mal à concevoir un niveau de réalité s'exprimant en dehors du domaine rationnel ; il ne parvenait pas à imaginer que sa douleur physique puisse être liée à la mort de son père. Selon Camille cette mort se résumait à un événement réglé le jour même où il s'était produit ; il l'avait subi sans montrer sa détresse, sans exprimer sa peine et sa tristesse, tout comme sa mère et sa sœur : il a assumé immédiatement le rôle de chef de famille qu'elles attendaient de lui. Il m'a dit plus tard : « On ne pouvait jamais parler de mon père, car ma mère se pétrifiait au point de nous faire peur. Je craignais qu'elle meure elle aussi. » Donc plus personne n'évoquait le père mort, la famille se murait dans le silence en taisant sa souffrance.

Aidé par son thérapeute, Camille a pu enfin raconter sa solitude d'adolescent, son chagrin immense et sa peur, mais aussi sa colère de se retrouver seul, abandonné, et chargé d'une responsabilité dépassant de loin les capacités d'un petit garçon. En laissant émerger ses sentiments refoulés, Camille a compris qu'ils représentaient une véritable bombe à retardement ; les messages réitérés de son corps l'incitaient à dire au revoir à son père, en acceptant qu'il soit parti sans prévenir, d'une manière extrêmement traumatisante. L'expression de ses émotions a apporté à Camille un grand soulagement, autant physique que psychique. Il a décidé d'aller voir des membres de sa famille ainsi que des amis de son père, qui pourraient lui en parler ; il désirait faire connaissance avec ce père trop tôt disparu, il était désormais capable de dire à quel point il lui manquait.

Les enfants et les adolescents ont parfois de grandes difficultés à effectuer un processus de deuil : en effet, de nombreux adultes pensent atténuer leur chagrin en ne parlant plus de la personne décédée, en évacuant toute trace de son souvenir dans la vie de l'enfant. Comme le démontre l'histoire de Camille, c'est le contraire qui risque d'arriver, la peine en est renforcée surtout s'il s'agit d'une mort brutale. Le besoin d'un détachement progressif, d'un au revoir au mort est essentiel, aussi bien pour les enfants que pour les adultes.

Tout au long de notre existence, nous ressentons et expérimentons des pertes : la mort d'un être proche, la fin d'une relation amicale, un divorce ou une séparation ; nous pouvons perdre notre santé, notre travail, notre succès, notre argent… Il est impossible d'éviter ces pertes, bien entendu plus ou moins graves et que nous devons savoir relativiser, évaluer à leur juste mesure. Mais face à la mort d'un être cher, l'une des plus pénibles qui soient, la plupart d'entre nous ne savent pas comment aborder leur douleur, restent muets et tétanisés devant elle. Nous ne savons comment en parler, nous nous sentons terriblement seuls ; nous avons d'immenses difficultés à dire notre chagrin, le vide que nous éprouvons. Combien de temps doit durer notre peine, comment l'exprimer, quelle est l'attitude appropriée face à cette douleur ? Il n'existe aucune réponse standard à ces questions. Nous éprouvons aussi un sentiment d'impuissance, en réalisant brutalement que notre vie peut basculer d'un moment à l'autre et que nous n'y pouvons rien. Nous nous découvrons vulnérables et démunis. La douleur est là, malgré notre envie de l'oublier le plus vite possible ; elle se trouve désormais dans nos tissus, inscrite dans la mémoire de notre corps. Elle attend le moment propice pour s'exprimer à travers des symptômes pouvant être physiques ou psychosomatiques. Les médicaments anxiolytiques donnent l'impression rassurante — mais fausse — de ne plus sentir la douleur, qu'il faudra pourtant libérer un jour ou l'autre. S'il est compréhensible — et utile — de recourir aux « comprimés magiques » dans les premiers jours suivant le choc d'une disparition, prolonger ce traitement n'est pas la solution adéquate, puisque la douleur endormie reste présente et prête à se réveiller, même des années plus tard. La seule solution valable et efficace consiste à *faire son deuil*, c'est-à-dire à se *donner le temps* de ressentir et d'exprimer la douleur, la peine et le manque. Il faut entrer dans la douleur, se laisser porter par elle, sans lui opposer de résistance ni la fuir, car votre corps souffrira bien davantage si vous la refoulez. En revanche, dès que vous reconnaissez votre douleur et votre manque, le processus de deuil vous menant à la guérison émotionnelle a commencé. Un nouveau chapitre de votre vie peut débuter.

Pendant quelques instants, rappelez-vous les personnes chères qui sont mortes, interrogez-vous sur votre réaction à ce moment-là : comment avez-vous exprimé ces deuils ? Continuez-vous à éprouver du chagrin, ou est-ce qu'en ce moment même votre corps vous parle à travers une douleur ou un malaise ? Si oui, écrivez tout ce que vous ressentez grâce à cette remémorisation ; au besoin, n'hésitez pas à aller voir un thérapeute pour trouver une écoute et un soutien. Heureusement, le travail de deuil ne dure pas éternellement ; en vous donnant le temps nécessaire pour faire face à la perte, en vous autorisant à exprimer la totalité de vos émotions, vous pourrez retourner à la vie. Mais si vous pensez que vous n'avez rien à « dire », que votre corps n'est ni marqué ni chargé par cette mémoire, alors vous resterez ligoté dans vos sentiments. Je répète que, faute d'exprimer nos émotions douloureuses, nous nous privons en même temps de ressentir ce qui est bon et positif pour nous.

Les bienfaits de l'écriture

Comment nous libérer de nos sentiments et émotions bloqués, refoulés ou non exprimés ? L'écriture est l'un des outils les plus merveilleux dont nous disposions. Sa pratique régulière nous permet d'établir un rapport plus intime avec notre moi, et d'effectuer le pèlerinage bénéfique de l'autodécouverte. Chacun de nous porte au fond de lui cette aptitude à l'écriture, mais elle a été dévalorisée par notre société médiatique. Ce moment d'écriture que nous allons nous offrir, de préférence le matin, nous apprendra que notre dialogue intérieur correspond exactement à la manière dont les autres nous perçoivent : ce que nous nous disons à nous-même correspond à ce que nous disons aux autres. Grâce à l'écriture, vous vous connaîtrez mieux, prendrez conscience de vos peurs, de vos défenses, de vos obsessions, de ce qui constitue vos puits d'énergie. Au fil du temps, cette pratique régulière vous reliera à l'univers puisque, selon la pensée holographique, l'infiniment petit contient l'infiniment grand. Ces deux à trois pages écrites à la main — main qui nous guide et suit nos pensées —, vont montrer que celles-ci résonnent profondément avec nos sentiments et nos émotions. Si un mot ou une phrase reviennent constamment, explorez le sens qu'ils ont pour vous. Laissez-vous guider par votre main qui saura vous parler à travers votre sagesse profonde. Cet exercice va condenser ce qui vous traverse l'esprit, écrivez librement, sans tri subjectif ni jugement : autorisez-vous à aller où votre main vous emmène. Des choses les plus banales aux projets les plus vastes, ce que vous écrirez vous dira vos peurs, vos chagrins, votre culpabilité, mais aussi vos joies, votre bonheur et vos progrès. Ce sera une aide précieuse pour ventiler le stress de la vie quotidienne ! Relisez-vous seulement de temps en temps, en étant attentif aux thèmes, pensées et inquiétudes qui se répètent. Le moment d'écriture compte davantage que la relecture : cela nous aide à exprimer nos pensées et nos émotions, à effectuer un certain « rangement mental » en clarifiant nos idées, et nous invite à réagir.

Cependant, si vous décidez d'aller à la rencontre d'émotions associées à un événement douloureux de votre vie, je vous recommande un exercice mis au point par James Pennebaker[1], professeur de psychologie à l'université de Dallas, aux États-Unis. Cet exercice est remarquable par sa simplicité et son efficacité : pendant vingt minutes, notez par écrit vos pensées, sentiments et émotions les plus profonds, concernant l'événement le plus traumatisant que vous ayez connu. Écrivez aussi bien les faits à la base de cet événement, que les émotions qu'il a suscitées en vous. Répétez cet exercice quatre jours d'affilée ; avec le recul, cela permettra de suivre l'évolution et la transformation commençant à se produire. En effet, si on écrit ainsi pendant une seule journée, on ne fait qu'ouvrir superficiellement la blessure, ce qui provoquera une grande vulnérabilité ; les quatre jours représentent le temps nécessaire pour constater un mouvement de bascule, allant de l'anxiété et du chagrin à l'acceptation et à la transformation.

Les résultats de l'étude de James Pennebaker sont encourageants. Les participants se sentent beaucoup mieux émotionnellement, et connaissent de plus une nette amélioration de leur état de santé : les personnes ayant lâché leurs émotions traumatiques par écrit ont été moins souvent malades que le groupe de contrôle, et cela pendant plusieurs mois suivant cet exercice. Les cellules T du système immunitaire — qui montent la garde face à une éventuelle agression d'agents pathogènes — restent plus actives pendant les six semaines qui suivent l'exercice d'écriture. « Exprimer nos émotions peut améliorer notre santé physique », telle est la conclusion des recherches de James Pennebaker. Mais comment

1. James Pennebaker, « Putting stress into words : Health, linguistic and therapeutic implications », *Behavioral Research and Therapy*, 31 (1993), p. 539-548.

l'expliquer ? Refouler nos pensées et émotions difficiles ou dérangeantes nous demande chaque jour un véritable travail physiologique : en effet notre rythme cardiaque, notre tension artérielle et notre tonus musculaire augmentent si nous retenons ou refoulons durablement nos sentiments et émotions. Si nous prenons finalement la décision de les exprimer, verbalement ou par écrit, nous nous soulageons d'un lourd fardeau énergétique.

Cet exercice d'écriture peut être le début d'un processus de « décongélation » de nos sentiments douloureux immergés sous la base de l'iceberg. En libérant ne serait-ce qu'une petite quantité de cette énergie douloureuse, nous suscitons une nouvelle dynamique : des blocs de glace (énergie-sentiment-douleur) peuvent se détacher de l'iceberg et remonter à la surface. L'écriture régulière — ou du moins pendant quelques jours — permet d'approfondir ce que nous ressentons ou avons ressenti, et d'exprimer notre chagrin. Mais elle peut aussi constituer une aide au moment de prendre certaines décisions importantes, nous assister dans le projet de développer notre auto-estime et notre autoconnaissance.

LÂCHER LE MASQUE

Découvrir le soi profond, laisser tomber le masque !

Chacun possède des ambivalences intérieures, qui mêlent, par exemple, le bien et le mal, la joie et la tristesse, ou encore les comportements adultes et infantiles. Nous sommes pétris de contradictions diverses, les multiples facettes de notre personnalité influencent sans cesse nos attitudes et nos relations avec les autres : il faut admettre ces ambivalences pour réussir à les apprivoiser. La vie est faite de naissance et de mort réelles, mais également d'étapes successives les symbolisant : chaque étape nous apprend à grandir, nous développer et mûrir avec le niveau de conscience dont nous disposons à ce moment-là. À la naissance, nous sommes au stade du moi-nouveau-né, libre de tout conflit entre le bien et le mal dont nous ne possédons pas la notion ; quelques semaines plus tard, nous passons au stade du moi-bébé.

Puis le moi-enfant apparaît peu à peu, déjà en proie aux voix intérieures parentales et à *leurs* impératifs. La vie continue son cours : l'enfant, l'adolescent, l'adulte jeune, l'adulte mûr, le vieillard. La naissance d'une nouvelle étape exige la mort de la précédente ; si nous désirons vivre pleinement au présent, nous devons accepter d'abandonner le passé, ce qui — nous le savons tous par expérience — se révèle très difficile. Nos étapes de croissance possèdent leur propre niveau d'énergie ; en passant au stade suivant, nous conservons l'engramme énergétique du stade antérieur, qui contient l'information de nos efforts d'adaptation, de notre désir d'être apprécié et aimé par les autres.

Au fur et à mesure de notre évolution, notre monde intérieur entre bientôt en conflit ouvert avec le monde extérieur, ce qui semblait naturel et instinctif sera mis en doute. Au début de notre vie la question intérieure est « Est-ce que j'ai ce que je désire, ce que je veux ? », puis elle se transforme : « Est-ce que tout ira bien si je veux ceci ou cela ? » Ces questions se multiplient avec les années, mais nous les mettons de côté en les refoulant dans les oubliettes de l'inconscient ; quelle que soit la profondeur à laquelle nous les enfouissons, la peur, le doute, la culpabilité et la honte restent cependant bien vivants. Notre faculté innée de nous estimer et d'accepter notre vérité essentielle étant perdue, nos conflits intérieurs se trouvent désormais cachés derrière le masque que nous avons choisi. Toutes les étapes de notre existence sont nécessaires à notre cheminement personnel. Même si nous préférerions souvent oublier, changer ou travestir certains événements, ils continuent à être extrêmement présents : en persistant à ne pas vouloir — ou pouvoir — les regarder, nous les traînons comme d'invisibles boulets, dont l'énergie intervient pourtant constamment : elle pioche dans la nôtre, réprimant et amputant ainsi une grande partie de notre vitalité et de notre expression naturelles. J'ai dit déjà que la répression ou la déviation de notre énergie vitale peuvent entraîner des conséquences physiques et/ou psychiques (maladie, dépression, angoisse, etc.) : il est donc indispensable de trouver le juste équilibre entre ce que nous avons été et ce que nous sommes. Pour cela, il faut faire connaissance avec la personne que nous étions aux différentes étapes de notre développement, en repérant nos besoins et nos frustrations. Il est toujours douloureux de prendre conscience qu'à chaque stade de notre évolution nous avons adopté un masque correspondant au camouflage et au déni de certains besoins de notre moi profond.

Parvenu à l'âge adulte, notre être se présente comme un oignon, avec ses épaisses couches de pelure concentriques ; le centre contient notre noyau essentiel, profond ou spirituel, entouré par notre enfant intérieur, créatif, intuitif, mais aussi vulnérable et fragile. À partir de là, on trouve un clivage entre ce que nous sommes réellement et ce que nous montrons aux autres ou croyons être. Renouer le contact avec cet enfant intérieur, écouter ses besoins et l'aider à exprimer ses sentiments n'est pas facile, puisqu'il est désormais enfoui dans notre inconscient. Il représente la première couche de notre personnalité, celle qui sait créer, jouer, inventer, profiter de la vie. Sans cette énergie ludique, notre existence devient vite terne, triste, monotone. L'enfant dormant en nous reste en contact avec notre essence spirituelle, il sait que nous sommes liés à l'intelligence universelle. Notre relation avec cet enfant intérieur va se révéler comme étant la source de notre créativité, de notre sagesse naturelle et intuitive, et de notre bien-être spirituel. C'est la porte qui mène à notre âme. Laissons tomber les masques que nous portons depuis si longtemps ! L'intégration de cet aspect de nous tapi derrière l'ombre du masque et l'acceptation de nos deux pôles, avec leurs contradictions inhérentes, nous aident à atteindre un meilleur équilibre. Notre zone d'ombre est un élément de notre réalité, elle n'est pas là pour nous blesser mais au contraire pour que nous comprenions notre complétude. Apprendre à vivre avec l'ensemble de nos qualités opposées nous permet en effet de reconnaître notre part d'ombre. N'oublions pas que chaque masque successif a servi à nous protéger initialement d'un conflit, d'un traumatisme, d'une angoisse d'abandon ou d'une réelle perte d'amour : le masque est toujours dû à la peur. Il appartient à notre psychisme et comme tout ce qui vit, il mérite notre amour et notre respect. Chaque masque correspond à une mémoire ancienne possédant sa propre énergie ; si nous pactisons avec nos masques plutôt que de les considérer comme des ennemis, ils s'intègrent à notre personnalité, la complètent, en cessant surtout de boycotter l'expression de notre noyau profond. Par exemple, si dans votre enfance on vous a grondé ou puni pour quelque chose que vous n'avez *pas* fait, la mémoire du sentiment d'injustice, d'impuissance et son énergie spécifique feront qu'une partie de votre être va devenir — et rester — un enfant plein de ressentiment, exprimant de mille manières ce sentiment jusqu'à ce que l'énergie ancienne puisse se libérer. Bien entendu, notre mémoire contenant des souvenirs heureux et malheureux, nous connaissons des formes d'expression agréables et désagréables. À l'âge adulte, si nous trouvons délicieux qu'on nous félicite pour un travail réalisé correctement, nous détestons toujours qu'on nous critique ; cela s'explique par le fait que nos « deux mémoires » ne s'excluent pas, mais entrent plutôt en conflit : parallèlement à la recherche d'une récompense pour nos actes, nous continuons à répéter le scénario de la punition injuste et du ressentiment qui s'y accole. Les deux scénarios coexistent et expriment leurs points de vue, parfois contradictoires... d'où nos comportements ambivalents.

Il est possible d'approcher ces énergies-sentiments pour mieux les comprendre.

Choisissez un lieu tranquille, installez-vous confortablement. Respirez lentement et profondément ; sans changer de rythme respiratoire, soyez attentif au flux de votre souffle, à son va-et-vient naturel et régulier. Restez ainsi jusqu'à vous sentir tout à fait à l'aise dans votre corps. Essayez alors de vous rappeler un événement très désagréable survenu il y a longtemps, qui a déclenché de fortes émotions négatives comme la culpabilité, la honte ou un sentiment d'injustice. Peu importe la gravité ou la banalité de cet événement, ce qui compte est de vous souvenir de l'émotion s'y rattachant : votre respiration va se modifier, de fluide elle deviendra haletante ou se bloquera. Cela démontre que notre respiration reflète fidèlement nos pensées, et surtout nos émotions refoulées ; nous constatons la puissante énergie de notre mémoire. L'un des meilleurs moyens de libérer cette énergie figée consiste à la reconnaître. Au lieu de nier ou refouler nos émotions négatives, nous pouvons les regarder en face et dire : « C'est exactement ce que je ressens ! » Être capable de les accepter constitue un pas essentiel et penser : « Ces émotions font partie de moi, de ma réalité », nous aide à nous en débarrasser.

Une autre pratique permettant de relâcher certaines émotions est celle du *lying*, qui signifie « être allongé ». Il s'agit tout simplement de s'allonger, de se détendre au cours de l'expiration : en étant bien présent, on s'abandonne aux pensées, aux images, mais aussi aux sensations physiques. On ne fait rien de particulier, on accepte de rencontrer ce qui vient. Laissez votre respiration suivre son rythme, sans la forcer ni la retenir. Vous faciliterez ce processus en portant légèrement votre attention sur la partie de votre corps que vous sentez tendue, car certains points de notre organisme sont étroitement reliés aux émotions. En même temps, une image pourra apparaître, par exemple, celle d'une dispute : la sensation physique et l'image servent de support pour ressentir et exprimer l'émotion. En effet, cette totale disponibilité d'esprit va attirer des souvenirs d'enfance, des impressions, que vous pourrez revivre puis libérer avec l'intensité émotionnelle du moment initial. Après un certain nombre de séances, cette pratique du « non faire » — conçue par Swami Prajnanpad [1] — amène à être réellement *un* avec la situation : elle peut susciter une authentique libération et une transformation, avec le passage d'un niveau de conscience à un autre, procurant ainsi un bien-être palpable. Cependant, la présence d'un thérapeute compétent, qui sache écouter et accompagner ces remontées de l'inconscient, me semble indispensable : ces réémergences peuvent se révéler extrêmement paniquantes. Donc, si vos sensations deviennent trop puissantes ou envahissantes, arrêtez l'exercice et restez allongé cinq minutes.

En conclusion, il est toujours bénéfique d'exprimer nos émotions, et surtout d'évacuer l'énergie négative qu'elles ont déposée au niveau de notre corps, plutôt que de la stocker dans les bas-fonds de notre esprit. C'est ainsi que pourrons reconnaître nos masques, les intégrer dans notre réalité, et parvenir à un niveau de conscience nous permettant de les transformer et de les abandonner.

1. Bernard Pernel, *Le Lying, pratique du non-faire*, Nouvelles Clés, p. 60-62.

RESSENTIMENT ET PARDON

« Le terrain le plus sacré est là où une haine ancienne s'est transformée en amour présent. » Cette phrase, extraite du livre *Cours sur les miracles*, forme la base de ce chapitre. Je citerai aussi : « Tu aimeras ton prochain comme toi-même » (Lévitique 19, 18), ou encore, Maître Eckart : « Si vous vous aimez vous-même, vous aimez tous les autres comme vous-même. »

Le ressentiment

Nous connaissons tous la difficulté éprouvée quand il nous faut pardonner à quelqu'un. Au chapitre précédent, nous avons vu que chacun est plein de contradictions, refuse souvent de s'accepter tel qu'il est, s'adresse constamment des reproches et s'enferme dans la culpabilité qui finira par le punir : en préférant ne pas faire connaissance avec notre moi réel — par peur de notre peur —, nous barrons notre propre route. Si nous sommes honnêtes envers nous-mêmes et parvenons à dépasser le déni, nous découvrirons qu'une lutte incessante s'exerce intérieurement : une partie de notre être s'évertue à nous prouver que ce que nous sommes et faisons a de la valeur, mérite l'estime et l'amour. Nous ne croyons pas assez à cela, et notre manque d'auto-estime influence inévitablement nos relations aux autres, nous entraînant dans un engrenage de jugements péremptoires, de critiques acerbes et de ressentiments : en effet, une attitude critique envers autrui correspond souvent à une tentative de nous protéger de notre manque d'auto-estime. Nous projetons au-dehors ce que nous n'aimons pas en nous. Ces sentiments négatifs nous empêchent d'exprimer une douleur qui, restant refoulée, bloque l'accès aux sentiments positifs ; faute d'admettre notre valeur intrinsèque et nos besoins d'adultes, la guérison s'avère donc impossible. L'énergie de l'amour provient de notre être profond ; s'aimer soi-même sans conditions est indispensable pour parvenir au stade de l'amour mature, c'est-à-dire pour donner sans rien attendre en retour, ni compliments, ni remerciements, ni gratitude. Cependant, éprouver des sentiments négatifs et mesquins, juger les attitudes et les comportements des autres font partie de notre réalité d'êtres humains, vulnérables et faillibles : savoir l'admettre, voir notre reflet dans ce miroir — plutôt déplaisant — représentent un premier pas vers davantage de tolérance envers nous et les autres. D'après un maître zen, chaque pas est un premier pas. La maladie nous contraint fréquemment à accepter l'idée que nous ne pouvons pas *tout* contrôler ; cela nous permet d'entrevoir en même temps qu'une attitude de reproche et de jugement envers soi-même ou les autres n'a rien de productif. En nous abstenant de juger, nous abandonnons un pouvoir fort malsain, que nous avions pourtant jusqu'alors revendiqué et largement utilisé. Notre manière de réagir à une situation donnée dépend de notre niveau de conscience à ce moment-là ; si nous considérons que toute situation cherche à nous communiquer un message, nous prenons la responsabilité active de ce que nous vivons et n'avons plus besoin de faire porter la faute à quelqu'un d'autre. Ce respect et cette découverte de l'autre, auquel nous rendons sa responsabilité propre, suscitent un grand soulagement personnel ; cela peut nous aider à développer notre confiance et notre assurance, en diminuant notre irrépressible besoin de contrôler les événements. Nous déterminons plus facilement ce qui est possible, et ce qui ne l'est pas.

En ce qui concerne les ressentiments, nous possédons une impressionnante mémoire d'éléphant ; nous sommes capables de nous crisper sur eux, de les ressasser — voire d'en rêver — pendant des années. Un ressentiment est le sillage d'une ancienne colère, n'ayant jamais été clairement ni directement exprimée ; elle reste donc à l'état brut puisqu'elle n'a pas été résolue. En langage énergétique, cela signifie que l'énergie de ces sentiments négatifs nous entrave, nous englue, nous interdisant d'adopter une attitude active, autonome et responsable. Tant que nos ressentiments nous collent à la peau, nous manquons du détachement nécessaire pour nous occuper de nos problèmes intérieurs : il arrive d'ailleurs que cela nous convienne parfaitement, dans le sens où il s'agit de l'un des nombreux systèmes propices au sabotage de notre processus de guérison. Face à toute situation, chacun fait de son mieux, selon ce qu'il peut comprendre et entendre à cette période de son existence : bien que nous soyons uniques, nous nous ressemblons, chacun effectuant son cheminement personnel avec les moyens dont il dispose ou qu'il est prêt à acquérir. Mais s'enfermer dans la rancune, les ressentiments et la colère revient à rester *victime* du passé, ce qui nous rend incapables de prendre la responsabilité de notre vie actuelle. N'oublions pas que si la maladie fait partie de la vie, elle n'est pas la totalité de la vie : pour instaurer le processus de guérison et stimuler le renouvellement vital, nous devons veiller à nous dégager de ces strates d'énergies négatives qui continuent d'adhérer à nos cellules.

Le pardon

L'immense intérêt du pardon est de nous rendre notre liberté, pleine et entière ; il nous dépossède enfin du statut de victime que nous avons accepté, et supportons depuis que l'on nous a blessés. Je rappelle que pardonner ne se résume pas seulement à dire à l'autre : « Je te pardonne, j'oublie ce qui s'est passé. » Le véritable pardon nécessite de passer par des étapes successives ; là aussi, c'est un chemin.

1. Nommer le mal qui nous a été fait : il est difficile de pardonner si on nie la douleur ; il ne faut donc pas la refouler ou l'occulter, mais au contraire se la remémorer, regarder en détail ce qui a été si pénible pour nous, ainsi que les conséquences directes et indirectes de l'événement.

2. Reconnaître que nous ne sommes pas indifférents aux torts que nous avons subis : nous avons souvent des difficultés à admettre que nous sommes « touchés au cœur » par certaines phrases ou attitudes blessantes. Nous disons ou pensons alors : « De toute façon cela m'est bien égal, ça ne me touche pas. » Rien n'est plus artificiel que cette apparente mise à distance ; au lieu d'exprimer peine, colère, peur ou humiliation, nous préférons noyer nos sentiments dans des activités destinées à détourner notre attention. Cependant, ces sentiments existent bel et bien, et nous taraudent.

3. Apprivoiser ses sentiments : chaque situation a quelque chose à nous apprendre ; une femme m'a raconté que le jour où

son mari, après vingt ans de vie commune, lui a annoncé qu'il la quittait pour une autre femme, elle n'a eu qu'une seule envie, tout quitter à son tour. Puis elle a lu la phrase suivante : « Quand vous êtes en crise, *asseyez-vous dedans*. Laissez-vous porter, submerger par elle, *embrassez-la* ! » Nous avons besoin d'entrer dans notre douleur, de l'explorer, de la vivre. Après de longues années de défense rationnelle, de dénis et de camouflages inconscients, cela peut être difficile ; mais il faut absolument reprendre contact avec cette partie blessée de nous-mêmes. L'aide d'un thérapeute compétent qui sache vous accompagner en donnant un cadre sécurisant à cette expression émotionnelle intense est souvent nécessaire. Malgré la grande fatigue que peut momentanément laisser cette libération émotionnelle, un profond soulagement physique accompagnera la sensation de renaissance.

4. Parler de ses sentiments à quelqu'un, les partager : il n'est pas forcément indispensable ni judicieux de parler de votre souffrance avec la personne qui vous l'a fait subir, car vous courez alors un risque réel de vous retrouver à nouveau en situation d'abus, de manipulation psychologique. Ne recherchez ce contact que si vous êtes certain que l'autre a également conscience de ce qui s'est passé, reconnaît ses torts et désire s'en libérer. Mais parler à nos intimes de ce que nous avons éprouvé nous aide à nous détacher de la souffrance. Le pardon sert à se libérer soi-même de l'état de victime, non à exonérer l'autre de ce qu'il a fait.

5. Que deviendra la relation avec la personne qui nous a blessés ? Seul le temps nous le dira ! Dans tous les cas, il est sain de prendre de la distance pour favoriser la guérison émotionnelle. Cela nous donne l'occasion de réfléchir, de déterminer quelles relations nous désirons maintenir, mais surtout celles dont nous ne voulons plus, à aucun prix. Même s'il est normal que certaines relations se créent et que d'autres se terminent, nous avons parfois beaucoup de difficultés à accepter cette dynamique relationnelle, fluctuante, mouvante et fragile.

6. La sérénité et l'acceptation : nous pouvons finir par nous sentir plus sereins et accepter l'événement douloureux ; cela ne signifie pas l'absence d'émotions par rapport à ce qui s'est passé : la douleur peut rester présente, mais nos sentiments ne nous obsèderont plus, ne nous pousseront plus au déni. Dans ce cas, nos

relations avec les autres redeviendront vivantes et authentiques, sans pâtir de notre comportement défensif, voire de notre agressivité.

Il arrive que ce processus de pardon ne puisse s'accomplir complètement : pour une raison ou une autre, nous stagnons au niveau de l'une des étapes ; ce blocage révèle en général un nœud non résolu de notre problématique personnelle, sur lequel il attire notre attention. Savoir pardonner à quelqu'un ou à soi-même nous permet de nous affranchir du poids du contrôle du passé, et nous rapproche de notre moi réel. L'essence de vie peut alors prendre une autre coloration, plus chaude et vibrante, tout comme notre énergie physique et mentale.

LA SAGESSE INTÉRIEURE

Nous sommes à la fois esprit et matière ; toute réalité — physique ou mentale — étant constituée d'énergie vitale, l'esprit n'existe pas en dehors du corps : il y a donc une physiologie de l'émotionnel et du mental, ainsi qu'une spiritualité du corps, que l'on peut percevoir comme un affinement ou une sublimation de la matière physique. Pour savoir où va la société à laquelle nous appartenons, il faut connaître son histoire ; cela nous amène forcément à des questionnements sur notre origine et notre destinée d'êtres humains. Autour de nous et en nous, tout fluctue et se transforme constamment ; la véritable sagesse consiste à reconnaître l'unité commune au tissu universel, cette énergie globale au-delà des notions de bien ou de mal. Ample et paisible, l'esprit du sage se concentre sur le présent, le sage reste ouvert, disponible, spontané. J'aimerais évoquer ici les techniques du *rêve éveillé*, conçu par Robert Desoille, et de l'*imagination active*, de C.G. Jung. Ces deux approches passionnantes montrent concrètement que l'image — sous ses différentes formes — du « vieux sage » est l'expression même du *sens* profond de la vie : la découverte de notre sagesse intérieure nous relie au savoir infini de notre âme. *Pourquoi avons-nous besoin de rencontrer le sage qui est en nous ?* Parce qu'il connaît un refuge dans notre corps, refuge dans lequel la peur ne peut entrer, où nous sommes à l'abri des vagues déferlantes de l'existence. *Ce sage voit et connaît tout.*

La sagesse intérieure ou l'intuition

La sagesse intérieure aide à entendre le message transmis par notre moi profond et à y répondre par une manifestation de notre corps physique. Un sentiment intuitif est parfois éprouvé comme une « inspiration » venant de l'âme ; cependant si les « tripes » (les émotions) parlent plus fort, elles étouffent ce signe. L'intuition est personnelle, tandis que les sentiments instinctifs sont plutôt en relation avec d'anciennes expériences et la conscience (ou la mémoire) collective ; cela explique qu'ils puissent nous entraîner sur un chemin différent du nôtre.

L'intuition favorise la résolution de certains problèmes et aide à prendre les bonnes décisions, sans nous expliquer pourquoi choisir telle ou telle direction. Elle parle souvent à des moments où nous ne sommes pas prêts à l'entendre, de sorte que son message n'est pas enregistré. Beaucoup de gens sont doués pour s'occuper des autres, les conseiller — voire prendre des responsabilités ou des décisions à leur place —, mais se révèlent incapables d'écouter leurs propres besoins physiques, émotionnels ou spirituels, par peur de s'y confronter. Une récente enquête atteste de nos difficultés à prêter l'oreille à notre « petite voix » : 69 % des personnes interrogées préfèrent se fier à des arguments rationnels plutôt qu'à leurs sentiments intuitifs. Cette confiance en notre voix intuitive risque de nous placer un peu en marge de la société, puisque seulement une personne sur cinq pense que l'on vit mieux en suivant son intuition. Même si les personnes intuitives possèdent davantage de créativité et résolvent mieux leurs problèmes, on enseigne très vite aux enfants à se méfier de leur *sixième sens.* Pourtant, de nombreux grands maîtres et des personnes ayant modifié le cours de l'histoire du monde ont choisi d'écouter leur intuition. Comme nous l'utilisons inconsciemment chaque jour, autant apprendre à l'exercer avec conscience. La mettre à profit ne signifie pas que la vie en soit facilitée et coule de source ; mais elle devient plus intéressante, enrichissante car l'intuition nous reconnecte avec le savoir de notre âme. Nous développons alors de nouvelles stratégies, de nouveaux comportements, adhérons spontanément à des idées ou notions auparavant inconnues, ou paraissant étranges au premier abord.

Nous passons souvent à côté d'une expérience inconsciente sans comprendre son enseignement, car nous restons en général prisonniers de nos sentiments, ou de convictions se concentrant davantage sur l'expérience elle-même que sur son message implicite : seule une analyse objective du résultat permet d'atteindre une vision globale et symbolique. Paradoxalement, l'intuition semble stimuler notre pensée rationnelle, les deux approches étant en fait inséparables : nous observons, analysons... et brusquement l'étincelle intuitive jaillit ! Qu'est-ce que le « troisième œil » ? Il s'agit bien de l'intuition, que l'on peut imaginer comme une perception encore plus aiguë permettant d'accéder à la vision globale d'un événement, et recueillant l'ensemble des informations aux différents niveaux sensoriels. Ainsi, dans la tradition hindoue, le troisième œil regarde dans trois directions en même temps : vers le haut (c'est-à-dire l'impulsion venant de l'âme), vers le bas (les autres chakras et leurs fonctions) et enfin, à travers nos yeux physiques, vers le monde matériel.

Le secret et la clef du développement de l'intuition consistent à ne pas s'abandonner à l'ancienne habitude d'analyser ou de contrôler rationnellement une situation, mais au contraire à faire confiance à ses impressions ; cette connaissance *directe* n'ayant aucun besoin de renseignements ou informations extérieurs, elle nous offre une possibilité de reconnaître d'emblée les lois de la nature, de percevoir la réalité avec notre œil intérieur et de renouer avec la dimension spirituelle de notre être. Bien que chaque individu paraisse distinct et indépendant, je rappelle que nous sommes tous reliés à un niveau d'intelligence gouvernant le cosmos entier : le corps participe d'un corps universel, l'esprit est un aspect d'un esprit universel, chacun est nourri par cette énergie. Développer son intuition fait partie du processus de transformation personnelle, nous amenant vers notre sagesse. Apprendre à voir la vie « de l'intérieur » signifie que l'on se se mette en résonance avec l'intelligence universelle, et s'accompagne généralement d'un questionnement d'ordre spirituel. La force invisible de cette sagesse intérieure nous guide pendant notre existence. Croire et avoir confiance en une réalité de guidance, comme un enfant fait confiance à ses parents, se laisser conduire par nos sensations intimes nous aident à créer notre santé.

Dès que nous pensons qu'il existe *quelque chose* de plus vaste que ce que perçoit notre intellect (peu importe le nom que nous donnons à ce quelque chose), le contact avec notre source intérieure se rapproche : nous devons alors nous mettre attentivement à notre propre écoute, et nous laisser accompagner vers la connaissance directe. L'affinement de cette écoute peut prendre la forme d'une guidance ; depuis quelques années, les anges gardiens sont de retour, de nombreux auteurs leur ont consacré des livres et les témoignages sur leurs interventions se multiplient. J'ai longtemps été loin du monde des anges, l'idée de guidance ne m'avait pas encore effleurée. J'évoluais dans un univers rationnel, scientifique, en sentant pourtant depuis déjà quelque temps que je cherchais autre chose ; je me trouvais devant une porte close et attirante, que j'avais grande envie d'ouvrir. Un jour, un ami m'a dit : « Si tu veux connaître la réponse à un problème, tu n'as qu'à demander de l'aide à ton ange. Fais-lui confiance, essaie et tu verras ! » J'étais stupéfaite, n'ayant jamais songé que nous puissions demander de l'aide en cas de besoin. Comme les conseils de cet ami s'étaient toujours révélés judicieux et pertinents, je restais intriguée, malgré les réticences de mon intellect. J'ai donc commencé à lire *Le Dialogue avec l'ange*, rencontres transcrites par Gitta Mallasz ; j'ai découvert un ouvrage complexe, profond et magnifique, dont la lecture a été mon premier pas vers l'acceptation de l'idée que nous sommes guidés, et surtout qu'il est possible d'accéder à cette guidance. Finalement, la porte devant laquelle je m'étais arrêtée si longtemps venait de s'entrouvrir. Aujourd'hui, je ne vois pas la guidance personnifiée sous la forme d'un ange, mais plutôt comme une connaissance archaïque, appartenant à la force de vie insufflée initialement en chacun ; nous nous sommes peu à peu endormis devant elle, y devenant insensibles.

Faute d'ouvrir son esprit à cette dimension, rien ne pourra arriver car il nous faut *demander* à être guidés. Accéder à une guidance signifie considérer l'ensemble des événements de son existence, et faire confiance aux impressions qui surgissent. Prendre conscience que chaque événement s'inscrit dans le présent, tout en étant constamment relié au modèle universel, procure un autre regard sur la vie. Nous faisons partie du tout, mais chacun peut et doit exprimer son individualité en créant sa santé, sa joie de vivre, son épanouissement spirituel. La décision d'inviter cette connexion sacrée à entrer dans notre existence n'est pas facile : même si elle nous soutient pour mener à bien ce que nous devons accomplir et exprimer notre personnalité, nous la craignons car nous savons que le changement sera alors inévitable. Nous restons cependant entièrement responsables de notre travail de guérison : il n'est pas question de le déléguer à cette puissance incorporée en nous, de laquelle nous pouvons malgré tout accepter une aide. Votre point de vue personnel sur la spiritualité importe peu, puisque chacun à sa manière et à son rythme, nous avons *tous* besoin de laisser le sacré pénétrer dans notre vie quotidienne. Je suis désormais convaincue que la dimension spirituelle — qui, je le répète, est la capacité de se relier à quelque chose de plus vaste — représente une force vive indispensable à la guérison.

Comment développer l'écoute de notre sagesse intérieure ?

Pour y parvenir, il s'agit de mettre en harmonie la voix de la raison — qui est utile — avec celle du cœur, se manifestant par les sentiments et l'intuition. L'intuition et l'intellect sont faits pour collaborer, l'intuition soutenant en général nos décisions rationnelles. Chacun possède cette petite voix qui murmure, nous conseille et nous guide. Mais l'écouter et lui faire confiance peuvent se révéler extrêmement difficiles car notre intellect tente de maintenir un contrôle sur notre vie, prenant des décisions ou suggérant des comportements : notre intellect se montre plus que réticent ! Se laisser guider par l'intuition implique de se connecter au divin, au tout. L'intuition est le sentiment intérieur de *savoir* ou encore, selon la définition du dictionnaire, « le savoir immédiat de quelque chose sans l'utilisation consciente de la raison ».

Commencez par écouter cette voix intérieure, vous découvrirez qu'elle utilise un langage particulier ; elle s'exprime surtout par des symboles ou des fragments d'images qui, la plupart du temps, ne réussissent pas à traverser le filtre du rationnel. En effet, à l'âge adulte, notre intuition innée s'est souvent évanouie dans le brouillard de la connaissance et de la logique. Elle participe pourtant à chacune de nos décisions, même si nous n'en avons pas conscience. Familiarisez-vous avec ce que vous communiquent vos cinq sens (vue, toucher, goût, ouïe, odorat), soyez attentif à ce que vous percevez en ce moment même grâce à eux. À quoi pensez-vous, quelles sont vos émotions ? Comparable à un sixième sens, notre intuition favorise l'élargissement de notre conscience, aide à dépasser ce que nous croyons être ses limites. L'intuition représente une dynamique d'attention permanente, une écoute profonde allant au-delà de nos perceptions habituelles ; elle nous intègre dans le flux de l'infini, de l'existence, que nous ressentons et expérimentons pleinement. Nous devenons entiers, complets, stables, acceptons et comprenons mieux les multiples dynamiques de notre esprit.

Nous approfondissons ainsi notre relation à nous-même, percevant avec notre cœur le merveilleux mystère de cette nouvelle conscience. L'intuition est une aptitude à contacter de plus en plus notre moi réel en lui faisant confiance. En même temps que nous apprenons à réécouter notre intuition, nous modifions notre rapport avec notre être intérieur, rapport devenant beaucoup plus intime, intense et puissant. Comme ce cheminement est strictement personnel, il n'existe ni autorité ni guide extérieurs susceptibles de nous montrer comment l'intégrer dans notre vie quotidienne. S'il est possible de trouver de l'aide pour en franchir certaines étapes — grâce à des rencontres ou des expériences qui catalysent ce processus —, seule *notre* intuition nous permet d'effectuer ce voyage. Suivre son intuition ne signifie pas que l'on développe des capacités extraordinaires, mais incite à se libérer d'habitudes nous empêchant de sentir et d'expérimenter ce qui est bon et juste pour nous. Notre éducation nous a appris à dévaloriser, nier ou rejeter ce que nous ressentons intuitivement ; certains d'entre nous en ont conclu que ces sentiments intuitifs n'existent pas. Mais même si nous avons oublié notre intuition, cela ne prouve pas qu'elle n'existe pas.

En pratique, comment entrer en contact avec notre intuition cachée ?

• Relaxez-vous (voir les exercices décrits plus loin) ; l'état de relaxation représente une qualité de véritable présence au monde, et libère les tensions auxquelles nous sommes soumis, souvent inconsciemment. Apaisez votre esprit en accompagnant votre expiration, longue, douce, profonde. Laissez partir vos pensées avec votre souffle, redécouvrez l'état normal du corps et de l'esprit, c'est-à-dire une attention consciente, paisible. Accompagnez vos pensées, sans vous y attarder.

• Ramenez votre conscience jusqu'au centre de votre être, près de votre cœur. Restez en contact avec votre cœur, ce site profond et calme, en pensant avec conviction : « Je suis à l'intérieur de moi-même, j'ai trouvé le lieu qui me permet de sentir ma sagesse intérieure et de me confier à elle. »

• Vous pouvez poser une question ou évoquer un problème sur lesquels vous aimeriez en savoir davantage. Demandez à votre sagesse intérieure : « Que me faut-il savoir ou comprendre de ma vie, en ce moment même ? De quoi ai-je besoin ? » « Quel est le meilleur chemin à suivre ? » Ou encore : « Que puis-je apprendre de mes relations actuelles, qu'est-ce que cette situation essaie de me dire ? »

• En continuant à accompagner légèrement votre expiration, laissez venir de nouvelles pensées ou images, écoutez calmement tout message provenant de votre intuition. Acceptez l'idée que vous puissiez rester ainsi, sans que rien d'« important » ne traverse votre esprit, car c'est normal, naturel. Les pensées, les sentiments et les images passent, comme des nuages dans le ciel. Sans faire d'effort, sans diriger ni retenir quoi que ce soit, vivez avec conscience ce subtil changement séparant l'inspiration de l'expiration : c'est le moment de paix absolue et de sagesse.

Arrêtez-vous là si vous sentez que vous êtes parvenu à la fin de cette méditation. Tâchez de la pratiquer régulièrement (si possible une fois par jour, pendant quelques instants ou le temps qui vous convient), soit le matin au réveil, soit le soir au coucher. Laissez-vous guider par ce que vous sentez être le mieux pour vous.

• Faites une pause pendant la journée, durant laquelle vous vous demanderez ce que vous sentez au fond de vous. Restez à l'écoute pendant les heures et les jours suivant votre question ; essayez de percevoir si ce que vous éprouvez, pensez ou vivez a une relation quelconque avec elle. Exercez-vous à vous laisser porter par votre intuition, ou par ce que vous ressentez comme étant juste, centré et adapté à vos besoins. Entreprenez les actes suggérés par votre intuition. La meilleure manière de *reconnaître* la réponse de votre sagesse intérieure est de ressentir une vitalité sereine, de voir les événements s'enchaîner avec fluidité et un certain synchronisme : elle nous procure toujours l'impression d'être transportés par le courant et l'énergie de la vie.

N'oubliez pas qu'il faut s'exercer à une pratique, la développer patiemment. Abordez d'abord des situations simples de la vie quotidienne, comme, par exemple : « Est-ce que j'ai envie d'aller à ce rendez-vous ? » Votre vérité intérieure commencera à se manifester à travers des choix mineurs, avant de se révéler à propos de questions plus décisives. En constatant cela, vous ferez davantage confiance à votre sagesse et lui soumettrez des problèmes importants. Si malgré une pratique régulière vous avez le sentiment de ne pas être en phase avec votre moi réel, de rester sans réponse ni soutien, il se peut que vous soyez aux prises avec l'une des difficultés suivantes :

— Au lieu de vous laisser guider, vous persistez à vouloir diriger, contrôler et à fournir des efforts plutôt que d'accepter simplement ce qui va se passer : reprenez contact avec votre respiration, abandonnez tout effort de volonté ; contentez-vous d'écouter attentivement l'intérieur de vous-même.

— Si vous êtes en état de confusion, tiraillé ou en conflit avec ce que vous ressentez ou attendez de ressentir, tentez de discerner si plusieurs voix intérieures se confondent. Écrivez vos sentiments et sensations en utilisant différents crayons de couleur, un pour chaque voix reconnue et déterminée. Ensuite, laissez « reposer » cela, sans essayer d'y voir quoi que ce soit pour l'instant.

— N'exigez pas de recevoir une réponse immédiate, acceptez qu'il y ait des moments où rien ne bouge, où les choses restent embrouillées ; ces moments font partie du processus d'évolution. Attendez !

— En revanche, si cette sensation de blocage se poursuit trop longtemps, il est probable que cela provienne d'une résistance inconsciente à vos sentiments intuitifs et émotionnels. Dans ce cas, je vous conseille de consulter un thérapeute compétent, qui vous aidera à entrer en contact avec vos émotions et sentiments refoulés.

— La sagesse intérieure nous permet de créer un équilibre et une harmonie dans notre vie quotidienne. Si vous avez l'impression de suivre ses indications et que, malgré tout, vous ne vous sentiez pas empli de vitalité, consultez un thérapeute afin de comprendre si ce que vous écoutez correspond vraiment à votre intuition.

N'oubliez pas que le développement de la sagesse intérieure et de l'intuition représente le travail de toute une vie : l'enseignement que nous pouvons en retirer n'est donc jamais terminé. Vous connaîtrez forcément des phases d'alternance, avec des périodes pendant lesquelles cette sagesse vous parlera à chaque instant, et d'autres où vous vous sentirez perdu, confus, ayant l'impression déplaisante qu'elle n'a plus rien à vous dire ou se trompe. Gardez confiance car la réponse se prépare ; ce brouillard va se lever, vous recevrez bientôt la réponse à votre question.

L'ESPRIT MÉDITANT

En plus de nos cinq sens, nous possédons ceux de l'intuition, des émotions et de l'amour. Quand l'ensemble de ces sens sont en éveil, nous prenons pleinement conscience de notre existence et vivons au présent. D'une manière ou d'une autre, chacun sait que cette plénitude faisait à un moment donné partie de sa réalité, puis qu'il l'a perdue, oubliée. Tout au long de l'histoire de l'humanité, on constate une recherche des moyens de se rapprocher de ce potentiel de conscience ; si les détails varient, l'essence de cette quête reste la même. Elle a donné lieu au développement de techniques de *méditation*, impliquant une relation avec notre nature la plus intime : « La méditation est l'art de se regarder soi-même par l'intermédiaire d'une posture physique et mentale. Ce regard sur le chaos qui nous habite permet de ne pas en être dupe et d'apaiser le flux désordonné du mental. L'acte de méditer permet donc de guérir l'esprit. Et partant, l'être », note le Dr Jacques Vigne, médecin psychiatre.

En calmant le bruit incessant de ses pensées, de ses préoccupations, on ne se trouve pas face à un abîme angoissant ; on accède au contraire à ses capacités profondes, à une compréhension consciente des choses et des êtres. La méditation nous montre notre sagesse, notre aptitude au bonheur et aux plaisirs simples ; pratiquée avec régularité, elle devient un véritable outil de transformation et de croissance. Il existe de nombreuses techniques, certaines utilisent une posture physique, d'autres se basent sur une attitude d'observation, mais toutes nécessitent un travail et un engagement personnels. La méditation permet d'apprendre à gérer le stress et à percevoir progressivement les mécanismes de base du mental ; nous nous libérons ainsi de certains schémas mentaux et voyons le monde tel qu'il est. Centrer son attention sur l'instant présent (*mindfullness*, pleine présence d'esprit) représente déjà une forme de méditation à la portée de chacun ; il suffit d'ouvrir ses sens, de prendre conscience des actes et des joies les plus simples, apparemment anodins : se promener en regardant ce qui nous entoure, manger en dégustant chaque aliment, contempler une fleur dans toute sa beauté, etc. La méditation nous recentre sur notre nature authentique, notre être intime ; elle représente une hygiène de vie, car on prend soin autant de son corps que de son esprit, tout en allant à la découverte du soi. Notre esprit porte à la fois la souffrance et le bonheur, mais chacun de nous peut trouver la paix entre ces deux extrêmes.

Dans le monde entier, la méditation est aujourd'hui de plus en plus reconnue et pratiquée ; elle est devenue une méthode qui franchit les frontières culturelles et religieuses. Cependant, pour qu'elle puisse véritablement nous éveiller à la capacité d'autoguérison, elle nécessite une discipline personnelle rigoureuse et une pratique régulière. Nous avons tous vu des images de yogis en méditation, et je me souviens d'avoir été interpellée, adolescente, par leur aspect déconnecté du monde. Accéder à cet état d'attention sans objet ne semble pas forcément souhaitable pour tout un chacun. Il nous faut pourtant conserver notre lien à la vie, être capables de suivre les subtiles fluctuations de nos pensées et de nos sensations. Au cours de l'apprentissage de ce centrage méditatif sur soi, il est essentiel d'être guidé et conseillé par quelqu'un de compétent, sachant évaluer la fragilité psychologique de chacun : il s'agit en effet d'éviter le risque — rare mais réel — d'une décompensation psychique (crises d'angoisse, etc.) chez la personne débutante.

L'une des meilleures introductions à l'esprit de méditation est présentée par le bouddhiste Sogyal Rinpoché, dans son magnifique ouvrage *Le Livre tibétain de la Vie et de la Mort*, dont je vous conseille vivement la lecture. Méditer est un état au cours duquel nous abandonnons nos préoccupations, nos soucis et nos tourments émotionnels, pour entrer dans le domaine de la conscience du moment présent. Sogyal Rinpoché a comparé notre esprit à l'infini du ciel, où défilent sans arrêt les nuages de nos pensées. Elles arrivent de l'horizon, passent en se modifiant puis disparaissent ; pendant la méditation nous les accompagnons, les regardons passer sans nous y accrocher. Ce détachement progressif du vacarme de notre esprit nous permet d'abord de deviner puis d'expérimenter ce niveau de conscience paisible. Calmer notre esprit communique à notre corps une sensation unique de paix et de relaxation intenses, lui procurant ainsi le moyen de se régénérer, de se désintoxiquer de son stress. Physiquement, l'état méditatif s'accompagne d'une baisse de la pression artérielle, le rythme cardiaque ralentit, le taux d'hormones de stress diminue dans le sang ; les ondes cérébrales changent pour se mettre en rythme alpha, qui correspond à une relaxation profonde.

J'aimerais présenter brièvement quatre formes différentes de méditation, accessibles au débutant et convenant parfaitement au soutien du processus de guérison. Ce chapitre étant destiné à sensibiliser à la méditation et non à l'enseigner, je vous conseille de vous référer à des ouvrages spécialisés.

1. Il existe de nombreuses cassettes de méditation, qui permettent d'écouter tranquillement la musique et la voix évoquant un sujet particulier, en l'occurrence la guérison. Elles invitent à se relaxer et/ou à méditer une idée-image, afin de la laisser entrer dans la conscience. Cette pratique convient bien aux débutants, lesquels se sentent en général beaucoup plus détendus ; en cas de

souffrance physique, on peut parfois noter une réelle atténuation de la douleur.

2. Une autre forme de méditation — probablement la mieux connue du grand public — est la répétition de mantras, c'est-à-dire d'une même phrase courte, ou simplement de vocalises claires et basses. La voix cadre l'esprit en s'unissant peu à peu à lui. Mais le fameux « hare Krishna », qu'on a beaucoup entendu à une certaine époque dans les grandes villes, ne donnait malheureusement pas envie de s'intéresser à la méditation... Au sens littéral, un mantra signifie « ce qui protège l'esprit » ; réciter ou chanter un mantra peut modifier radicalement votre état d'esprit qui, d'anxieux ou agité, verra son énergie passer à un autre stade, se transformer. Sogyal Rinpoché recommande à ses étudiants de réciter le mantra doucement, mais avec attention. Graduellement, laissez votre souffle, le mantra et votre conscience ne faire qu'un. Vous pouvez aussi chanter le mantra à pleine voix, puis vous détendre dans le profond silence qui s'ensuit. Cette forme d'exercice fait donc appel à la voix, l'un des plus puissants de nos « instruments » de communication ; en vocalisant, nous créons des harmoniques qui apaisent l'esprit et l'intelligence, car leur sonorité spécifique peut s'harmoniser avec l'expérience de notre monde intérieur.

3. « Observer » la respiration (d'après Sogyal Rinpoché). Cette méthode très ancienne consiste à concentrer son attention sur la respiration, mais avec légèreté et présence. La respiration *est* la vie, l'expression la plus essentielle et fondamentale de notre existence. Quand vous méditez, respirez normalement, en portant légèrement votre attention sur l'*expiration* : laissez-vous porter, lâchez prise et abandonnez toute saisie, en imaginant que votre souffle se dissout dans l'espace de vérité qui pénètre tout. Chaque fois que vous expirez — et avant l'inspiration suivante —, vous découvrez l'existence d'un intervalle naturel : reposez-vous au sein de cette brèche, de cet espace libre. N'accordez pas d'attention particulière à l'inspiration qui suit, permettez plutôt à votre esprit de rester en paix dans l'espace ainsi révélé. Encore une fois, ce qui compte avant tout, c'est la présence à l'état pur !

4. Application pratique : *la respiration qui fait le pont entre le ciel et la terre.* Le Bouddha était assis sur le sol, serein, digne

et humble à la fois ; le ciel était au-dessus de lui et autour de lui, comme pour nous montrer qu'en méditation nous sommes assis avec une attitude d'esprit ouverte et semblable au ciel, tout en restant présents à nous-même et en étroit contact avec la terre. Le ciel est notre nature absolue, sans entraves ni limites, et le sol notre réalité, notre condition relative, ordinaire (Sogyal Rinpoché, *Méditation*, p. 10).

— Asseyez-vous confortablement, le dos droit mais détendu, les pieds plantés dans le sol ; détendez-vous pendant quelques instants en veillant à vous sentir bien. Si vous le souhaitez, fermez les yeux…

— Prenez une grande inspiration, profonde et libératrice ; respirez par le ventre, sentez qu'il se gonfle avec l'inspiration et se détend avec l'expiration. Continuez ainsi jusqu'à parvenir à une sensation de confort absolu, de détente et de présence consciente.

Vous pouvez passer alors à une autre respiration, celle du « pont entre le ciel et la terre » :

— Commencez par inspirer l'énergie du ciel, en sentant ou imaginant l'énergie du soleil au-dessus de votre tête. Laissez-la entrer par votre tête puis guidez-la jusqu'à votre cœur. Avec l'expiration, faites irradier cette énergie dans chaque cellule de votre corps et autour de vous, comme si vous vouliez transmettre cette amplitude universelle infinie… Continuez cette respiration pendant quelques cycles.

— Reliez-vous maintenant à l'énergie de la terre, en sentant ou imaginant son énergie sous vos pieds. En inspirant, imprégnez-vous de cette énergie en la laissant monter de vos pieds jusqu'à votre cœur. En expirant, exprimez votre sensation d'amplitude, comme si votre souffle vous emmenait aux confins de l'univers.

— Vous pouvez alors essayer la respiration complète « ciel-terre » : en inspirant, laissez-vous pénétrer par l'énergie du ciel, invitez-la à descendre en même temps que vous vous emplissez de l'énergie de la terre en la faisant monter. Toutes deux vont se réunir dans votre cœur, centre de conscience à partir duquel vous allez exprimer, pendant l'expiration, votre sentiment d'appartenance à l'amplitude universelle. Pratiquez cette respiration complète le temps qu'il vous plaira ; quand vous vous sentez prêt, ouvrez les yeux. Intégrez-vous pleinement à la terre et au ciel, en poursuivant cette respiration qui permet de se situer avec calme et sérénité dans le moment présent.

La méditation est un art ancien et complet, une véritable voie d'évolution de la conscience. Apprendre à filtrer nos pensées et nos émotions, qui se promènent sans arrêt dans notre esprit, suppose que nous sachions le ramener vers l'essentiel, le recentrer vers le mystère du soi. Méditer favorise le développement d'une attitude positive envers le soi, permet de s'accorder progressivement à des niveaux de conscience plus subtils, de libérer notre attention de son identification à l'objet de conscience. Il n'existe pas une seule manière juste de méditer, chacun a besoin de trouver la méthode correspondant le mieux à son être, ainsi qu'au moment particulier de sa trajectoire et de son état intérieur. Il est conseillé de se familiariser avec différentes approches, avant de choisir celle qui nous convient vraiment, c'est-à-dire celle qui nous amène à ressentir une qualité évidente de centrage, à prendre conscience du flux ininterrompu de nos pensées sans nous y noyer. Tout comme la prière, la méditation représente en fait un dialogue avec nous-même ; nous nous adressons à une profondeur que nous n'avons pas l'habitude de considérer comme nôtre, à l'être le plus sage que nous puissions imaginer : il s'agit de notre sagesse intérieure, de notre moi. Ce dialogue nous apprend à établir une relation intime avec l'étincelle divine présente en nous ; mais apprenons également à respecter et aimer notre nature humaine, n'exigeons pas trop de nous, soyons patients… Afin de profiter des bienfaits de la méditation, il faut absolument l'intégrer à un ressenti global et développer notre intuition sensitive d'une réalité plus vaste : « En apprenant à sentir en nous-mêmes, en nous référant à nos sensations, nos sentiments, nos émotions, notre espace corporel, et en restant parallèlement à l'écoute de l'Infini, nous commençons à étendre et à affiner le vocabulaire de notre perception consciente [1]. »

---

1. Richard Moss, *Le Deuxième Miracle*, p. 192.

Conseils pratiques pour la méditation

Les conseils ci-dessous peuvent sembler évidents, mais — nous le savons tous d'expérience — les choses évidentes ne sont pas pour autant les plus simples. Voici donc les réponses à quelques questions que vous allez probablement vous poser :

• Choisissez un lieu calme où vous pourrez rester *seul* pendant quelque temps, certain de ne pas être dérangé par vos enfants, la sonnerie du téléphone ou les bruits environnants.

• La méditation ne vous aidera réellement que si vous en faites une discipline ; si cela est possible, mieux vaut la pratiquer tous les jours. Le moment idéal diffère selon chaque personne ; pour les uns ce sera tôt le matin, pour les autres en rentrant chez eux après le travail, ou encore le soir juste avant de s'endormir : il faut avant tout être disponible, pour permettre à votre attention d'aller à la rencontre de votre infini intérieur. En revanche, évitez les deux heures qui suivent un repas car, la digestion aidant, vous risquez de vous retrouver en sommeil profond. Personnellement, j'aime beaucoup me lever très tôt et savourer le silence de la maison ; mon attention est toute fraîche, comme mon niveau d'énergie et ma capacité de conscience. C'est l'instant que je préfère pour entrer en relation avec mon moi profond, deviner l'intelligence universelle dans chacune de mes cellules. Après un quart d'heure d'écoute méditative, je passe au moins une heure à lire ou écrire, avant d'aller réveiller mes enfants et de commencer la vie de famille. Les matins où je n'ai pas envie de me lever (eh oui, ça m'arrive...), j'ai remarqué que mon niveau d'énergie est loin d'être aussi bon, et que la journée démarre avec moins d'entrain.

• Quelle est la bonne posture de méditation ? La méditation est facilitée si nous avons le dos droit et adoptons une posture corporelle symétrique, équilibrée. Vous pouvez vous asseoir sur une chaise, les deux pieds bien en contact avec le sol, le dos droit, une main sur chaque genou, en regardant devant vous. Mais attention à ne pas vous endormir ! Vous pouvez également vous asseoir par terre, jambes croisées, un petit coussin ferme sous les fesses pour soutenir le dos sans efforts. La posture aide à maintenir l'attention et à rester dans la présence du corps. Méditer allongé n'a de sens que si vous avez envie de trouver le sommeil, que ce soit à l'endormissement ou à la suite de réveils nocturnes : l'effet de détente est garanti !

• Comment combiner méditation et activité physique ? Il est préférable d'effectuer d'abord votre exercice physique, car vous permettez ainsi à votre corps de passer à un cycle naturel de récupération, détendu et relaxé de vos tensions musculaires. Si vous vous sentez particulièrement crispé ou nerveux, prenez un bain ou une douche, ou faites quelques exercices avant de commencer votre séance méditative.

• Comme la méditation nous détend et libère notre esprit, il est tout à fait normal qu'au début de notre pratique, nous nous endormions. Afin d'éviter ce sommeil — qui n'est pas du tout le but recherché — il faut apprendre à développer une relaxation consciente, accompagnée avec attention. Cependant, il est également normal de s'endormir si l'on a accumulé trop de fatigue ; écoutez votre corps et donnez-lui le repos dont il a besoin ! Enfin, il existe une autre cause fréquente à un endormissement : il s'agit de notre résistance à la douleur émotionnelle ressentie lorsque nous nous posons, sans rien faire, en dialogue avec notre être intérieur. Il peut être difficile de faire face à une anxiété omniprésente ; un moyen de la résoudre consiste à « s'asseoir dedans », l'accompagner, tout en insistant sur le détachement et le lâcher prise.

• La méditation est un *état* et non une *activité* ; on la compare souvent à « un effort sans se forcer ». Détendez-vous, observez votre esprit avec détachement et laissez-vous guider !

• Comment savoir quel type de méditation convient le mieux à une personne en particulier ? Si vous pensez que la méditation ne vous apporte rien, cela signifie probablement que vous n'avez pas encore trouvé la pratique vous convenant. Comme l'état de méditation consiste à apprendre comment aborder chaque situation avec une attention et une présence conscientes, il est souhaitable d'expérimenter successivement différentes méthodes, pendant une période assez longue : vous déterminerez alors laquelle vous est bénéfique, ou non.

Comment la méditation peut-elle aider la guérison ?

Plusieurs études importantes effectuées ces dernières années ont confirmé les bienfaits physiques et psychiques de la méditation. Une personne qui médite régulièrement développe un esprit et une pensée présents, attentifs, ainsi qu'une force vitale, un bon état de santé et une joie de vivre quotidienne. La méditation permet à notre esprit d'accéder sans effort à une qualité de conscience pleine et paisible. Chacun peut connaître cette expérience essentielle et pourtant naturelle. Grâce au repos communiqué à notre esprit, notre corps atteint une relaxation complète, il libère ainsi toutes les manifestations de stress et d'épuisement emmagasinées au fil du temps. L'unité corps-esprit peut alors commencer le processus d'autoguérison. J'ai d'ailleurs remarqué que la guérison touche d'abord les sphères spirituelles, psychiques ou émotionnelle, avant d'atteindre le corps physique !

L'IMAGINATION CRÉATIVE, LA VISUALISATION

Comment aider notre esprit à dépasser ses anciennes références, afin de modifier notre modèle de fonctionnement mental et d'ouvrir notre conscience à un nouveau niveau de perception ? La méditation soulage notre esprit des pensées qui nous gouvernent, nous profitons de l'effet bénéfique et curatif procuré par la réponse (non spécifique) de la relaxation. L'imagination créative — ou visualisation — diffère de la méditation : elle consiste au contraire à *créer* des images mentales, qui déclenchent une réponse de guérison *spécifique* dans notre organisme. Normalement, l'esprit est assailli par nos multiples préoccupations, sans qu'aucune d'elles ne domine vraiment ; elles vont et viennent, ne laissent pas de véritable trace. Nous passons beaucoup de temps à regarder ces images, tout en leur prêtant peu d'attention. Mais si nous nous projetons volontairement dans une situation future en l'imaginant comme déjà présente, en développant une ou plusieurs affirmations essentielles à notre plan de santé, nous transmettons alors à notre corps une puissante image de guérison.

Tous les enfants possèdent ce don d'imagination active, qu'ils savent encore utiliser pleinement et librement. La force de leur fantaisie est telle que pour eux rien ne semble impossible ; l'enfant imagine une situation avec tant d'enthousiasme que, pour l'adulte qui l'observe, il est évident que l'enfant *est* ce qu'il imagine. Par exemple, mon fils Ivan traverse actuellement une « période pirate » ; il s'informe d'abord sur ses héros, puis se coule dans le jeu au point de devenir vraiment un pirate. Quand j'essaie de retrouver mes souvenirs de petite fille, je me rappelle de nombreux moments d'exaltation devant des possibilités infinies ; mais je me souviens aussi de celui où il m'a fallu arrêter de jouer, l'âge pour ces « bêtises » étant apparemment passé. Le jeu spontané d'un enfant se base toujours sur l'imagination créative ; l'enfant s'engage à fond dans tout ce qu'il fait, et cette capacité d'attention favorise sa maturation individuelle, sa structuration psychologique. La plupart d'entre nous avons été contraints trop tôt d'abandonner cette créativité naturelle, supposée nous empêcher d'agir sérieusement, de manière rationnelle ; nous avons obéi aux injonctions des adultes, nous coupant peu à peu de la richesse de ce monde intérieur. Si nous avons besoin de guérir, il faut nous efforcer de le redécouvrir : pour un adulte, l'imagination créative permet surtout de reprendre contact avec une dimension oubliée ou perdue, c'est-à-dire le langage de notre inconscient.

À ce sujet, j'aimerais vous donner deux exemples dont l'un est dramatique et l'autre heureusement anodin. La psychologue américaine Jeanne Achterberg, a longuement étudié la force de guérison de l'imagination ; elle raconte l'histoire d'une petite fille, victime de l'un des faits divers les plus marquants du début des années 80. Cette enfant avait été enlevée, violée, torturée puis laissée pour morte par son bourreau ; les deux artères radiales sectionnées, elle a pourtant pu marcher pendant plusieurs kilomètres pour trouver du secours, sans que se produise l'hémorragie massive qui, normalement, aurait dû lui être fatale. Quand on lui a demandé ensuite comment elle avait réussi à ne pas se vider de son sang, la fillette a répondu qu'elle avait imaginé être la « femme bionique », invincible héroïne robotisée d'une célèbre série télévisée de l'époque. En s'imaginant détentrice de la « force bionique », cette petite fille était parvenue à contrôler son flux sanguin, l'invitant inconsciemment à se retirer de l'extrémité de ses membres. Cet exemple stupéfiant démontre la puissance exceptionnelle que peut susciter notre imagination ; mais il est nécessaire de se confondre avec la situation imaginée, de ne faire qu'un avec elle, la vivant comme si elle était réelle et inscrite dans le présent.

Le second exemple, probablement constaté par beaucoup de mes confrères, illustre la force de la visualisation suggestive en ce qui concerne les verrues chez les enfants. En effet, ils sont nombreux à avoir des verrues aux pieds ou aux mains (plus rarement sur d'autres parties du corps), verrues dont l'apparition coïncide d'ailleurs souvent avec un stress émotionnel. J'ignore pourquoi elles se développent surtout chez des enfants âgés d'environ quatre à dix ans, et pourquoi ils en ont davantage que les adultes… ce qui dans un sens vaut mieux, car bon nombre d'adultes à l'esprit rationnel n'accepteraient pas facilement ma tactique de traitement. Dans certains cas, je connais déjà les enfants et leur famille, dans d'autres il s'agit de jeunes patients que l'on m'adresse après qu'ils ont subi un ou parfois plusieurs traitements locaux, inefficaces ou suivis d'une récidive. Voici en quoi consiste celui que je leur propose : j'explique à l'enfant que les verrues sont les maisons des virus, puis je lui demande s'il a une idée du moyen de se débarrasser d'une maison dont on ne veut plus. En général, la réponse est claire : il faut d'abord faire sortir les virus. Comment ? Chaque enfant possède *sa* propre réponse ; l'un se verra en sorcier connaissant la formule cabalistique destinée à chasser les virus, un autre en agent de police ordonnant « Circulez ! », un autre encore en bonne fée nettoyant toutes les nuits la « maison » avec son torchon magique. Je conseille toujours à l'enfant de s'imaginer devenir ce personnage intérieur, ce qui l'aidera chaque jour dans ce travail de chasse aux virus, effectué matin et soir pendant quelques instants. Eh bien, ça marche ! Quand l'enfant adhère intensément à son personnage, les verrues disparaissent vite. Je ne me souviens pas d'avoir eu besoin de recommander une intervention chirurgicale ou médicamenteuse agressive. La réaction des parents, faite d'incrédulité et parfois de méfiance, mérite d'être mentionnée : aussi, je leur demande de respecter la démarche de leur enfant, qui prend la responsabilité de s'occuper lui-même de ses verrues. Je leur explique pourquoi ils ne doivent pas briser son scénario mental, mais au contraire lui laisser la chance de montrer qu'il *sait* réveiller la force qu'il possède.

Il est plus difficile de parvenir au même résultat avec les adultes, puisqu'ils ont en général perdu cette capacité d'imagination active, l'ont refoulée au point de ne plus se souvenir qu'elle ait jamais existé. Cependant, face à la maladie, nous avons besoin de redevenir — à beaucoup de points de vue — comme des enfants, de retrouver les joies naturelles, simples et spontanées de l'enfance, sa fabuleuse curiosité, sa faculté d'émerveillement... Observer des enfants en train de jouer est extraordinairement vivifiant et stimulant : ils *sont* l'histoire et les personnages qu'ils inventent. D'une certaine manière, nous nous rappelons avoir vécu la même chose : il faut nous réconcilier avec l'enfant blessé présent en nous, le sortir du sommeil, le consoler. Nous récupérerons alors cette créativité pleine d'enthousiasme, cette imagination fertile, pétrie de vie et d'énergie.

Le recours à l'imagination créative est l'une des plus anciennes méthodes de guérison. À chaque événement marquant de notre vie, les images nous submergent ; positives ou négatives, saines ou malsaines, elles reflètent toujours notre façon de voir l'existence, en conformité avec nos croyances. Quand nous sommes malades, il est essentiel de développer des pensées et des images saines. Cependant, la seule méthode de la « pensée positive » atteint rapidement ses limites, en raison de son aspect utopique et irréaliste. Nous devons nous fixer des buts positifs et sains, en adéquation réaliste avec notre cadre quotidien. L'imagination créative est un outil très précieux ; elle nous aide à intégrer de nouvelles croyances dans notre conscient, qui vont modeler une autre attitude, pour sa part souvent inconsciente. Cet outil peut nous permettre d'opérer des changements concrets au niveau de notre vie et de notre santé. De quoi s'agit-il exactement ? À travers un état de relaxation, l'imagination créative amène la personne à visualiser des images de sa guérison : elle se *voit* guérie, ce qui mobilise ses défenses immunitaires naturelles de façon optimale. On peut l'adjoindre à un exercice de méditation, ou l'effectuer isolément. Comme pour toute pratique passant par la relaxation, on note une possibilité d'endormissement, auquel il ne faut pas céder ; il peut néanmoins révéler une résistance inconsciente au travail de guérison.

L'imagination créative n'a rien d'hermétique ; comme les autres pratiques de guérison citées dans ce livre, elle nécessite de s'y familiariser et d'être exercée avec régularité, car le coup de baguette magique n'existe pas dans le cas de la maladie... ni d'ailleurs dans aucun domaine. Il est important d'avoir confiance en notre potentiel créatif et transformateur, que nous pouvons développer et orienter grâce à nos images mentales. Cette discipline est à la portée de tous, à condition de s'engager à suivre sa propre vérité, de se fixer des objectifs réalistes, sans négliger pour autant les soins que nous devons à notre être malade : les traitements médicaux appropriés, des exercices physiques revitalisants, une alimentation énergétique et une écoute attentive de notre sagesse intérieure.

L'imagination créative ayant pour but de procurer un sentiment de bien-être, chacun choisit les images qui lui correspondent le mieux : certains renforceront leurs défenses immunitaires grâce à des images agressives de combats, d'attaques ; d'autres au contraire auront besoin d'images de calme, de paix, les transportant dans un univers harmonieux vibrant d'énergie saine. Si la visualisation est une méthode simple, il faut l'apprivoiser ; on peut bien entendu utiliser l'une des nombreuses cassettes spécifiques préenregistrées, mais on peut aussi créer des images personnelles, qui nous parlent à travers des expériences passées et présentes, des rêves. Accordez-vous quelques jours pour déterminer celles que vous souhaitez, puis enregistrez sur cassette le message créatif qui vous accompagnera pendant les séances. Au début, demandez le soutien d'un thérapeute afin de ne pas vous laisser submerger par un autosabotage inconscient, car faire entendre notre désir de guérison à notre inconscient représente déjà un énorme travail ! Donc, soyez vigilant : si vous ne parvenez pas à trouver le temps pour pratiquer (deux fois quinze minutes par jour) ou si vous vous endormez systématiquement, quelque chose résiste. Comment savoir si l'image choisie pour favoriser la guérison suscite vraiment la force potentielle indispensable ? Elle doit contenir le message qui va inciter notre système immunitaire à reprendre le dessus et rétablir un équilibre harmonieux, transmettant à notre organisme l'information de santé dont il a besoin. Actuellement, l'effet thérapeutique spécifique de l'imagerie créative reste très controversé ; en revanche il est clair que cette technique contribue à soulager les effets secondaires de certains traitements lourds, à alléger la douleur de certains patients, à diminuer leur anxiété et à améliorer leur qualité de vie globale.

Que se passe-t-il au niveau du cerveau ? Doit-on croire ce que l'on voit ? Il semble que le cerveau cortical ne fasse aucune différence entre *agir* et *imaginer l'action.* Le cerveau sentimental — ou limbique — retentit jusque dans le cortex (qui pense, agit, anticipe) à travers les neurotransmetteurs ; les interconnexions entre ces deux zones cérébrales sont telles qu'il n'est plus possible de séparer l'affectif de l'intellect et de la mémoire. Le cerveau sentimental fait partie du cerveau archaïque qui régularise et surveille nos fonctions végétatives vitales ; il ne sait pas si l'image mentale que lui envoie le cortex correspond à une réalité ou à une création imaginaire. Il y répond par l'envoi de neuropeptides spécifiques, des molécules ayant la capacité de traduire nos émotions en manifestations physiques. De son côté, le cortex ne sait pas non plus faire la différence entre le réel et l'imaginaire : les signaux électriques corticaux qui peuvent être enregistrés sont exactement les mêmes si une personne remue réellement une main ou un pied, ou si elle se contente d'imaginer ce mouvement. En tenant compte de cette impossibilité à reconnaître si l'information transmise par notre cortex au cerveau sentimental résulte d'une perception sensorielle réelle ou imaginaire, nous pouvons mieux comprendre l'impact de ce message sur notre système de guérison. Quand l'image-message élaborée au niveau cortical est saine et positive, la réponse limbique se traduira par une sécrétion d'hormones ou peptides qui modulera la réponse immunitaire dans le même sens, sain et positif. Mais si l'image mentale est chargée de préoccupations négatives, le cerveau archaïque provoquera la sécrétion d'hormones de stress, dont l'effet corporel dévastateur est bien connu.

La pratique de l'imagination créative

Choisissez un endroit tranquille, asseyez-vous confortablement, respirez lentement et profondément. Pensez ensuite à un lieu que vous connaissez et aimez, dans lequel vous vous êtes toujours senti bien, heureux et en sécurité. Il peut s'agir de la forêt où vous vous promeniez quand vous étiez enfant, d'une plage ou encore de la cour de la maison de vos grands-parents, etc. En imagination, installez-vous dans ce lieu familier, prenez le temps d'y rester ; vous pouvez vous asseoir ou marcher, faites ce qui vous apaise. Imprégnez-vous de ce qui vous entoure, en vous concentrant d'abord sur les formes et les couleurs : si vous êtes en pleine nature, contemplez la couleur et l'infini du ciel, la forme des nuages, les diverses nuances des végétaux, regardez le sable, la forêt, le pré, suivez le cours du ruisseau s'il y en a un... Concentrez-vous maintenant sur les odeurs : si vous êtes dans la cour de vos grands-parents, rappelez-vous celles que vous y avez senties autrefois, redonnez-leur vie. En bord de mer, humez son odeur iodée, si puissante et particulière. Dans un jardin, percevez en vous déplaçant combien les odeurs changent selon l'endroit. Dans chaque cas, laissez venir ces senteurs, respirez-les à pleins poumons. Concentrez-vous sur les sons : écoutez les voix, le murmure des vagues, le chant des oiseaux. Concentrez-vous sur les mouvements : regardez ceux des nuages, de l'eau, des vagues, des feuilles dans le vent. Si vous en avez envie, imaginez-vous en train de marcher sur la plage ou dans les herbes hautes. Concentrez-vous sur vos sensations : sentez la brise du vent sur votre peau, le contact de l'eau, du sable ou de l'herbe sous vos pieds nus, la douceur du pelage d'un chien ou d'un chat... Absorbez l'ensemble de ces images, leur ressenti sensoriel et émotionnel ; vous éprouvez un sentiment de sécurité totale, de paix absolue. Si des pensées angoissantes viennent perturber ces instants de sérénité, ne vous y attardez pas, observez-les de loin, sans insistance. Attendez qu'elles passent, puis revenez doucement dans votre image intérieure.

Il est essentiel que le tableau choisi contienne un profond message de paix, adressé à nous seuls en fonction de notre personnalité : bien entendu, ce qui est un émerveillement pour une personne peut représenter un abominable cauchemar pour une autre. Le fait de se transporter ailleurs en images semble difficile à certains ; si c'est votre cas, ne vous inquiétez pas, mais essayez de trouver une astuce facilitant votre entrée dans le monde imaginaire de l'esprit : vous pouvez, par exemple, imaginer un train express qui vous emmènera dans votre pays intérieur, ou encore — pourquoi pas ! — vous installer sur un tapis volant pour un voyage magique...

Une de mes patientes atteinte d'un cancer du sein supportait très mal sa chimiothérapie ; elle appréhendait tant ce traitement qu'elle souffrait de fortes nausées longtemps avant les séances. Dans son enfance, elle adorait se promener dans les champs et les forêts entourant sa maison, ce qui lui procurait beaucoup de joie et de paix. Pour mieux supporter son traitement, elle s'y préparait par avance : les yeux fermés, elle s'imaginait marchant le long de ces chemins de campagne qu'elle aimait tant, qui représentaient pour elle le bonheur. S'il est possible de créer des images minorant les effets indésirables des traitements, vous pouvez aussi imaginer une séquence positive susceptible de soutenir leur efficacité, comme, par exemple, visualiser une séance de radiothérapie sous forme d'une lumière dorée, chaude, agréable baignant votre corps et l'aidant dans son travail d'élimination des cellules cancéreuses. La visualisation nous aide à transformer nos modèles mentaux négatifs en modèles positifs. Nous pensons sans cesse en images ; ce qui permet à notre santé d'en tirer profit, c'est de faire appel à ces images avec tout notre cœur et notre présence chaleureuse, confiante. Soyons entièrement attentifs à nos images, intégrons-les pour qu'elles ne fassent qu'un avec notre esprit. Si nous nous laissons distraire ou déranger, notre conscience restera limitée.

Réveillez l'énergie de guérison

Nous possédons tous beaucoup plus d'énergie que nous ne le pensons. Laissez votre corps retrouver cette source puissante, permettez-lui de jaillir pour qu'elle amplifie votre énergie et votre sagesse intérieures. Installez-vous confortablement, respirez normalement et lentement ; imaginez votre corps comme un être magnifique et merveilleux : visualisez sa peau, ses os, ses muscles, ses nerfs, ses organes ainsi que ses milliards de cellules, toutes nécessaires au miracle de la vie. Dites-vous que votre corps est un lieu positif, qui rassemble l'énergie universelle et son intelligence.

Il peut être très utile de commencer par imaginer une seule cellule, d'y pénétrer, de sentir sa magnifique vitalité et son ampleur, qui pourrait être aussi vaste que l'univers. Vous aurez peut-être envie de contempler cette cellule en y amenant les qualités élémentaires de la terre, de l'air, du feu, ou encore d'écouter sa musique unique, un son harmonieux et paisible. Si vous touchez la cellule, vous sentez sa pulsation vibrante, sa force. Après avoir observé une seule cellule, élargissez votre vision à deux ou trois cellules, pour finalement ressentir la totalité de votre corps, sa force étonnante et sa capacité de guérir ; vous vous êtes entouré de beauté, d'intelligence, de miracle et de richesse infinie.

Revenez maintenant vers une ou plusieurs cellules, que vous voyez emplies de lumière ; sentez la chaleur de cette lumière, célébrez le sentiment de paix qu'elle vous procure, peut-être en imaginant une musique. Puis visualisez tout votre corps sous forme de lumière chaleureuse et agréable, reflétant votre santé ; imaginez que cette lumière, ce sentiment de paix et cette mélodie de vie vont guérir le froid, la douleur, les préoccupations et les autres dysharmonies de votre organisme. Toutes ses cellules sont vivantes et résonnent en harmonie, avec une ardeur et un sentiment de joie intenses. L'énergie et la lumière de guérison de vos milliards de cellules, chaudes et brillantes comme des milliards de rayons de soleil, emplissent votre corps. Laissez-vous imprégner par cette sensation, ne la lâchez pas ; elle vous repose, restez dedans, vivez-la. Finalement, vous pouvez imaginer cette énergie et cette lumière comme un feu brûlant à l'intérieur de votre corps ; ce feu transmet sa force autour de vous, sa lumière est visible dans la nuit. Ses rayons partent de votre corps et remplissent votre aura, votre cercle énergétique, pour constituer un cercle protecteur d'énergie de guérison. Elle se diffuse autour de vous, touchant les autres personnes, les inondant de lumière et de paix.

Cette méditation peut progressivement vous amener à vous ouvrir à l'univers entier ; terminez-la toujours en vous relaxant, en sentant que vous ne faites qu'un avec vos sentiments et sensations.

CULTIVEZ LE JARDIN DE VOTRE CRÉATIVITÉ

Découvrir notre force intérieure fait partie du voyage de guérison, du pèlerinage de la vie. Chacun porte en lui bien davanatge de créativité qu'il ne l'imagine ; il s'agit de notre richesse intime, dont les ressources restent souvent inexploitées car méconnues ou oubliées. Pour réveiller ce trésor, il nous faut agir : la transformation s'effectue grâce à l'action, qui véhicule le flux de notre véritable nature et nous permet de renouer avec les dons que nous possédons *tous*, en dépassant les limites imposées par notre personnalité « sociale ». Notre moi authentique peut alors se révéler, une créature magique et vibrante d'énergie vitale va enfin réapparaître au grand jour. Au chapitre précédent, nous venons de voir que les enfants nous donnent l'occasion d'observer cette énergie créatrice à l'état pur : ils ont le don extraordinaire d'aborder chaque activité — nouvelle ou connue — avec un enthousiasme et un émerveillement inépuisables. Tout est dynamique, jeu, apprentissage, création, curiosité. Mais en grandissant, la vision imaginative de notre œil intérieur se trouble peu à peu, jusqu'à voiler totalement la lumière de cet enthousiasme inné ; l'enfant découvre les strictes « lois de la vie », qui lui dictent ce qu'il convient ou non de faire, lui inculquent les notions de bien et surtout de mal. Les adultes — en général ses parents et ses enseignants — exigent de lui qu'il s'adapte et se conforme aux règles du jeu social, plutôt que de créer son propre jeu et de rester ainsi en résonance avec son soi intérieur. L'enfant en arrive à croire qu'on l'aimera moins s'il ne satisfait pas à la demande de l'autre et, par peur de manquer d'amour, d'approbation, d'estime et de reconnaissance, il réprime sa créativité. Il la remplace par des activités qu'il effectue en portant le masque de l'enfant « idéal », obéissant et « sage comme une image », selon la formule consacrée… Sa créativité se rétrécit comme une peau de chagrin.

Nous avons tous fait la triste expérience de répressions — ou de chantages — d'ordre psychologique de la part des adultes : leur autoritarisme, leurs critiques perpétuelles, leurs exigences de perfection nous ont atteints et blessés profondément ; nous avons brimé notre expression individuelle, bâillonné notre personnalité. Notre confiance d'enfant — si naturelle elle aussi — s'est amenuisée ; elle nous permettait d'inventer, imaginer et expérimenter mille et mille choses. Dans le meilleur des cas, nous l'avons remplacée par un conformisme social, ou une soif de connaissances rationnelles, dont l'acquisition est devenue une priorité. Quant à notre intuition innée, elle s'est également desséchée et atrophiée, nous avons perdu confiance en elle, lui interdisant ainsi toute possibilité de s'exprimer. Ce tableau est loin d'être gai, mais reflète la réalité ; interrogeons-nous avec sincérité : quelle forme de jeu avons-nous conservée dans notre vie adulte ? Combien de temps consacrons-nous chaque semaine à créer, expérimenter, découvrir ? L'activité créative permet de devenir l'artisan de sa vie, de modeler la matière vitale de ses expériences, et de s'alléger du poids de la compétition sociale en s'appropriant de manière active son flux d'énergie individuel. Je pense aujourd'hui que, face à un moment critique de notre vie, durant lequel l'inconnu nous guette (mais quand ne le fait-il pas ?), l'une des meilleures façons d'aborder la difficulté est de « s'asseoir » dedans et s'en imprégner, tout en mettant notre esprit à contribution. Il ne s'agit pas d'effectuer un *brainstorming* rationnel, mais de choisir de continuer nos activités quotidiennes — dites « banales » — avec la ferme intention de nous recentrer sur elles, de redécouvrir leur valeur intrinsèque : grâce à ce recentrage, soutenus par nos activités devenues créatives, nous parviendrons à mieux nous détacher de notre problématique mentale.

Ce chemin vers la redécouverte de nos capacités endormies se parcourt à petits pas ; nous allons prendre conscience de ce que nous savons créer, et du plaisir que cela nous procure. Pour cela, nul besoin de vastes projets comme une sculpture qui serait exposée sur la place du village ou un film qui passerait sur Arte, car la créativité est présente dans chacun des gestes du quotidien. Commencez par de petites choses : essayez de nouvelles recettes de cuisine, modifiez le décor de votre maison, plantez un potager ou faites pousser des fleurs sur le rebord de vos fenêtres, prenez des cours de chant, de danse ou de musique, apprenez l'aquarelle, etc. À travers ces nouvelles expériences et apprentissages, vous constaterez que votre voix intérieure commencera à vous parler, d'abord doucement, puis de plus en plus nettement. Je me souviens d'une interview télévisée de Jeanne Moreau, que j'admire beaucoup : pour elle, le meilleur moyen de réfléchir à un problème consiste à s'installer dans sa cuisine, et à éplucher des légumes ; cet instant de concentration sur un acte simple permet à ses idées de jaillir.

N'oubliez pas que quoi que vous fassiez, quelle que soit votre manière de créer, vous le faites pour vous seul ; ne demandez pas d'avis extérieur susceptible de vous influencer. Écoutez votre voix intérieure. Chacun est créatif à sa façon, dans sa vie personnelle, l'éducation de ses enfants, ses goûts, sa profession, ou quand il s'efforce de guérir. Développer une attitude créative signifie tout simplement être prêt à considérer que tout problème a forcément une solution ; nous pouvons la trouver en demandant à notre imagination et à notre intuition de nous montrer la voie à suivre, nous reprenons confiance en elles. La création et le jeu doivent redevenir naturels, faire partie de notre vie adulte : nous devons leur redonner la place qu'ils méritent. C'est ainsi que nous « travaillerons » notre être dans sa totalité et instaurerons une énergie harmonieuse dans la vie de chaque jour... pour notre plus grand bien, celui de nos proches et de notre entourage.

LA GUÉRISON PAR LA VOIX

Chantons ! La voix est notre outil le plus puissant, chanter et s'écouter chanter aident à s'« accorder », en reliant le corps-matière à l'esprit : au fur et à mesure, on entre en résonance avec une autre voix, celle de son être intérieur, dont la profondeur répond à la mélodie de l'univers. Notre monde est un ensemble de systèmes résonnant à grande échelle (les galaxies) comme à petite échelle (les cellules) ; grâce à notre voix, qui représente notre son vital, nous pouvons nous accorder au monde et à nous-même. Le chant aide à harmoniser le flot émotionnel, à se recentrer, à ramener l'âme au niveau du corps. Il s'agit d'une forme de méditation, puisque notre voix devient ainsi un miroir sonore, nous permettant d'atteindre des dimensions intérieures inconnues jusqu'alors, d'ouvrir une nouvelle porte de notre conscience. Nous émettons et recevons le chant, créons l'harmonie. D'autre part, nous ne sommes pas seulement un instrument mais aussi une note, une chanson : dans toutes les cultures traditionnelles, les voyelles sont considérées comme sacrées, les voyelles chantées étant des harmoniques.

Le chant constitue une médecine naturelle ; il lave notre corps d'une énergie stagnante, relâche ses tensions physiques et ses blocages émotionnels. Nos sentiments retentissent à tous les niveaux de notre être, ce qui nous permet souvent de le « dégeler » et le libérer. Chanter ne fait pas appel à notre intelligence rationnelle, mais à notre sagesse intuitive car la musique parle aux blessures impossibles à traduire en mots. La base de la guérison par la voix est simple ; on utilise le son consciemment en le percevant tel qu'il est : de l'énergie capable de rétablir une harmonie perdue. Vocaliser consiste à émettre des sons simples, clairs et puissants. Dans les traditions anciennes, chaque voyelle correspond à un centre d'énergie du corps ; en chantant une voyelle, on ouvre et stimule ce centre énergétique. L'un des exemples les plus connus est certainement la gamme pentatonique de Pythagore, reconnue dans tout l'Orient pour sa capacité d'harmonisation.

Comment chanter pour se sentir mieux ? Pensez d'abord à une situation ou à une expérience dont vous percevez le blocage des émotions qui y sont associées, et que vous souhaitez travailler. Puis commencez à vocaliser, à improviser sans paroles ; exprimez ce que vous éprouvez, jusqu'à ressentir que vous avez relâché ce qui vous préoccupait, éprouvant ainsi un profond sentiment de libération. Cela peut demander de quelques minutes à une demi-heure. Vous verrez que cette vocalisation spontanée ou volontaire produira des effets bénéfiques exceptionnels. Le chant est une forme de prière puissante, une voie d'élargissement de notre champ de potentiel de conscience. Donc, chantons !

LE MANDALA, CERCLE SACRÉ

En tout lieu et en tout temps, lorsqu'on a tenté de représenter symboliquement la globalité de l'être humain, une forme ronde ou carrée a été l'expression la plus satisfaisante de *quelque chose* dépassant les capacités de compréhension humaine. Ces symboles ont trouvé leur plein épanouissement en Inde où on les appelle « mandalas », terme sanskri signifiant « cercles sacrés ». Le mandala est le symbole des symboles, l'illustration ultime et parfaite de l'ordre, de l'harmonie et de l'unité de la nature. Le point central du cercle figure à la fois le début et la fin, la naissance de toute créativité ; à partir de ce centre, se déploie l'univers manifeste de la multiplicité et du temps. À son niveau le plus profond, le mandala est un hologramme du cosmos, mais aussi une mappemonde spirituelle reflétant l'état de conscience du soi individuel.

Il est intéressant de remarquer que dans certaines cultures primitives — comme, par exemple, celle des Mayas —, on créait cette forme instinctivement, sans s'interroger sur sa signification, et qu'on la retrouve aujourd'hui encore dans beaucoup de dessins ou peintures : ce dessin de forme circulaire semble pourtant refléter exactement la « situation intérieure » de celui qui l'esquisse.

C.G. Jung a découvert puis introduit le symbole du mandala en Occident dès la fin de la Première Guerre mondiale ; la pratique du mandala a eu une importance capitale dans son travail sur le psychisme humain. Cela l'a aidé à intégrer des éléments fragmentés ou inconscients du psychisme dans un tout harmonieux, qu'il a appelé ensuite le « processus d'individuation ». Jung avait remarqué que lorsqu'il était irrité ou contrarié, le tracé de son mandala présentait des signes d'altération de sa symétrie, qui se retrouvait parfois éclatée ou complètement détruite. Comme il l'a écrit plus tard, le mandala répond à la loi universelle de la dualité : « Formation-Transformation, voilà l'activité éternelle du sens éternel [1]. » Tel est le soi, la totalité de la

1. Goethe, *Faust*, II.

personnalité, harmonieuse si tout va bien, intraitable si l'on triche avec soi-même. « Je compris que le but du développement psychique est le *soi*. Vers celui-ci il n'existe point de développement linéaire, mais seulement une approche circulaire "circumambulatoire". Un développement univoque existe tout au plus au début, après tout n'est plus qu'indication vers le centre. Savoir cela me donna de la solidité, et progressivement la paix intérieure se rétablit. Je savais que j'avais atteint avec le mandala comme expression du soi la découverte ultime à laquelle il me serait donné de parvenir [1]. »

On redécouvre aujourd'hui la pratique du mandala (libérée de son contexte religieux), dans ses dimensions spirituelles, psychologiques et culturelles. Sous sa forme la plus pure, le mandala fait le lien entre le microcosme individuel de notre conscience et le macrocosme cosmique : à travers la connaissance d'états subtils de la conscience susceptibles d'exprimer la transformation intérieure et extérieure, la créativité devient accessible à tous. Le mandala reflète une réalité vivante, un univers transparent de lumière et d'intelligence sacrée, qui nous guide vers notre être complet. Dans le contexte de la guérison, le principal objectif de la présentation du mandala est de permettre à la personne d'accéder à son monde intérieur qui peut alors déployer sa créativité sacrée et naturelle de guérison. Grâce à cette expression créative, simple et agréable à utiliser, en découvrant l'alchimie (l'énergie) de la lumière et de la couleur, chacun peut ainsi traduire sa quête de développement individuel. Comme l'univers qui nous héberge, le mandala est fluide et dynamique, en synchronicité avec notre souffle, capturant l'essence d'un moment de notre existence reflété dans notre état de conscience ; il nous permet donc de mieux nous connaître.

Traditionnellement la pratique du mandala a été utilisée comme support de guérison ; elle le reste aujourd'hui en médecine tibétaine, ayurvédique (indienne), et chez certaines tribus d'Indiens d'Amérique. Mais dès 1992 l'université de Stanford (États-Unis), suivie depuis par d'autres, a mis au point un programme hospitalier de « Guérison par l'art » qui enseigne les bases du mandala à des personnes atteintes de maladies

1. C.G. Jung, *Ma Vie*, Paris, Gallimard, 1973, p. 228-229.

chroniques graves. Ces malades sont soutenus dans la recherche d'un accès à leur « soi véritable et magnifique » : ils apprennent à l'exprimer en dessinant le « cercle sacré ». Cette pratique augmente leur auto-estime et leur confiance en eux, souvent très perturbées par une maladie menaçante, les aide à se reconnecter avec leur beauté intérieure et leur énergie individuelle de guérison.

Il y a quelques années, quand j'exerçais à Paris avec mes collègues associés, nous avons été submergés par les appels téléphoniques d'une adolescente vivant en province et se trouvant dans un état manifeste de grande détresse psychologique. Depuis qu'elle avait vu mon associée à la télévision, elle appelait notre cabinet une cinquantaine de fois chaque jour et insultait la personne qui répondait. Au bout de quelques semaines, comme les coups de fil continuaient, nous l'avons convaincue de nous confier son adresse et suggéré de nous écrire, ce qu'elle a accepté. Nous avons reçu régulièrement d'épais dossiers contenant ses dessins, tous superbes, joyeux et vivants. Avec le recul, je me rends compte qu'ils s'organisaient toujours autour d'un cercle avec une multitude de formes, de plantes et de personnages, figurant à l'intérieur ou l'extérieur de ce cercle. Cette jeune fille passait apparemment beaucoup de temps à dessiner ; quand je l'ai rencontrée quelques années plus tard, elle m'a dit : « Cela me faisait énormément de bien, je me sentais ensuite calme, apaisée. » Le dessin représentait pour cette adolescente un moyen de survie face à la douleur psychique dans laquelle elle était plongée.

Le mandala en pratique

Prenez une boîte de crayons de couleur, une feuille blanche, puis préparez-vous en visualisant une source de lumière pure : elle se trouve au-dessus de vous, invitez-la à entrer dans votre corps comme un ruisseau baignant chacune de vos cellules, jusqu'à votre main qui tient le crayon. Demandez à votre sagesse intérieure de vous fournir la pensée directrice donnant son sens et son orientation à votre dessin : cette demande peut viser, par exemple, à obtenir une clef concernant votre chemin de guérison, ou encore à améliorer la qualité d'une relation. La démarche doit toujours s'effectuer en laissant émerger l'image d'un symbole, qui parlera à la pensée directrice. Mais n'espérez pas que des anges viennent vous illuminer, car tout peut être symbole, il n'y en a pas de bon ou de mauvais ; acceptez ceux que vous ressentez. Ainsi, des objets tout à fait prosaïques et banals — comme ceux de votre quotidien — se présentent souvent sous forme de symboles. Entourez-vous d'un silence méditatif — ou d'une musique — favorisant un centrage conscient sur votre geste, dans l'instant présent. Si vous vous trouvez en petit groupe, vous pouvez reproduire le cercle en vous asseyant autour de la table. Débarrassez-vous des conditionnements d'ordre social, n'hésitez surtout pas à vous amuser comme un enfant avec vos crayons, en y mettant toute votre âme et votre enthousiasme. Suivez votre pensée directrice pour choisir les couleurs. Enfin, ne cherchez pas à interpréter votre mandala pendant son exécution : quand vous lui avez communiqué votre beauté intérieure, laissez-vous porter par lui.

L'influence des couleurs

À travers sa fréquence ondulatoire spécifique, chaque couleur offre un champ de résonance sensoriel et émotionnel ; nos différents états psychologiques se traduisent par des couleurs et les reflètent, tout comme certaines d'entre elles nous aident à harmoniser un état d'esprit.

— **Le violet** est la couleur la plus subtile et harmonieuse, elle représente le « champ spirituel ».

— **Le bleu** symbolise la connaissance subtile des choses et l'univers de la sagesse.

— **L'orange** exprime la rigueur et la gentillesse, augmente les vibrations positives.

— **Le marron** représente la force conduisant à l'abondance, la productivité et la créativité.

— **Le vert** augmente également la créativité et la dirige vers l'épanouissement.

— **Le jade clair** représente la lune, la grâce, l'intelligence et la clarté des perceptions.

— **Le gris** représente la faculté de discernement, mais aussi l'hésitation.

— **Le rouge** représente la chaleur et l'excitation, ainsi que la colère et l'agressivité ; il symbolise le feu et le grand *Yang*.

— **Le noir** représente le mystère mais aussi l'incertitude ; il symbolise l'eau et le grand *Yin* [1].

BASE DE RELAXATION

Exercice de relaxation

Calmer la préoccupation permanente de notre esprit n'est possible que si nous savons relâcher les tensions musculaires qui nous enserrent dans notre enveloppe physique. Se relaxer ne signifie pas s'abandonner à l'état de demi-sommeil d'un esprit à peine conscient : il s'agit au contraire d'installer une atmosphère calme où notre esprit éveillé, attentif, transparent, favorise la rencontre avec notre nature intérieure et son énergie de guérison. Je décris ci-dessous un exercice de base permettant d'atteindre un état de relaxation profonde. Si vous débutez, il se peut que vous le trouviez un peu long, mais dès que vous l'aurez pratiqué quelques jours de suite, vous parviendrez rapidement à une relaxation efficace : il vous suffira de fermer les yeux puis de vous laisser porter par le rythme de quelques respirations.

Offrez-vous cinq à dix minutes, libérez votre esprit des pensées obsédantes. Choisissez un endroit calme, et un moment de la journée où vous ne serez pas dérangé. Vous pouvez sélectionner une douce musique d'accompagnement, ressentie comme très agréable par la plupart des personnes.

— Desserrez vos vêtements pour qu'ils ne vous gênent pas.

— Asseyez-vous confortablement, bien présent, le dos droit, les mains posées sur votre ventre.

— Expirez, puis laissez suivre une inspiration naturelle profonde ; expirez doucement et profondément, les épaules souples et relaxées.

— Ouvrez la bouche et bâillez, ou faites semblant de bâiller.

---

1. D'après *Le Livre de l'Essentiel*, Paris, Albin Michel, 1995, p. 146.

— Décontractez les zones du front et des yeux ; relâchez aussi celles du nez, de la bouche et de la mâchoire.

— Continuez à respirer doucement, sentez que vos mains sur votre ventre se soulèvent, accueillant le souffle.

— Si votre esprit est dérangé par une pensée inopportune ou un sentiment déplacé, imaginez qu'il s'agit d'une sonnerie que vous entendez au loin, si loin qu'elle pourrait provenir de la maison voisine. Il y a bien une sonnerie quelque part, mais rien ne vous oblige à répondre.

— Inspirez profondément, en inhalant l'air lentement et en imaginant qu'il entre par la fenêtre de droite ; restez un instant dans cette image puis expirez doucement, profondément, en imaginant que l'air sort par la fenêtre de gauche.

— Reprenez une nouvelle inspiration profonde ; imaginez cette fois que l'air entre par la fenêtre de gauche et sort par la droite.

— Soyez attentif à la teneur de l'air, frais quand il pénètre dans le nez, doux et agréable quand il se répartit dans la poitrine et les poumons, légèrement réchauffé au moment de l'expiration. Si vous en avez envie, vous pouvez également visualiser que l'air possède une belle couleur brillante.

— Répétez cette respiration attentive pendant au moins quatre cycles d'inspiration et d'expiration.

— Pendant chaque cycle, soyez attentif à une partie différente de votre corps, prenez conscience de la manière dont se relaxent votre poitrine, la partie supérieure de votre dos, vos bras et vos mains, votre ventre, vos fesses, vos jambes et vos pieds.

— Revenez ensuite à votre respiration normale, en savourant l'état de relaxation que vous avez créé.

Pratiquez cet exercice pendant plusieurs semaines, chaque fois que vous en avez l'occasion ou si vous éprouvez le besoin de vous décontracter, que ce soit sur votre lieu de travail, chez vous ou pendant vos vacances. Si vous suivez un traitement médical (radiothérapie, chimiothérapie), si vous attendez des examens médicaux agressifs ou des interventions chirurgicales, vous pouvez vous y préparer mentalement en vous relaxant ; vous pouvez soulager de même une douleur aiguë ou chronique.

Les minirelaxations

Il est extrêmement bénéfique d'utiliser des minirelaxations chaque fois que vous vous sentez tendu, anxieux, nerveux, endolori, ou même pour prévenir la survenue de ces états. Tout état de stress ou d'anxiété se traduit par une modification de la respiration, qui perd de son amplitude et devient superficielle. La façon la plus simple et efficace de nous détendre en quelques instants consiste à respirer profondément, en utilisant le diaphragme, en invitant le souffle à descendre dans notre ventre, comme les bébés qui ont toujours une respiration abdominale !

Installez-vous à votre aise, prenez une respiration profonde, en étant attentif aux mouvements de votre poitrine et de votre ventre. Posez une main sur votre nombril, sentez que votre ventre se dilate à l'inspiration et se rétrécit à l'expiration. Votre diaphragme descend en inspirant et remonte en expirant ; si vous ne sentez pas son mouvement, essayez de détendre la zone de votre estomac.

Au cours de toute situation que vous appréhendez ou qui vous stresse, vous pouvez inspirer profondément, lentement, en comptant mentalement « Un, deux, trois, quatre ». Faites ensuite une petite pause en attendant votre expiration naturelle, puis accompagnez-la en pensant : « Quatre, trois, deux, un. » Répétez cet exercice plusieurs fois, ou aussi longtemps que vous le souhaitez. Ces relaxations brèves permettent non seulement d'améliorer les échanges d'oxygène au niveau des tissus, de ralentir le rythme cardiaque et d'abaisser la tension artérielle, mais aussi et surtout de reprendre le contrôle de ce qui vous arrive, de savoir vous recentrer à chaque instant. Concevez ces petits exercices comme une base de départ de votre voyage d'exploration intérieure.

L'ŒUF DE LUMIÈRE

Cet exercice, qui possède de nombreuses variantes, est bien connu dans plusieurs cultures. Il permet de se protéger de l'énergie des autres (ceux qui nous « pompent » l'air !) et de celle de leurs pensées. Le matin, au réveil, représente le moment idéal pour le pratiquer. Vous pouvez enregistrer sa description sur cassette, afin de la réécouter avec attention aussi souvent que vous le désirez. Respectez un temps de pause à chaque stade de l'exercice, prenez le temps de ressentir et d'imaginer ce que vous venez de lire ou d'écouter.

• Avant tout, il faut vous sentir bien, confortable ; étirez-vous à fond, comme un chat, en vous concentrant légèrement sur votre respiration : laissez entrer l'air, sentez comment votre corps se déploie avec délicatesse au cours de l'inspiration, et se relaxe à l'expiration. Petit à petit, en ressentant et observant votre respiration, votre concentration devient plus facile.

• Imaginez maintenant une grande étoile de lumière et d'amour située au-dessus de vous ou un peu devant vous ; laissez venir cette lumière, permettez qu'elle vous imprègne. La lumière entre par le sommet de votre crâne, traverse votre corps entier, vos cellules ainsi que l'espace intercellulaire, comme l'eau lave les cailloux dans le lit d'une rivière. Cette eau de lumière emporte toute fatigue, négativité ou maladie : elles s'écoulent jusqu'à la plante de vos pieds, se déversent dans la terre où elles vont se transformer.

• Pendant que cette rivière de lumière vous traverse en lavant chacune de vos cellules, imaginez qu'elle lave aussi l'obscurité de votre cœur, que l'on voie votre lumière intérieure briller de plus en plus, jusqu'à ce qu'elle s'unisse avec la rivière de lumière. Celle-ci peut maintenant déborder et sortir de votre corps, envahir l'espace autour de vous : elle forme un gros œuf de lumière qui vous entoure.

• Maintenant, dites-vous avec fermeté que vous laissez passer toutes les pensées d'amour et celles provenant de votre âme. Elles vont traverser l'œuf, parvenir jusqu'à votre cœur, tandis que les pensées négatives seront arrêtées par l'œuf et retourneront à leur émetteur sous forme de bénédiction. Engagez-vous à laisser passer vos propres sentiments d'amour à travers l'œuf pour qu'ils parviennent à leur destinataire ; pendant ce temps, vos sentiments négatifs seront réfléchis à l'intérieur de l'œuf et retourneront à votre conscience d'amour et d'âme.

Vous pouvez pratiquer cet exercice chaque fois que vous vous sentez angoissé, fatigué, ou attaqué par l'énergie négative de quelqu'un. Quand vous y serez habitué, vous constaterez qu'il est facile de se sentir presque instantanément à l'intérieur de l'œuf de lumière.

Postface

L'univers de la conscience contient toute l'information de l'univers.
RÉGIS DUTHEIL

J'aimerais terminer cet ouvrage en refermant la boucle esquissée au départ : notre esprit dépasse le cadre matériel du corps, et nous laisse entrevoir l'ouverture sur l'infini. Quand nous débutons notre voyage vers la guérison, il nous faut d'abord traverser le champ collectif de connaissances, de douleur et de souffrance qui nous entoure ; grâce à notre maturation et à notre transformation personnelles, il se transformera à son tour. Tout comme la levure est indispensable à la fabrication du pain, le changement individuel devient ainsi le ferment de l'évolution collective et de son champ de conscience. La décision de changer soi-même représente déjà une *évolution* consciente ; nous pouvons choisir la qualité de nos pensées et de nos sentiments, nous réapproprier la responsabilité de notre histoire puis assumer le voyage de guérison qui s'ensuit. Dans ce cas, chacun participe alors à un changement d'ordre planétaire ; à l'instar du « corps global » de la société, nous vivons entre deux modèles de réalité, écartelés entre des pouvoir internes ou externes, énergétiques ou physiques. Les crises secouant la planète ont dépassé depuis longtemps un cadre restreint pour devenir mondiales : cela nous contraint à unir nos forces afin de développer une conscience globale nécessaire à la survie du monde.

En cette fin de siècle, on assiste à une croissance très rapide des technologies de l'information, nos sociétés s'intègrent à tous les niveaux dans une vaste toile d'interconnections. Une constatation s'impose : l'être humain a reproduit à l'extérieur ce qui correspond à son système de communication énergétique intérieur. En apprenant le langage corps-esprit, en respectant la dimension sacrée révélée par l'étude de notre biologie, nous irons vers la vie que nous désirons pour les autres et pour nous-même. En effet, notre organisme représente l'interface symbolique entre notre moi profond, et ses relations avec l'ensemble de ce qui existe audedans et en dehors de lui. En guérissant sa vie, on modifie le champ morphique de peur, de souffrance, ce qui permet aux vibrations énergétiques de l'harmonie et de l'amour de s'exprimer. Chacune de nos cellules reflétant la totalité de l'univers et son intelligence, la guérison personnelle est le premier pas vers celle de la Terre. Le long cheminement du changement intérieur nous amène à exprimer enfin nos blessures et sentiments repoussés ou réprimés, à écouter nos rêves d'une autre existence. Nous érigeons en même temps les fondations du changement extérieur, qui ne concerne pas seulement nos conditions de vie au niveau individuel, mais aussi le domaine social, national et planétaire.

Il faut du courage pour s'engager dans le processus de guérison, apprendre à s'aimer et à se respecter. Chaque expérience contient un message et représente une occasion d'approfondissement personnel : restons ouverts et curieux, allons vers l'essentiel et notre moi réel, enrichissons notre essence propre ! Nous avons besoin de reprendre confiance en notre écoute intérieure, de redécouvrir la sagesse de notre intuition et d'accepter son soutien. Au fur et à mesure que nous progressons, nous libérons une énergie vitale qui pourra aller à la rencontre des autres. En renouant avec la puissance de notre réalité intérieure, nous parviendrons à intervenir sur le développement de la conscience collective, à l'influencer en invitant les autres à s'engager à leur tour à élargir leur conscience.

La médecine du XXIe siècle suivra une voie identique, renoncera à sa parcellisation, abordera l'être humain dans son corps matériel et immatériel : elle soignera l'organisme malade avec les techniques dont elle dispose, mais stimulera également la compétence d'autoguérison présente en chacun de nous. Le médecin devient le cocréateur de l'état de santé, chaque personne en étant le créateur. Nous pouvons tous devenir les êtres spirituels que nous sommes.

Table

Cet ouvrage a été reproduit
et achevé d'imprimer sur Roto-Page
par l'Imprimerie Floch à Mayenne
en juin 1999

Édition exclusivement réservée aux adhérents du Club
Le Grand Livre du Mois
15, rue des Sablons
75116 Paris
réalisée avec l'autorisation des éditions Robert LAFFONT

Composition : Facompo, Lisieux